中医师承学堂

# 胡希恕越辨越明释伤寒

## （第 2 版）

**胡希恕** 传授　　**段治钧** 编著

中国中医药出版社

·北 京·

**图书在版编目（CIP）数据**

胡希恕越辨越明释伤寒 / 胡希恕传授；段治钧编著 . —2 版 . —北京：中国中医药出版社，2017.3（2023.4 重印）

（中医师承学堂）

ISBN 978 - 7 - 5132 - 3923 - 3

Ⅰ . ①胡… Ⅱ . ①胡… ②段… Ⅲ . ①《伤寒论》—研究 Ⅳ . ① R222.29

中国版本图书馆 CIP 数据核字（2016）第 305524 号

---

**中国中医药出版社出版**

北京经济技术开发区科创十三街 31 号院二区 8 号楼
邮政编码 100176
传真 010-64405721
三河市同力彩印有限公司印刷
各地新华书店经销

开本 710×1000 1/16 印张 27.5 字数 421 千字
2017 年 3 月第 2 版 2023 年 4 月第 4 次印刷
书号 ISBN 978 - 7 - 5132 - 3923 - 3

定价 88.00 元
网址 www.cptcm.com

如有印装质量问题请与本社出版部调换（010-64405510）
**服务热线 010-64405510**
**购书热线 010-89535836**
**微信服务号 zgzyycbs**

**微商城网址 https://kdt.im/LIdUGr**
**官方微博 http：//e.weibo.com/cptcm**

**天猫旗舰店网址 https://zgzyycbs.tmall.com**

# 《胡希恕医学全集》总序

　　胡希恕先生（1898—1984）是现代经方大家，我们学习和整理其著作已走过40余年历程。值此胡老诞辰120周年前夕，我们编辑、刊出《胡希恕医学全集》以飨读者。

　　想当初，跟随先生抄方、聆听先生讲课、抄录先生笔记一段时间后，我们似感已了解老师学术的全部内涵。但随着学习的深入，我们才渐渐感悟到，自己对老师学术思想的认识、对经方医学的认识，尚只"登堂"，并未"入室"，这在我们已整理出版的胡老系列著作上有所体现。

　　早期，我们整理了胡希恕先生的临床验案及主要学术思想，发表于国内外期刊；并整理了胡老对《伤寒论》研究的笔记、胡老讲课录音等，出版了《经方传真》（初版）、《中国百年百名中医临床家·胡希恕》等，初步认识到胡希恕先生提出的"《伤寒论》的六经来自八纲"学术思想，理解了为何日本学者经考察后做出"胡希恕先生是有独特理论的、著名的《伤寒论》研究者、经方家"的高度评价。

　　胡希恕先生的著作刊出后，受到国内外医界的关注和热评，尤其是他提出"《伤寒论》的六经来自八纲"的思想，震撼了国内外医界，甚至被盛赞为"开启了读懂《伤寒论》的新时代"！随着医界同仁对胡老学说的重视，我们也进一步深入学习和探讨胡老学说的"学术轨迹"。2006年，我们看到了胡老更多的手稿笔记，并惊奇地发现：胡老于1982年讲完《伤寒论》《金匮要略》原文后，在病重期间还继续修改其"经方笔记"（如对《伤寒论》第214条进行了重新注解）。最值得注意的是，胡老对《伤寒论》第147条、148条的注解，不同时期的差别很大：1983年胡老对这两条的认识，与1982年的认识有明显不同。随后，我们再翻看胡老其他年代的相关笔记，竟然发现胡老对这两条的认识，大约10年就有一个变化！

对手稿笔记不厌其烦地反复修改，突显了胡希恕先生治学态度的严谨、对经方研究的执着，亦使我们通过胡老的"修改痕迹"，看到了经方医学发展的"学术轨迹"。《伤寒论》的每一条文、每一方证，均来自于临床的反复实践，是几代人、几十代人诊疗历史的循证结果。后来，我们通过对相关医史文献的学习，更加明确了胡希恕先生所倡导的经方体系、被赞誉的"独特理论"，是与以《内经》为代表的医经理论体系不同的经方医学。因此，我们又重新整理了先生的有关著作，出版了《经方医学：六经八纲读懂伤寒论》《胡希恕伤寒论讲座》《胡希恕金匮要略讲座》等多部著作。

通过几十年的整理、学习胡希恕先生的学术思想，我们明确了"《伤寒论》的六经来自八纲"的核心观点，理解了"六经是如何形成的"这个疑难谜题。通过进一步的学习和临床，我们在学术观念上有了重大突破，更加明确地提出：中医自古就存在两大医学理论体系，即以《内经》为代表的医经体系和以《伤寒论》为代表的经方体系。

值此胡希恕先生诞辰120周年前夕，我们经过反复研讨、精心编辑，终于推出《胡希恕医学全集》。全集重在整理胡希恕先生对经方医学的理论阐述和临床应用（含医案解析），尤其侧重胡老对《伤寒论》《金匮要略》条文的注解、对经方方证的研究。全集包罗万象、精彩纷呈：有以胡老讲课录音为主者，有以胡老手稿笔记为主者，还有录音笔记结合、胡老弟子整理的"精华版"，从各角度、各方面系统完整地反映了胡老对经方的研究成果和临床经验。需要说明的是，全集所刊内容，原则上以胡老笔记和授课的原始记录为主，以便体现胡老原原本本的学术风貌。至于我们作为胡老亲授弟子对胡希恕学术思想的理解和注释，则以"解读"或"编者按"的方式进行附加说明。

全集试图展现胡希恕先生长期研究经方的思想历程，体现不同时期、不同阶段胡老对经方的认识。当然，全集之中的"解读"篇章，亦体现了胡老弟子继承和弘扬经方医学的心路历程。我们在继承胡老学说的基础上，也做了一些新的学术探讨：如在《胡希恕病位类方解》的基础上，我们探讨了如何把胡老对经方按照"表、里、半表半里"分类，进一步全部按照"六经"分类。后来，以"经方六经类方证"为特色的《经方传真（修订版）》出版后，受到了国内外经方同仁的青睐与好评，这使我们倍受鼓舞，促使我们更加精细地对《伤寒杂病论》的六经和方证进行新探讨。当然，我们对胡老学说所做的整理工作还有很多不足之处，对经方医学的研究尚待进一步深入。每当我们因工作疲劳，稍显倦怠之时，胡希恕先生严谨治学之语就在耳边响起——每每有人劝说胡老出书时，胡老总是说："我还没考虑好，等考虑好后再说吧！"

此次，我们编辑出版《胡希恕医学全集》，其目的除了让我们能够系统、完整地学习胡希恕"六经－八纲－方证"经方医学体系外，还希望广大读者能够通过全集有所感悟：胡希恕先生研究经方的成果，只是经方医学发展过程中的一小部分。对《伤寒杂病论》乃至"经方医学"的深度研究，需要下大力气进行继承和弘扬。"经方医学"仍然存在许多问题亟待研究、探讨和突破，需要一代又一代医家进行理论思考和临床实践！

让我们努力做一代经方传人吧！

**冯世纶**
**2016 年中秋**

# 再版序言

　　拙作出版后，久已售罄，现应读者要求予以再版。根据读者意见和建议，编者又做了审慎的删阅和增补。初衷还是学习挖掘胡希恕先生的学术思想，继承发扬中医药优秀的文化遗产，读经典，做临床，提高疗效，造福人民。

　　学习《伤寒论》，要想真正掌握张仲景之书辨证施治的方法体系和精神实质，必须在阅读研究原文上狠下一番功夫。这次再版，在〈注〉、〈按〉中突出串讲，用这样的方式阐述张仲景之原意、引申意和言外之意，并指出条文前后的联系和对比。同时在词解、句注、条释上做了一些整理，主要有如下两种格式：一是先引用原文，再加以注释；二是在释意中引用原文串接。所引原文处，均用引号标示。如果这样能有助于读者读懂《伤寒论》，我会倍感欣慰。能力所限，不知能否如愿。

　　我相信，打好《伤寒论》这个基础，再结合临床不断验证、不断总结提高，这样从理论到实践、再从实践到理论，加上广学博识中医学的文化精粹，大家辈出焉。

段治钧

2016 年 10 月

# 前　言

　　"经方学派大师""有独特理论体系、著名的《伤寒论》研究者，经方家"胡希恕，毕生致力于仲景学说的研究和实践，对继承和发扬中医学做出了突出贡献。先生学验俱丰，医德高尚，向为世人所仰慕称颂；学而不厌，诲人不倦，传经授道，扶掖后学的精神至老弥坚。先生虽过世二十多年，然其音容笑貌至今犹在眼前。每忆及先生济民授课的往事，仍心怀感戴，扼腕唏嘘。

　　先生生前虽著述甚多，但惜于当时环境条件等因素，更因先生过于自谦自严，在世时付梓问世者并不多见。幸有弟子冯世纶、张长恩、李惠治诸教授，多年广泛搜集，深入挖掘，积极抢救恩师遗作，才未使明珠蒙尘，珙璧湮埋，免中医学界重大损失，实在是功莫大焉！

　　胡老讲课，每先从《伤寒论》《金匮要略》原文讲起，"溯源纳流，执要解读，条分缕析，讲医理又扣临床"，然后以"六经统方，方证归类""方以类（经、证）聚，方证同条"的方法讲授《伤寒论》和《金匮要略》的方剂学。如此经纬交织，深入浅出，驭繁就简，丝丝入扣，使受业者易学、乐学，饶有兴味地登堂入室，进入中医瑰丽的宝库。

　　余不敏，有幸在同龄人中虚忝同门之末，亲聆胡老教诲七八年，感悟良多，受益终生。学中医不易，遇明师指点更不易，既有所得，亦不该怀私密珍，遂将个人4次系统听胡老讲课时的学习笔记整理出来，奉献给读者，以期对有志经方研究应用和胡老学术思想者多一参考。书中【释】【按】是胡老多年授课的讲义，名之曰"临床大家解伤寒"。〈注〉〈按〉是编者历次听讲学习笔记的综合整理和心得体会，名之曰"伤寒临床释疑录"。本书之所以命名为《胡希恕越辨越明释伤寒》，是因为书中内容皆是恩师胡希恕先生毕生研用《伤寒杂病论》的精华，特别是编者在侍讲学习中，感觉一次比一次理解更深、收获更大，确有越辨越明的切身体验。唯因老师讲课与师生问答部分未经恩师审阅，恐有差失，故特敬告读者：如其实用，乃恩师胡希恕先生教诲有方；如有差谬，则由本人承担笔录有失、发挥不当之责矣。

先生讲课多宗明万历赵开美本，其条文共 398 条，在教学中为解释方便，对某些条文有所拆分，计为 405 条。今如实记录，未做删改，仅此说明。

段治钧

2008 年 10 月

# 目 录

# 辨太阳病脉证并治（上）

**1. 太阳之为病，脉浮①，头项强痛而恶寒②。**

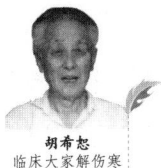

胡希恕
临床大家解伤寒

【释】太阳病即表阳证，它经常以脉浮、头项强痛而恶寒的一系列脉证反映出来。故无论什么病，若见以上脉证即可确断为太阳病。

【按】血液充盈于浅在动脉则脉象显浮。尤其上体部血液充盈的程度更甚，故头、项、体部血液郁滞，压迫神经肌肉而发作凝滞性的疼痛。邪热郁积于体表，增大了与外界气温的差距，故稍有风寒来袭则恶寒。由此可见，所谓太阳病者，乃肌体驱集大量体液于上半部广大的体表面，欲汗出而不得汗出的一种病理现象。

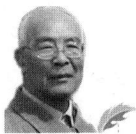

段治钧
伤寒临床释疑录

〈注〉①"太阳之为病"，这是论中介绍某一种病概念时的定式用语，相当于说什么是太阳病，或太阳病的特征是什么。太阳病虽称之为病，其实就是证，按六经八纲辨证体系分析，它就是在表的阳性证，即表阳证。"脉浮"，浮脉是脉动深度的浅在象，属于太过的脉象，凡是脉太过均主有余的证。所谓有余，包括邪气的有余、病势的有余或功能之有余等。以下仿此，不另说明。

仲景脉学中脉象的主病，常常是主几个方面的因素或属性。以浮脉为例：人受外感后阳气亢进体表以拒病邪，故浮脉一般主表；但热盛者，气为之张，故浮脉有时亦主热；若阴血虚于内，阳气浮于外，则此时的脉浮乃由于内在的血液之虚（津血虚），故浮脉有时也主虚。本条的"脉浮"，为表证的脉应。所以读仲景书必须脉证合参，方为真知。

②"头项强痛"，人患表阳证，正气趋津血于体表与邪气抗争，上半体面积大、充盈更甚，则压迫神经肌肉而发凝滞性疼痛。"恶寒"，为表证所习

见，又为发热之前驱症状。人体新陈代谢（生理、化学变化）为体温之大来源，脏腑、肌肉、血液流运为体温之小来源。人体热的辐射、汗的排泄为热之大出路，呼吸、两便之排泄为热之小出路。今恶寒，其散热功能大于造热功能之故也（陈慎吾先生语）。

〈按〉本条为太阳病之提纲。头疼、恶寒为太阳病之确症。

## 2. 太阳病，发热、汗出<sup>①</sup>、恶风<sup>②</sup>、脉缓者<sup>③</sup>，名为中风。

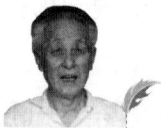

【释】上述的太阳病，若同时更见有发热、汗出、恶风、脉缓的则名之为中风证。

【按】浮为太阳病脉，缓为中风证脉。此条之中风即今之伤风感冒中的一种类型，非口眼㖞斜、猝然倒地之脑血管病也。

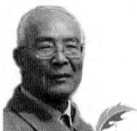

段治钧
伤寒临床释疑录

〈注〉①患"太阳病"，如有发热，一般会随着汗出而解；如果证的表现是"发热、汗出"者，即虽有汗出而发热不解。这是本证的大眼目，也是精祛而邪留的反映，可参考第12条胡老【按】中对阴阳交之注解，这里不再赘述。

②"恶风"，成无己曰："恶寒者，啬啬而恶寒也，虽不当风，仍自然觉寒。恶风者，见风之至而恶，若得居于密室之内，帷帐之中，则坦然自舒也。"此解可从。本条其人敏于恶风，是因为有"汗出"（指自汗出）毛孔舒张（表虚）的缘故。

③"脉缓者"，此缓字乃缓弱之缓，而非缓慢之缓。缓脉属不及，即脉体束裹性能较平脉松缓无力者，因正气不足而脉象缓纵。主营卫气伤，亦主风邪。这也是因为有汗出，脉管内一部分体液被夺、不那么充盈的缘故。

太阳病有此脉证者，则命名为太阳病的中风证。

〈按〉本条为太阳中风之提纲。

**3. 太阳病或已发热，或未发热，必恶寒<sup>①</sup>，体痛，呕逆，脉阴阳俱紧者，名曰伤寒<sup>②</sup>。**

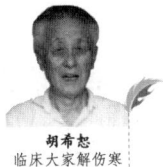

**【释】**太阳病迟早必发热，但无论其或已发热，或未发热，必恶寒，同时见有体痛、呕逆、脉寸尺俱紧者，则名之为太阳伤寒证。

**胡希恕**
临床大家解伤寒

**【按】**中风与伤寒为太阳病的两大类型。前者由于汗出敏于恶风，因名之曰中风。后者由于无汗，则不恶风或少恶风，但重于恶寒，故名之为伤寒。对于风曰"中"，对于寒曰"伤"，实亦另有深意。盖太阳病，机体欲以发汗的机制自体表以解除疾病，但虽得汗而病邪反乘其之虚深居于肌肉之内，中者中于内，名为中风者，提示在表的邪深也；或不得汗出，病邪郁积体表不得其汗而去，伤者伤于外，名为伤寒者，提示在表的邪浅也。中风、伤寒均是证名，不要以为中风即真的中于风，伤寒即真的伤于寒。尤其"风伤卫，寒伤荣"的说法更为无稽，不可信。

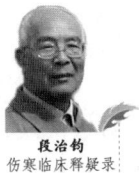

**段治钧**
伤寒临床释疑录

〈注〉①人患"太阳病"，以发热为常。正气充足者，初得太阳病即发挥抵抗力于体表，故而发热；正气不足者，初病之际抵抗力尚不能达表，则尚未发热；这就是论中说的"或已发热，或未发热"，但"必恶寒"。或者，未定之解，必者，定然之谓也。

②"体痛"，邪在表，人体自然良能发挥抗病机制驱集体液于体表，欲汗出而不得汗出，因废弃物结聚而发凝滞性的疼痛。"呕逆"，正气御邪于外而不得发越，且有气上冲的病理现象。"脉阴阳俱紧"，阴阳指寸尺言，关前为阳，关后为阴。脉阴阳俱紧者，即寸、关、尺三部俱紧。感受外邪后，人体欲驱邪外出（主要是从汗解），因其人肌肤致密不能汗出而解，遂见发热、恶寒、无汗之证。气血充盈于体表浅层动脉，故脉象为紧。紧与缓为相对脉，紧脉表达脉体管束裹性能太过，胡老曾以香烟卷束之疏紧形容之。寒主收引，使脉管聚束有力，故紧脉主寒邪盛；水性寒，故紧脉亦有时主病水；

若病势紧张，脉亦紧束有力。在此，紧主外邪盛。"名曰伤寒"，即有此脉证的太阳病，则命名为太阳病的伤寒证。

〈按〉广义的"伤寒"，包括中风、伤寒、温病等各种外感病，即全书所论。狭义的"伤寒"，单指太阳病的伤寒证，即本条所论者。

**4.伤寒一日，太阳受之，脉若静者为不传<sup>①</sup>，颇欲吐，若烦躁，脉数急者，为传也<sup>②</sup>。**

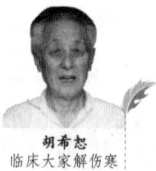

**【释】**伤寒病得之第一天，大都要发作太阳病的。脉若静而不数急，则不至于传于里或半表半里。若病人颇有欲吐和烦躁不宁之症，而脉又数急者，提示病正在发展变化，为必传之候。

胡希恕
临床大家解伤寒

**【按】**病常自表传于半表半里，亦常自表而传于里，此即称之为病传。

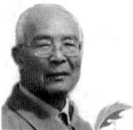

段治钧
伤寒临床释疑录

〈注〉① "伤寒一日，太阳受之"，大病伤寒，始发时大多都表现为太阳病。"脉若静者为不传"，这里脉静是相对于后文的脉数急而言，即言如果脉不数急，则其病为不传。不传者，即没有发生传变。

② "颇欲吐"，即伤寒呕逆之证不解，此为病向内传之机已萌。"若烦躁"，为内热已生之象。"脉数急者"，数，与迟相对，是脉动速率的太过。心主血脉，脉动发于心，心受盛热刺激而运动加速，故脉数主热；热盛则阴液为伤，阴液虚衰亦恒促使发热，故脉数有时亦主虚。此处的数，为热的脉应。数之甚为急，急为更快，脉数急者，交感神经兴奋，心搏加速也。"为传也"，以上的脉证表现，预示病将传变。

〈按〉本条述伤寒传变之脉证。《素问》之"经各一日，至厥阴六日"，乃推之于理者，未必尽符于事，只有合之于事者才无不尽合于理也。

**5. 伤寒二三日，阳明少阳证不见者，为不传也。**

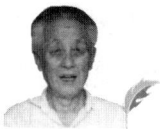

【释】患伤寒经过二三日时，其若传，必有预兆。若毫不见有阳明或少阳证的现象，则肯定其为不传也。

胡希恕
临床大家解伤寒

【按】六经者，太阳、少阳、阳明、太阴、少阴、厥阴也。发热恶寒无论有汗无汗，主病位在表，皆为太阳病；发热汗出，不恶寒反恶热，病位在里为阳明病；寒热往来如疟，病位在半表半里，为少阳病；里有虚寒而吐利者，为太阴病；全身功能虚弱或误治而伤其正气者，为少阴病；里虚而寒热相兼，或上热下寒，或寒热胜复，其证错杂，或见消渴吐蛔、下利舌卷、囊缩者，为厥阴病。以上所举病证，略述六经之部位、性质，有表里寒热虚实之别，其释当于各论中分述之。

传变者，如原为太阳病，今见阳明证，即为太阳传阳明。若今见少阳证，即为太阳传少阳。既传少阳，更见阳明证，为少阳传阳明。设传之病见，原有之病罢，方为传变。若传后而原有之病仍在者，谓之并病。同时数病俱见者，谓之合病。此传变、并病与合病之不同也。

伤寒病轻者，治之得当，则于太阳病阶段即可治愈。重者，即便依法治之，只能于太阳病时挫其凶势，一般愈于阳明病的初期或少阳病的末期。若是经过误治，虽有不传的特征，亦可内传，若在重证，那就不堪设想了。此虽论述伤寒病，但其他急性病的初期也多发做太阳病，当亦不立愈，这是规律。轻病重病，传与不传，医家必须心中有数。

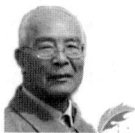

段治钧
伤寒临床释疑录

〈注〉"伤寒二三日"，即已患太阳伤寒两三天了。"阳明少阳病不见者"，就是既不见在里的阳明病证，又不见在半表半里的少阳证。"为不传也"，即病邪的反应没有发生病位的变化，表示病没有发生传变。

〈按〉传变既无定期，亦无定位，但有自外而内的规律。不传有二：一为不传自愈，一为不传犹未解，不可不知。传与不传以脉证为准。本条为不传之证。

**6.** 太阳病，发热而渴，不恶寒者为温病①。若发汗已，身灼热者，名风温②。风温为病，脉阴阳俱浮，自汗出，身重，多睡眠，鼻息必鼾，语言难出③。若被下者，小便不利，直视失溲④；若被火者，微发黄色，剧则如惊痫，时瘛疭⑤；若火熏之，一逆尚引日，再逆促命期⑥。

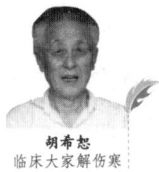

胡希恕
临床大家解伤寒

**【释】** 本条虽形似太阳病，但太阳病发热不渴而且必恶寒，今发热而渴竟不恶寒，为热盛于里的温病，与邪热在表的太阳病大异。温病宜寒凉，不可发汗。若误发其汗则津益伤而热益炽，势必变为身灼热的风温重证。更不可误下使津液竭于下，不可烧针、火熏以火助热。凡此种种逆治而成的坏病，犯一尚可苟延时日，犯多则死期至矣。

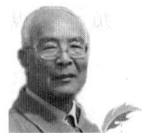

段治钧
伤寒临床释疑录

〈注〉①句首冠以"太阳病"三字，代表是表阳证，但既不是太阳中风的证型、也不是太阳伤寒的证型。"发热而渴、不恶寒者"，这是热盛于里的"温病"。热在表，散热功能不及，热郁肌表，会感到与外界温度的明显差异，故恶寒；热盛于里，产热功能太过，蒸蒸外泄，远远超过外界温度，所以但觉发热而不恶寒。"渴"是口津不足，其原因有热盛、水蓄不行、伤津耗液等之不同：白虎汤证之大烦渴，热盛也；五苓散、猪苓汤证之渴，为小便不利，水蓄不行也；小青龙汤证之或渴，表不解，心下水停也；小柴胡汤证之或渴，上焦不通，津液不布也；大陷胸汤证之渴，水与热结也；茵陈蒿汤证之渴，湿热内聚也；柴胡桂姜证汤之渴，津伤而水不行也。其中白虎汤证、五苓散证、猪苓汤证之渴是主证，余均客证耳。此外，单纯因伤津而胃不和之渴，少少与水即愈，不必治疗。

②上述之温病，不能用汗法治疗，"若发汗已，身灼热者"，就是若误用了发汗法，体温不但没降、反而增高而烫手者，这就是风温病，故曰"名风温"。风温之证较一般的温病为重。此条更示人温病不可发汗，发汗则津愈竭、热愈炽矣。

③下面详述"风温之为病"的脉证表现。"脉阴阳俱浮",此阴阳指尺寸部位言,即尺脉和寸脉俱浮,在这儿浮脉主热。"自汗出",准确的说是汗自出,乃因热盛于里而迫于外。"身重"者,乃湿热郁于外(书中身重的为证,有不同的病理机制,大青龙汤之"身但重",是虽有表证而里热,正气与外邪抗争于表,因表实不得汗出,积而郁之,故身但重;大小承气汤之身重,乃由于里实而内热;柴胡加龙骨牡蛎汤之"一身尽重",乃烦惊之热郁;白虎汤之身重乃里虽不实而热蒸于外,全身皆热也。上述之身重皆属客证)。"多睡眠",因热壅于上,扰其神明,或曰汗出疲倦。"鼻息必鼾",热盛散温不及,鼻代其职,呼吸加重。"语言难出",热盛津伤,舌失其养。

④以下谈风温误治的变证。"若被下者,小便不利,直视失溲",因为误下而水分被劫夺。"直视",即两眼直瞪而目不转睛,乃津竭于上,影响视神经。"失溲",即大小便自遗,乃前后括约肌失职。此均属误下而致的坏病。

⑤"若被火者,微发黄色,剧则如惊痫,时瘈疭",以火助热,热灼津枯,轻者则红细胞、白细胞崩解而为溶血性黄疸;瘈为筋急而缩,疭为筋纵而伸,重者则"时瘈疭",即抽搐如惊痫,乃因热而使运动神经失常也。此均属烧针、艾灸所致的坏病。

⑥"若火熏之,一逆尚引日,再逆促命期",指用艾叶等药物烧火熏身。凡以火助热的坏病,一次逆治或可延其时日,多次犯逆,预后危殆!

〈按〉太阳病必恶寒,不渴;阳明病不恶寒,反恶热,有渴;温病不恶寒而发热,必渴。可知温病乃阳明之类,首句冠以太阳病者,比较之意,文中多见。

中风、伤寒均为太阳病的一种证,故论中不称其为病。今明明又提出一个温病,其不属于太阳病可知。

太阳病有汗名中风,无汗名伤寒。热病无汗名温病,有汗名风温,亦以有汗、无汗区别之。

热在表则发热恶寒,热在里则发热不恶寒,热在半表半里则往来寒热,此热在表在里、在半表半里的最佳鉴别法。温病发热不恶寒,故其热在里可知。渴更属热盛伤津之证,所以不可辛温发汗。里虽热,然津虚,故亦不可下。至于火攻,乃使人发汗的一种方法(后有详细的论述),太阳病本当戒用，施之温病，更属逆治。

本条未出治法，既言不可汗、下、温，当用寒凉除热之法。大青龙汤（初起）、麻杏石甘汤、桂枝二越婢一汤（有汗）、白虎汤（入阳明）等可适证选用。

温病所以在此提出，以其与太阳病相似，提示勿以治太阳病的发汗法治之，其意颇深。特别明示不可汗、下、火攻，其戒均已在先矣。

**7.** 病有发热恶寒者，发于阳也；无热恶寒者，发于阴也。发于阳者，七日愈；发于阴者，六日愈。以阳数七，阴数六故也。

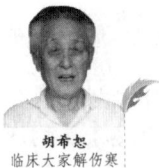

胡希恕
临床大家解伤寒

**【释】**病始在表，若发热恶寒者，为太阳病，故谓发于阳也；若无热恶寒者，为少阴病，故谓发于阴也。发于阳者七日愈，发于阴者六日愈，皆约略词，不定准确。至于阳数七，阴数六，乃附会水火的成数，推于理者，不可信。

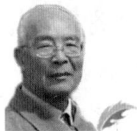

段治钧
伤寒临床释疑录

**〈注〉**（略）。见胡老**【释】**。

**〈按〉**本条第二句话依胡老虽未详**【释】**，但第一句话确是辨病性阴阳的重要依据，不可轻视。

**8.** 太阳病，头痛，至七日以上自愈者，以行其经尽故也①。若欲做再经者，针足阳明，使经不传则愈②。

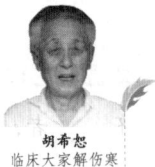

胡希恕
临床大家解伤寒

**【释】**太阳病有七日以上自愈者，太阳病自愈一般有不逾七日的规律，故谓行其经尽故也。若至七日不自愈而传里欲作阳明病者，可针足阳明经穴以泄其邪，使经不传即愈。

**【按】**历来诸家，多据《内经》六经递传之说解释本条，此实大错。实践证明，病有自表传于里或半表半里，亦有自半表半里传于里者，并亦有自表传于半表半里再传于里者。试问，有谁见阳明病而传于少阳的吗？尤其六经依次递传，回头再由太阳病从头开始，是真可谓怪哉病了。书中为文确有语病，如前之"伤寒一日，太阳受之"和此"欲做再经者"，词意均欠清楚。因书中一贯精神是表里相传，而无一条涉及六经逆传者，故读者不可以词害意。

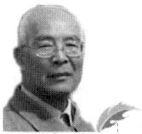

〈注〉①"太阳病，头痛，至七日以上自愈者，以行其经尽故也"。头痛，为太阳病头项强痛而恶寒的略词。书中多有此种文笔，宜注意。"自愈"，即未经治疗而病愈，多为体健、抵抗力强之人。一般感冒在太阳病阶段，又无其他合并证，医生多嘱"多喝开水，好好休息"，不经服药治疗，大概不出一周也就好了。抵抗力强的人有这种自愈的情况。"以行其经尽故也"，即六经已经传遍的意思。这是古人在那个时代，对七日可自愈的一种解释，见胡老【按】，不赘述。

段治钧
伤寒临床释疑录

②"若欲做再经者，针足阳明，使经不传则愈"，见胡老【按】，于此不赘。

## 9. 太阳病欲解时，从巳至未上。

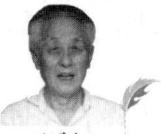

【释】巳，午时，阳气旺，为太阳所主，故太阳病当于此时解。

【按】此附会运气之说，不可信。以下各篇均有这种说法，不再释。

胡希恕
临床大家解伤寒

## 10. 风家，表解，而不了了者①，十二日愈②。

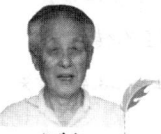

【释】太阳中风表已解，但有轻微余证而不了了者，一般可于十二日愈。

【按】本条亦为太阳自愈证之一。

胡希恕
临床大家解伤寒

辨太阳病脉证并治（上）

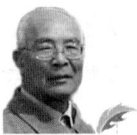

〈注〉① "风家，表解，而不了了者"。风家，即太阳病中风证的患者。虽说表已解，主证已无，但仍觉不了了，即不清楚，引申为没有彻底痊愈。

② "十二日愈"，指太阳中风迁延多日，如未传变，像上述不了了的情况，大约到十来天时也就好了。

**11.** 病人身大热，反欲得近衣者，热在皮肤，寒在骨髓也①；身大寒，反不欲近衣者，寒在皮肤，热在骨髓也②。

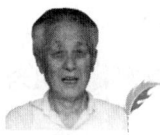

【释】病人的体表虽大热，但其人反欲加覆衣被者，是外假热而内真寒也。病人的体表虽似大寒，但其人反欲去其衣被者，是外假寒而内真热也。

【按】病性寒热有真假之辨，医者不可误于表面现象而处方药。论中手足逆冷的白虎汤证、颜面潮红的四逆汤证等均属其例。

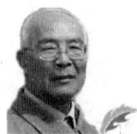

〈注〉① "病人身大热，反欲得近衣者，热在皮肤，寒在骨髓也"。身大热，即病人发热体温较高，虽发热但仍想加厚衣被，这是热在皮肤，寒在骨髓。热在皮肤，言其浅；寒在骨髓，言其深。意即此为真寒假热之证。

② "身大寒，反不欲近衣者，寒在皮肤，热在骨髓也"，其意与上句相反，但其意相同。此为真热假寒之证。

〈按〉表热里寒即真寒假热证，当温之，少阴病虚性兴奋也。表寒里热即真热假寒证，当清之，阳明病阳极似阴是也。一般普通病证所见发热恶寒，若无他证，不得认为寒在骨髓也。脉证相反，虚实真假莫辨时，依病人喜恶而定则无遁情。疑似证情当亦不会久匿。

**小 结**

以上十一条，可视为太阳病的总论。太阳病是表阳证，脉浮、头项强痛而恶寒是此证最精确的特征概括。太阳病又可分为中风和伤寒两种类型，两者以自汗和无汗为主要鉴别点。此外，另有一种类似太阳病的温病需要鉴别：太阳病热在表，虽发热而必恶寒；温病热盛于里，故不恶寒但发热且渴。

急性病初作，大多出现表证，表证有阴阳两类，太阳病即在表的阳证，少阴病即在表的阴证，鉴别要点为发热恶寒和无热恶寒，即"病有发热恶寒者，发于阳也；无热恶寒者，发于阴也"。

此均关于辨证的重要事项，学者应熟记。

本书各篇都是有论、有证治，一般情况联系比较紧密。下面讲治疗。

**12. 太阳中风，阳浮而阴弱①。阳浮者，热自发；阴弱者，汗自出②。啬啬恶寒，淅淅恶风，翕翕发热，鼻鸣干呕者③，桂枝汤主之④。**

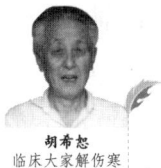

**胡希恕**
临床大家解伤寒

【释】太阳病中风证，脉按之浮缓，恶风寒，发热而自汗出，有鼻鸣干呕者，为桂枝汤主治之证也。

【按】桂枝汤为太阳病中风证发热自汗出的主治方，为便于说明其药物组成的道理，须先对发热汗出的病理有所了解。《素问·评热病》有关阴阳交的一段论述颇有助于对这一问题的理解，今照录原文并略加注解如下。

"人所以汗出者，皆生于谷，谷生于精。"

【注解】这是说明汗的来源。大意是说：人之所以汗出，不外乎来自于谷气，故谓皆生于谷。谷必经过胃肠消化变成养人的精气，然后才能为汗，故谓谷生于精。

"今邪气交争于骨肉，而得汗者，是邪却而精胜也。精胜则当能食，而不复热。复热者，邪气也。汗者，精气也。今汗出而辄复热者，是邪胜也。不能食者，精无俾也，病而留者，其寿可立而倾也。"

【注解】今邪气交争于骨肉，谓病当表证时，患病机体欲以发汗把病邪驱逐于体外，故集中精气的力量和病邪交争于体表骨肉间。若肌体得以汗出，一般说来是精气战胜了病邪。精气化生于胃，若精气真胜，胃气必然旺盛，则其人当能食。病邪使人发热，若病真被驱逐，其人当不再发热。今汗出而仍发热，是病邪仍留于体内，精气亡失于体外，病邪战胜了精气。若其人更不能食，则是胃气已败，断了精气生化之源，精气竭而病独留，故必置人于死。

以上论述的死证，除不能食外，另有狂言、脉躁急的恶候，这与桂枝汤证是大相悬殊的。桂枝汤证的发热、自汗出，亦即上述的汗出而复发热，是精祛邪留的证候反映。精气本为驱邪而作汗，今邪不与汗共出，是由于精气的质和量有所不足，此时为治，首宜促进胃气，加强精气。病在表不发汗不行，精气虚大发汗更不行，桂枝汤就是面对这样的现实而组成的方剂。

方中各药的作用：桂枝、生姜虽均属发汗解表药，但桂枝治气冲，生姜治呕逆，二药均有下达之性，故升发的力量不是很强，虽合用而不至于大发汗。二药均有健胃作用，合以大枣、甘草，更足以充实胃气于中，滋益精气于外。芍药味甘微寒，既用制生姜、桂枝的辛散，又用以助大枣、甘草的滋益。尤其药后少食热稀粥，更见益精祛邪的妙用。故本方既是发汗解热药，又是安中养阴药，乃甘温除热的法剂。

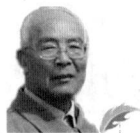

段治钧
伤寒临床释疑录

〈注〉本条所述，是对第 2 条太阳中风的脉证做进一步的形象描述和补充；并对脉与证的关系做了明示；对辨证施治的精神，做了典型示范。

①"太阳中风，阳浮而阴弱"，这句言太阳中风的脉。此阴阳指内外而言，外为阳，内为阴，脉浮于外而弱于内，即轻取则浮缓，重按则脉内较弱。弱是弦的相对脉，属脉管绷直性能不及，气血不振则脉道弛弱，故主气血虚，或多汗亡津液。这是因为患太阳病，由于表虚汗出，脉内（兼代体表）的津液就不那么充斥的缘故。

②"阳浮者热自发"，谓阳浮之脉为发热之应。"阴弱者汗自出"，谓阴弱之脉为汗出之应。

③以下言太阳中风之证。"啬啬恶寒"，啬［sè］音色，形容毛孔收缩，缩缩然怕冷而恶寒也。"淅淅恶风"，淅［xī］音析，形容被风吹不适的感觉，又若身被冷水状。"翕翕发热"，翕［xī］音吸，合而不开，如覆羽之

状，即邪热集于体表而难开也。指发热时有高低，观其状而绝非蒸蒸之大热也。"鼻鸣干呕"，气冲热壅，气不外达则上逆，故鼻息有声，逆气上冲于胃而干呕也。

④ "桂枝汤主之"，病人若所患为太阳病的中风证，发热、汗出、恶风寒、脉浮缓，且或有鼻鸣干呕者，则以桂枝汤主治之。

〈按〉此述太阳中风的脉证和治。太阳病，脉浮；太阳中风证，脉浮缓；太阳伤寒，脉浮紧；太阳中风的桂枝汤证，脉阳浮而阴弱。学者应于此处体会读仲景书的连属和辨析！

---

**桂枝汤**

桂枝（去皮）三两，芍药三两，甘草（炙）二两，生姜（切）三两，大枣（擘）十二枚。

上五味，㕮咀三味，以水七升，微火煮取三升，去滓，适寒温，服一升。服已须臾，啜热稀粥一升余，以助药力，温覆令一时许，遍身漐漐微似有汗者益佳，不可令如水流漓，病必不除。若一服汗出病差，停后服，不必尽剂；若不汗，更服如前法；又不汗，后服小促其间，半日许，令三服尽。若病重者，一日一夜服，周时观之，服一剂尽，病证犹在者，更作服；若汗不出，乃服至二三剂。禁生冷、黏滑、肉面、五辛、酒酪、恶臭等物。

---

辨太阳病脉证并治（上）

〈方解〉桂枝汤，甘温除热之法。汗出而发热，乃邪盛而精祛也。精祛者，营卫之源（胃气）不充也。胃气不充则发汗的质量欠佳，徒伤津液而达不到驱逐外邪的目的。桂枝汤主壮胃气，复津液，所谓能使阳盛，从里达外，复汗出而祛外邪，此甘温除热之要义也。

此方发汗主在桂枝、生姜，二者均有健胃作用，主和降而少升发。更啜热稀粥，助药力方能曲尽发汗之妙。

桂枝，辛甘温，发散药。健胃镇痛，兴奋强心，使气外达，发汗解热。主气冲、身痛、关节不利，中气不足。用在此方既可辛温发汗解表，又可鼓舞胃气止冲逆。

芍药，酸苦微寒，收敛药。收敛气血津液，养血通脉，止挛痛，利大小便。主胃腹神经、子宫、腓肠肌之挛痛及痢疾、血痹、坚积、痈肿。用在此方，苦能制辛，寒能制散，起到制桂枝、生姜辛散和滋阴两方面的作用。

生姜，辛温，发散药。健胃祛寒，发汗利尿，驱水毒。主寒痛、鼻塞、咳逆上气、恶心、呕吐（皆水毒为患）。其刺激胃黏膜作用甚大，故无停饮、体内外燥热者禁用。用在此方不但能辛温发汗，且起健胃止呕的作用。

大枣，甘温，缓和强壮药。安中健胃，祛水缓痛。主筋肉强急引痛。

炙甘草，甘平，缓和滋养药。清热解毒，缓急止痛。主脏腑筋肉急剧紧缩性疼痛，诸般急迫。

发汗药常以生姜、大枣、甘草合用，因发汗要伤津液，故常三味合用，加强生化之源。

〈按〉芍药、大枣、甘草均有缓和作用。治挛，芍药优于大枣；治痛，大枣优于芍药；缓急迫，则二者皆不如甘草。

古之一两，合今之三钱，即现代之9克是也。本方现代处方应作：桂枝9克，芍药9克，炙甘草6克，生姜9克，大枣4枚。后均仿此，不再赘述。

桂枝汤方配伍之严当，寓意之深奥，可窥全书之一斑。桂枝、生姜发汗，又伍白芍以敛液养阴，不使发汗太过而徒伤津液。为提高发汗质量，以桂枝、生姜、大枣鼓舞胃气，既充实营卫之源，又调节营卫之平衡。桂枝、生姜之辛合大枣、甘草之甘，深合辛甘发散之旨。以微汗法止汗，既合太阳中风之病机，又对太阳中风之脉证，其理法之妙，堪为后人楷模。

仲景方更宜深研服法。"温服""啜粥""漐漐微似汗"（漐音折，形容微汗，皮肤湿润）、"停后服""更如前法""小促其间""令三服尽""周时观之""更作服"以及禁忌等均有深意，不可轻视之。曾有人遇重病，药证相应，用连续服法，深悟其旨也。

## 13. 太阳病，头痛、发热、汗出恶风者，桂枝汤主之。

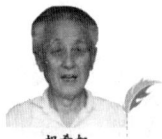

胡希恕
临床大家解伤寒

【释】凡属太阳病，若见其头痛、发热、汗出、恶风者，即宜桂枝汤。不要以为它是太阳中风的专用方，自在言外。

【按】中医讲究辨证施治，只若方证适应，用之即验，而不必管它是什么病也。

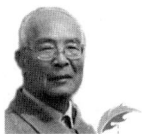

〈注〉如胡老【释】。故略。

〈按〉本条似与上条重复，其实仲景用意深焉。头痛、发热、汗出、恶风乃桂枝汤正证，仲景怕后人囿于前条，拘于太阳中风之名才用桂枝汤，特示有是证即用是方，开后世辨证施治之先河。论中诸方，用均准此，功德无量。

中医辨证施治，即通过对证候的分析，明辨病位、病性、病情（辨六经、析八纲），并归纳病因病机，予高度的概括，进而确定治疗方法和步骤，最后通过经数千年亿万人体实践证明的、最有效的遣方用药来治疗。辨证的尖端是辨方证，即有是证用是方。若方证适应，用之即验，而不必管它是什么病也。

## 14. 太阳病，项背强几几，反汗出恶风者①，桂枝加葛根汤主之②。

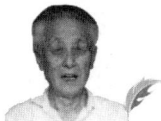

【释】太阳病汗出、恶风为桂枝汤证，今项背强几几，故予原方加葛根以主治之。

【按】项背强几几，无汗、恶风用葛根汤，有汗、恶风用桂枝加葛根汤。两方应用之鉴别点，用一"反"字传其神，古文炼字之妙如此。太阳病只言项强，而本条牵扯到背拘急。

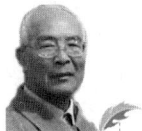

〈注〉①"太阳病，项背强几几"，几[shū]音殊，几几为短羽之鸟欲飞之时的引颈状。"项背强几几"，即项背强急，几几然仰俯不自如的样子，乃项背部水热充盈造成强直性拘急。"反汗出恶风者"，后文有项背强几几、无汗、恶风的葛根汤证，对彼而言，此为有汗出而恶风，故曰"反"。

②"桂枝加葛根汤主之"，太阳病为证反应如此者，则以桂枝加葛根汤主治之。

---

**桂枝加葛根汤方**

葛根四两，麻黄（去节）三两，芍药二两，生姜（切）三两，甘草（炙）二两，大枣（擘）12枚，桂枝（去皮）二两。

上七味，以水一斗，先煮麻黄、葛根，减二升，去上沫，内诸药，煮取三升，去滓，温取一升。覆取微似汗，不需啜粥，余如桂枝汤法将息及禁忌。

---

〈方解〉即云"桂枝加葛根汤"，当无"麻黄（去节）三两"一味，有麻黄当是第31条的葛根汤方，宜改之。桂枝汤原方治汗出、恶风，加葛根治项背强直性拘急。葛根本有发散作用，今用之不在发汗，而在于解痉。桂枝汤是针对全局，用葛根是针对局部症状，对其作用有所取舍。仲景方药物加减，常随大队药的配伍中取势，宜注意。

葛根，甘辛平，清凉滋润发散药，解肌除热。大量用具发散作用，有缓解局部筋脉强直性痉挛的特性。主消渴、大热、项背强急，且有解毒、抑制胃肠蠕动而止下利的作用。腰脊病用之机会较多，多用碍胃，宜久煎。

〈按〉东汉时一升约合今之200毫升，其一斗约合2000毫升，供参考。

有的版本有"臣亿等瑾按仲景本论……"等语，非仲景文，本书一概未录。

**15.** 太阳病，下之后①，其气上冲者②，可与桂枝汤，方如前法；若不上冲者，不得与之③。

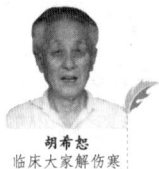
胡希恕
临床大家解伤寒

【释】太阳病宜汗不宜下，若误下之后，有气上冲胸的感觉，此为病仍在表，故可与桂枝汤，如前啜稀粥取微汗法以解表。若下之后，不见气上冲者，则已成误下的坏病，因无表证，当然不必与桂枝汤以解表了。

【按】古人于长久的临床实践中，得知气上冲为下后表未解，依此而用本方，当可无误。不过为了探讨其所以然之理，仍有加以说明的必要。太阳病原是机体欲以发汗解除疾病，此时下之，伤中气，亡津液，正给肌体以相反的打击，故不宜予麻黄汤发汗，而宜本方。若机体的功能较弱，不能保持原来的抗病能力，则病当去表而内陷；若机体功能旺盛，反而振奋地给此逆治以回应，保持原来的抗病能力，而气上冲即振奋回击的反应。

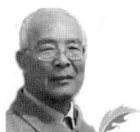

〈注〉① "太阳病，下之后"，太阳病，其治宜汗不宜下，今医者竟下之，是为逆治。

② "其气上冲者"，即下之后出现了气上冲这种证的表现。气上冲即气上冲胸的自觉症状，是用下法逆治后机体的一种反应，非呼吸之"气"。下后气上冲为桂枝汤证的一个重要指征。

③ "可与桂枝汤，方如前法；若不上冲者，不得与之"，可与二字，具商议斟酌的语气。意即误下后有这种"气上冲"的反应，就可以按前法用桂枝汤治疗；若没有这种"气上冲"的反应，则"不得与之"。

**16.** 太阳病三日，已发汗，若吐、若下、若温针，仍不解者，此为坏病，桂枝不中与之也①。观其脉证，知犯何逆，随证治之②。

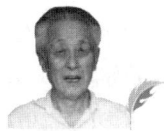

【释】太阳病三天，已经发过汗，但病未除，医不查何以不解之故，而又行或吐，或下，或温针等非法治疗，故病仍不解。此为治坏的病，桂枝汤不中与也。此时应观察其脉证，审其所犯哪种逆治，而随当时的证候，以适宜的方药治之可矣。

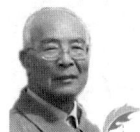

〈注〉① "太阳病三日，已发汗，若吐、若下、若温针，仍不解者，此为坏病，桂枝不中与之也"，患太阳病三日，已用过发汗药治疗，但病尚未全解；医者不详查未解之因，而又妄用吐法、下法、温针等非法治疗，不但使病更不解，而且发生了其他变证，经文说此为坏病，即经非法治疗而治坏的病。其中温针，古针法之一。在针的同时附以温热刺激，一般用于取汗。对于太阳病，是禁用的。

辨太阳病脉证并治（上）

② "观其脉证，知犯何逆，随证治之"，对于坏病，要根据当时的为证表现，知其是哪种逆治造成的后果，要细审脉证，随证治之。

〈按〉"随证治之"是辨证施治的大眼目，读者不可轻易放过，而应仔细体味。中医辨证施治者，诊断则脉证遍查，处方则随证施治。"知犯何逆"一语很含蓄，即查查来头，有两种含义：一是看怎样造成的，一是看现显何证。例如，汗后的坏病，可为亡阳、燥渴、谵语等，下后可为虚烦、结胸等，吐后可为内烦、腹胀满等，温针可为吐、衄、惊狂等不一也。

**17.** 桂枝本为解肌，若其人脉浮紧，发热汗不出者，不可与之也①。常需识此，勿令误也②。

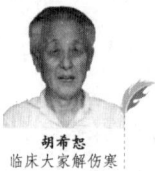

胡希恕
临床大家解伤寒

【释】桂枝汤本为和解肌肉之邪而设，与麻黄汤专为发表者大有区别。若脉浮紧，发热汗不出者，乃在表的实证，宜麻黄汤以发表实。若误与桂枝汤，必致实实之祸。医者应常于此注意，慎勿误施也。

【按】精气虚则力不足胜邪，虽汗出，邪反乘汗之虚而深居于肌腠之内，即所谓邪在肌则肌不和。桂枝汤促进胃气，加强精气，调和气血，旺盛津液，使盘踞于肌腠之邪不得复留，乃因汗而解，故谓"桂枝本谓解肌"。若精气旺盛而足以胜邪，只因不得汗出而正邪相搏于肌表的实证，宜以麻黄汤发其表，使邪共汗出即解。若误予桂枝汤，再益其精气，以致实上加实，如同抱薪救火，祸变立至，所谓"桂枝下咽，阳盛则毙"是也。此之"阳"，是指精气，亦即津液，不要误作阳热之阳。古人以气为阳，血为阴，津液属气分，故亦称为阳。桂枝汤本是解表解热剂，若发热即禁用桂枝汤，实为笑话，后世医家多有这种谬论，误人不浅，学者慎勿轻信。

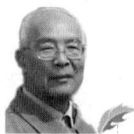

段治钧
伤寒临床释疑录

〈注〉①桂枝汤和麻黄汤都是解除表证的发汗剂，但是邪在表的深浅和证候不同，不得误施。"桂枝汤本为解肌"，解即解除的意思。肌为肌肉腠理。解除肌腠之邪，谓之解肌。邪在肌腠，较麻黄汤证在表之邪为深。"若其人脉浮紧，发热汗不出者"，脉浮紧是因为无汗、在表的津液较充盈，发热是因为外邪盛，汗不出（即无汗）是因为表实汗孔紧束。经文诫之曰"不可与之也"，即以上这种脉证不可服桂枝汤。因为它与桂枝汤证的自汗出、脉浮缓，大不相同。

② "常需识此，勿令误也"，这是张仲景怕医家不重视，特又加重语气深嘱的一句话。"识"同"志"，记也。常需识此，即一定要时时记住这件事，为警示句。勿令误也，误，在此处指犯实实之祸。

〈按〉桂枝汤发汗是以微汗法解在肌腠间较深之邪，只能用于有汗的表虚证，与麻黄汤用于邪在皮表不汗出的表实证大有区别，故不可误施。有汗无汗为两方证的重要鉴别点，仲景之警示必须谨记！

### 18. 若酒客病，不可与桂枝汤①，得之则呕，以酒客不喜甘故也②。

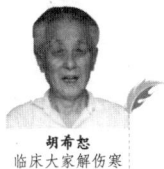

【释】酒客，以湿热内蕴，如患外感，最易发为湿温。此病亦常发热汗出，形似桂枝证，但不可与桂枝汤。桂枝甘温，反助湿热，故服之则吐。

胡希恕
临床大家解伤寒

【按】桂枝汤为解表解热剂，酒客病湿热在里者，则非桂枝汤所宜，虽发热自汗出形似桂枝证，但必渴而不恶寒，亦不难辨，所以医家不可片面看问题而误与之。

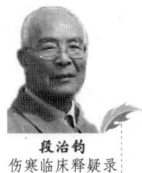

〈注〉① "若酒客病"，酒客，嗜好饮酒的人。酒客病，即病酒，亦常有汗出、头痛等形似桂枝证。但是这种形似桂枝汤证的表现，它的病理机制是嗜酒者多为湿热内蕴，与太阳中风证不同，所以"不可与桂枝汤"。

段治钧
伤寒临床释疑录

② "得之则呕，以酒客不喜甘故也"，嗜酒之人，里有湿热，对甜味不相适宜，故"不喜甘"。桂枝汤中大枣、甘草使整个方剂味道偏甘，甘以助热，故使"得之则呕"也。

〈按〉表证有热而无汗、脉紧者，不可与桂枝汤；有汗出，但为里热，亦不可用桂枝汤。本条以酒客为例说明之，不过酒客患外感而确有桂枝汤证者，仍可与桂枝汤，不可心存成见。

**19. 喘家作①，桂枝汤加厚朴杏子佳②。**

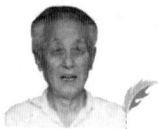

【释】喘家外感而显桂枝汤证，宜予桂枝汤原方加厚朴、杏仁，兼以治喘为佳。

【按】医者治病当随证治之，不得执定成方不知变化也。此仲景辨证施治之精髓。

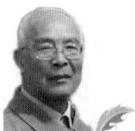

〈注〉①"喘家作"，喘家指宿有喘病的人，作是发作。喘家作，即指如果喘家因患桂枝汤证，而引起喘证的发作。也可理解为外感诱发，其喘因太阳中风证而加剧者。

②"桂枝汤加厚朴杏子佳"，上述情况即可于桂枝汤中加味，予止咳平喘的药物厚朴、杏仁治疗之。

---

**桂枝加厚朴杏子汤方**

桂枝（去皮）三两，甘草（炙）二两，生姜（切）三两，芍药三两，大枣（擘）十二枚，厚朴（炙，去皮）二两，杏仁（去皮尖）五十枚。

上七味，以水七升，微火煮取三升，去滓，温服一升，覆取微似汗。

---

〈方解〉厚朴，苦温，健胃疏滞药。宽中下气，化滞消胀。主一切寒湿留滞肠胃，腹痛胀满，痰结气壅之喘。

杏仁，甘苦温，镇咳平喘药。润肺降气，逐水饮，兼有化痰作用。适用于各种咳嗽喘息，短气浮肿。

〈按〉此为桂枝汤原方加厚朴、杏仁，当用于桂枝汤证兼喘满咳嗽者。本条着眼于宿有喘疾，因患太阳中风证而喘加剧者。既不因宿有喘疾而发是证者，亦可用本方。

**20. 凡服桂枝汤吐者，其后必吐脓血也。**

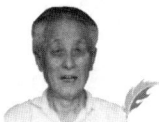

**【释】** 凡服桂枝汤吐者，大都因以甘温误施于里热。例如肺痿病，热在上焦，伤津液，动阴血，甘使热壅，其结果而使人吐脓血也。

**【按】** 以桂枝汤误施于里热证，有吐脓血的恶果，辨者不可不慎。然此吐脓血之变，亦因久蓄而成，绝非一剂桂枝汤而使然。

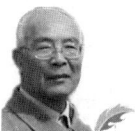

〈注〉如胡老所【释】，不赘。"其后必吐脓血"的必字，应灵活理解为有这种可能。仲景此处用词深含警诫之意，非绝对之谓也。

**21. 太阳病，发汗，遂漏不止①，其人恶风，小便难，四肢微急，难以屈伸者②，桂枝加附子汤主之③。**

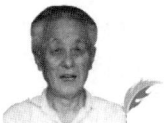

**【释】** 太阳病本桂枝汤证，误予麻黄汤发汗，遂使汗漏不止，故其人恶风。发汗大量亡其津液，故小便难。津伤，血不足以养筋，故四肢拘急，难以屈伸。外证未罢，但已转变为少阴证，故以桂枝加附子汤主之。

**【按】** 桂枝汤证虽汗出，但非汗漏不止；虽恶风，但必伴发热。今汗漏不止，只见恶风，不见发热，况四肢拘急，难以屈伸，更属虚极入阴之象。虽未言脉，亦必微细可知。此已转化为少阴证，故以桂枝加附子汤主之。

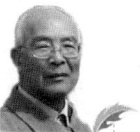

〈注〉① "太阳病"，暗示桂枝汤证。"发汗"，暗示以麻黄汤发汗。本是表虚证而用治表实的方法治疗，遂使"汗漏不止"。

② 以下是因为误治而漏汗不止造成的变证。"其人恶风"，示表虚的更重，同时但见恶风不见发热，病有入阴之象。"小便难"，

辨太阳病脉证并治（上）

是因漏汗伤津过甚为证。"四肢微急,难以屈伸",伤津害液血不营筋,则四肢拘急,重则难以屈伸,亦可兼有疼痛。

③"桂枝加附子汤主之",因误治而病由阳入阴(即由阳证转为阴证,此即所谓证的阴阳转换),故于桂枝汤中加亢奋药附子回阳救逆治疗之。

---

**桂枝加附子汤方**

桂枝(去皮)三两,芍药三两,甘草(炙)三两,生姜(切)三两,大枣(擘)十二枚,附子(炮,去皮,破八片)一枚。

上六味,以水七升,煮取三升,去滓,温服一升。本云桂枝汤,今加附子,将息如前法。

---

〈方解〉附子,辛温有毒,兴奋强壮药。兴奋全身细胞之代谢功能,起沉衰,强心回苏,温中复逆,利尿燥湿,止痛。主心力衰竭,倦怠厥冷,无热恶寒,寒湿痹痛,腹壁软弱无力。

附子在用法上有生用、炮制之别,回阳救逆宜大剂量生用,否则只以炮制为宜。

〈按〉阴性病均为代谢功能减退。功能减退反映于里,用附子、干姜之属;反映于表,则用解表药加附子。今少阴病而现桂枝汤证,故只可用此方,而不用麻黄附子细辛汤。

本证病机全在津液损伤,细胞代谢功能和活力减退,即所谓"亡阳之渐",有化为阴证之机转。兹述中医阴阳互根之理:人体内的体液和生化变化所产生的热量是细胞活力的两大源泉。阴(液)、阳(热)生理功能的相互依存、相互制约是人的代谢功能正常发挥、生理功能得以维持不可缺少的两个方面,哪个方面的太过与不及均可为病。阴阳欲绝或互相脱离,都将伴之以生命的完结。这就是中医所说的"阴阳互根"。

**22. 太阳病,下之后,脉促胸满者,桂枝去芍药汤主之①。若微、恶寒者,桂枝去芍药加附子汤主之②。**

【释】太阳病宜汗不宜下,若下后虚其腹气,但表证未罢,作为正邪交争的一种方式而气上冲，且冲到胸满的程度。因气冲于上而虚于下，上实下虚，脉应之促，宜桂枝去芍药汤主之。若脉更见微，并又恶寒者，是正更不足，病已由阳转阴，故加附子助力治之。

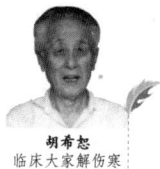

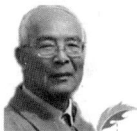

胡希恕
临床大家解伤寒

段治钧
伤寒临床释疑录

〈注〉① "太阳病，下之后"，太阳病当汗不当下，下之为逆治，误下之后，才发生如下变化了的脉证。"脉促"，促脉乃寸浮关以下沉之脉，属太过；促又有靠近的意思，或靠近于上，或靠近于外，均谓之促；主表不解，亦主气上冲。表不解则邪不得外出而冲击于上，故寸浮；误下之后伤其腹气，里已虚，故关以下沉。诸家多谓"数中一止"乃宗王叔和之说，实非。表不解气冲于上，故"胸满"。这种情况的表不解当以"桂枝去芍药汤主之"，其所以去芍药，是因为芍药有微下之性，利于腹实而不利于腹虚，另外去芍药也有利于加强解表的作用。

② "若微、恶寒者，桂枝去芍药加附子汤主之"，微指微脉，微脉为细而虚的兼象脉，主正衰、气不足。若太阳病误下后，表不解而脉微、恶寒，病已转阴，则以"桂枝去芍药加附子汤主之"，加附子者亢奋功能以回阳也，此为少阴病的治剂。

若把微字当作比较量词，有断句谓"若微恶寒者"，则有背经旨，不可取。

〈按〉本证所以去芍药者，以芍药酸敛，腹满（实证）用之佳，以其有泻下之力也，不利于气上冲之胸满，此其一；因下伤正气，而表证尚未罢，故有气上冲、胸满的反应，欲专发表之力，亦应于桂枝汤内去芍药，此其二也。

第15条"下后气上冲"为正气充足之人，宜与桂枝汤；本条上半段是腹气因下而虚，正气稍弱，故予前方；后半段为正气已虚，脉证俱转，故予后方。三层治法，次序井然也。

胸满，有因实毒在胸者，有因虚寒做满者，有因邪热内陷者，有表证不解者，其治各异，不可不辨。

据明代赵开美本，此分两条，胡老师按其连属性并为一条。

辨太阳病脉证并治（上）

**桂枝去芍药汤方**

桂枝（去皮）三两，甘草（炙）二两，生姜（切）三两，大枣（擘）十二枚。

上四味，以水七升，煮取三升，去滓，温服一升。本云：桂枝汤，今去芍药，将息如前法。

**桂枝去芍药加附子汤方**

桂枝（去皮）三两，甘草（炙）二两，生姜（切）三两，大枣（擘）十二枚，附子（炮，去皮，破八片）一枚。

上五味，以水七升，煮取三升，去滓，温服一升。本云：桂枝汤，今去芍药加附子。

〈方解〉下之后表不解，解表用桂枝汤，此为定法；但也需随脉证变化而辨证施治，不可胶柱鼓瑟。桂枝去芍药汤为下之后脉促胸满而设。因下后里虚，且芍药有微泻作用，为加强解表之力而去之。若脉微、恶寒，脉证俱已转阴，故加附子。

**23.** 太阳病得之八九日，如疟状，发热恶寒，热多寒少，其人不呕，清便欲自可，一日二三度发①。脉微缓者，为欲愈也②。脉微而恶寒者，此阴阳俱虚，不可更发汗、更下、更吐也③。面色反有热色者，未欲解也，以其不能得小汗出，身必痒，宜桂枝麻黄各半汤④。

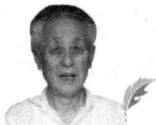

胡希恕
临床大家解伤寒

【释】本条是述太阳病得之八九日可能出现的欲愈、转阴证或麻桂各半汤证的三种机转，以三段分述之。

病人热多寒少，则知未转阴证；其人不呕，则未传少阳；清便欲自可，则未转阳明。现其人只一日二三度定时发寒热，休作有时而如疟状，且脉微缓，示病邪已衰，故肯定其为欲愈也。

若此时脉甚微，且不发热而但恶寒者，此表里俱衰，已陷于阴证，当随证治以附子剂，不可更发汗、更下、更吐，以犯虚虚之戒。

若第一段的为证，其人面色反有热色，乃郁热在表之候，以其不得小汗出，故表终未解，身必痒即其候也。此时宜麻桂各半汤，微发其汗则愈。

【按】时发热、自汗出为桂枝汤证（见54条）。今无自汗出，而时发热恶寒，亦为桂枝汤证；不汗出、身痒，意同太阳表证无汗，为麻黄汤证。从脉证分析，此时邪正俱略衰，用麻黄汤太猛，用桂枝汤又欠，故取二方减半的合方。

《伤寒论》以方名证，辨证之尖端是辨方证，有是证即用是方。合证当用合方，此条精神一直贯彻全书，应深加体会。

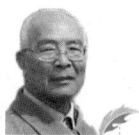

〈注〉①"太阳病得之八九日"，一般正是病转好坏的关键时期，提示本条所论病证将有多种变化趋势。患太阳病已八九日，其为证表现如下。"如疟状"，不是说患了定时往来寒热的疟疾病，而是指"发热恶寒，热多寒少"的症状，"一日二三度"发作有时、有如疟的状况，这是桂枝汤证。病发热恶寒为表证，恶寒的多少是判断表邪盛衰轻重的重要依据；今热多寒少，示在表之邪已衰，表实证已减轻，热多亦示正气不衰。"其人不呕"，说明邪未入少阳。"清便欲自可"，清，同"圊"，指厕所，这里是如厕之意，表示大便正常，说明邪亦未入阳明。太阳病虽得之八九日，但病位始终未离太阳，但其变化趋势可有三种情况。

②"脉微缓者"，微是个比较量词不是脉象，即脉象稍见其缓（不急不紧），不是微和缓的兼象脉。一般阳性病见此脉表示邪已退，其情为佳。"为欲愈也"，即向好的方面发展，病要好了。

③"脉微而恶寒者"，微为细而虚的兼象脉，脉体细而搏动无力，主正虚气不足；此处恶寒指但恶寒不发热，示证陷于阴。"此阴阳俱虚"，这是解释"脉微而恶寒"脉证机理的自注句，阴阳既指表里，又指气血，均是由正气虚衰引起的。"不可更发汗、更下、更吐也"，这种情况是不可再施以发汗、更下、更吐的治法的，以防虚虚之祸。

④如果太阳病已得八九天，第一句的桂枝汤证未变，又"面色反有热色"，这是郁热在表的证候，可知病"未欲解"也，即还没有向愈的机转；同时又"身必痒"，身发痒是因为"以其不得小汗出"的缘故，汗已分泌，但未排出体外而停于汗腺末梢，故身痒也，这是麻黄汤证。故"宜桂枝麻黄

段治钧
伤寒临床释疑录

辨太阳病脉证并治（上）

各半汤"，这句应在"未欲解也"之后；"以其不得小汗出，身必痒"是"未欲解"的所以然之释。这是古代文章兜转法的行文现象，本书多见，宜细心揣摩。"各半"指麻黄汤、桂枝汤二方等量合用，实际是取两方各1/2的合方。

〈按〉本条主证为太阳病发热恶寒，一日二三度发如疟状，病未传里，面色反有热色，且身痒。

---

**桂枝麻黄各半汤方**

桂枝一两十六铢，芍药、生姜、甘草（炙）、麻黄各一两，大枣四枚，杏仁二十四枚。

上七味，以水五升，先煮麻黄去上沫，内诸药，煮取一升八合，去滓，温服六合。本云：桂枝汤三合，麻黄汤三合，并为六合，顿服，将息如上法。

---

〈方解〉麻黄，辛温，为发汗利尿平喘药。发汗解表，除邪热气，止咳逆上气。主表实无汗、发热头疼、喘咳、风水肿、小便不利等。

麻黄汤为太阳伤寒、表实无汗的主方，其方药可与35条〈方解〉互参。

〈按〉二十四铢为一两，六铢为一分，一两十六铢约合15克。供参考。

**24. 太阳病，初服桂枝汤，反烦不解者①；先刺风池、风府，却与桂枝汤则愈②。**

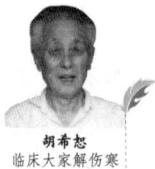

【释】太阳病，桂枝汤证与桂枝汤，则表当解而不烦。今初服反烦不解者，并非药有所误，乃气血郁滞，药力受阻的关系，亦有认为病较实，上冲剧，病重药轻之故。宜先刺风池、风府各穴，疏通经络以辅助之，再与桂枝汤则愈。

胡希恕
临床大家解伤寒

【按】初服桂枝汤反烦不解者，有针风池、风府的辅助法，不可不知。不过依据经验，有此遭遇者甚少。盖宁可备而不用，不可用而不备也。

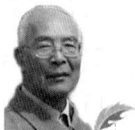

段治钧
伤寒临床释疑录

〈注〉①"太阳病，初服桂枝汤，反烦不解者"，患了太阳病（言外之意是太阳病的桂枝汤证）以后，先服了桂枝汤一升。未服汤时无烦，服了桂枝汤后反而烦不解。烦，是自觉症状，多因热郁胸中，正气不伸之故。

②"先刺风池、风府，却与桂枝汤则愈"，出现上述情况的原因不是药不对证，乃气血瘀滞、药力受阻的缘故，可以先针刺风池、风府以疏通经络，然后再予桂枝汤则愈。"却与"就是再与的意思。

**25.服桂枝汤，大汗出，脉洪大者**（当是脉浮，应改），**与桂枝汤，如前法**①。**若形似疟，一日再发者，汗出必解**②，**宜桂枝二麻黄一汤**③。

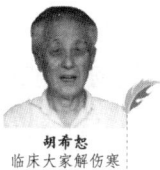

【释】服桂枝汤不得法而致大汗出，病必不除（对此在桂枝汤方中已有明示）。若脉浮者，病仍在外，宜与桂枝汤如前法。服桂枝汤后若其人如疟，一日两次发寒热（无汗者），汗出必解，宜桂枝二麻黄一汤。

胡希恕
临床大家解伤寒

【按】服桂枝汤后表不解，仍宜桂枝汤，不可与麻黄汤，此为定法。服桂枝汤后脉浮无汗（麻黄汤证），其人形似疟，日再发者（桂枝汤证），乃桂枝汤与麻黄汤的合并证，故可与桂枝汤、麻黄汤的合方。由于桂枝汤证较多，麻黄汤证较少，故取桂枝二麻黄一法。此与前之各半汤均示人以合方之法，学者当细玩之。

前半段为汗出太过之变，后半段为汗出不及之变，邪有入少阳之势而未离表，故不往来寒热而反形似疟，日再发。

原文"脉洪大"亦当在汗出之时，非如下条之在汗出之后也，且本条不见里证，而下条里证显矣。

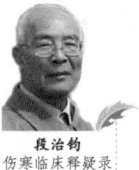

〈注〉①"服桂枝汤"者，微似有汗者佳，若不如法而致"大汗出"者，病必不除。于此细节处当体会仲景之方法度森严，尤其方药服法多可研究。"脉洪大者"，洪是大而实的兼象脉，脉体较平脉粗而脉动有力，属太过脉，主邪热壅

段治钧
伤寒临床释疑录

盛。俗谓大附于洪，小与细同，本句的大即附于洪者，言洪又言大，从俗也。这种脉象如何可与桂枝汤！所以本条之脉洪大当是"脉浮"，这可能是下条白虎加人参汤证的脉洪大错简于此。这种情况在仲景全书中尚有多处，

是由于多家传抄之误或印刷技术受限等造成的。桂枝汤证，服桂枝汤后病不除，仍可"与桂枝汤，如前法"，而不可更以麻黄汤；若是麻黄汤证，服麻黄汤后已发汗，但病不除，则不可再予麻黄汤，仍欲使其汗解者，则应更以桂枝汤；此为定法，需记。

②"若形似疟，一日再发者"，指恶寒发热的证候一天发作两次，就其发作有时而言说它"形似疟"，这是桂枝汤证，可与23条互参。因有脉浮的前提，表不解可知。"汗出必解"，从此句体会本句之证当无汗，脉浮、无汗这是麻黄汤证。读仲景之书，这些细节处应特别注意，一些深刻的含义常喻于句读之中。这句话是服桂枝汤后证情发生了变化。

③"宜桂枝二麻黄一汤"，上述脉证因为桂枝汤证较多、麻黄汤证相对较少，其治宜与"桂枝二麻黄一汤"。

---

**桂枝二麻黄一汤方**

桂枝（去皮）一两十七铢，芍药一两六铢，麻黄十六铢，生姜（切）一两六铢，杏仁（去皮尖）十六个，甘草（炙）一两二铢，大枣（擘）五枚。

上七味，以水五升，先煮麻黄一二沸，去上沫，内诸药，煮取二升，去滓，温服一升，日再服。本云：桂枝汤二分，麻黄汤一分，合为二升，分再服，今合为一方，将息如前法。

---

〈方解〉本条治桂枝汤和麻黄汤的合并证，而为证较轻者，故方剂药量均较小，现代处方参考量：桂枝6克、白芍6克、麻黄3克、杏仁3克、生姜6克、大枣2枚、炙甘草4克。

**26.** 服桂枝汤，大汗出后，大烦渴不解，脉洪大者①，白虎加人参汤主之②。

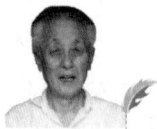

胡希恕
临床大家解伤寒

【释】服桂枝汤不得法而致大汗出，由于津液大量亡失以致胃中燥，因而大烦渴不解，加之脉洪大，热盛于里，故以白虎加人参汤主之。

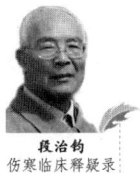

〈注〉① "服桂枝汤，大汗出后"，意同上条，说明汗不得法，不过汗后的为证表现与上条不同。本条服桂枝汤后，证情的变化是"大烦渴不解，脉洪大"。即渴的厉害，不但渴而且烦。烦证有主有客，仲景遣词用句意义颇深，例如烦之一症，在句读中置于前者，带说之词主轻，置于后者，皆主用之词而重。此句可断定为渴重烦轻，因渴的厉害而烦，其烦属热自明。同时是真的脉洪大，为里热盛实之象，且与"大烦渴不解"的证相应。本来服桂枝汤大汗出就已伤其津液，今其热入里而盛又更消烁津液，故而"大烦渴不解"。

② "白虎加人参汤主之"，这种热盛伤津的大烦渴不解，一方面要用石膏清其里热，一方更需用人参加强胃气复津以止渴，故以白虎加人参汤主之。

〈按〉由上条和本条观之，服桂枝汤不如法以致大汗出，既可留表而成"病必不除"、热仍在表的桂枝汤证，又可恋表不去转变为桂枝二麻黄一汤证，又可传里而成热盛伤津的白虎加人参汤证。药虽对证而用法不当，亦往往误事，医家病家均不可等闲视之。

上条"若形似疟，一日再发者"，虽为桂枝汤证但已有入少阳之势；本条"大烦渴不解，脉洪大者"，已入阳明之机。可见病传不只一途，其为证反应也不相同，这就给中医的辨证施治提供了依据。

---

**白虎加人参汤方**

知母六两，生石膏（碎）一斤，甘草（炙）二两，粳米六合，人参三两。

上五味，以水一斗，煮米熟汤成，去滓，温服一升，日三服。

---

〈方解〉知母，味辛苦，性寒滑，凉性解热药。上清心肺之火，下滋肾润燥，解热止渴，消痰定惊。其治以烦热、口干渴为主，兼治肢体浮肿。

生石膏，气味甘寒，寒性解热药。大清里热，镇潜止逆。主里热熏蒸之身大热、上冲之头痛，烦躁，谵妄，齿痛咽痛，里热呕逆，热实于里腹中坚痛等。凡各种热性病之亢进期，不恶寒但发热，脉数有力，口干舌燥者，皆可用之。

人参，味甘微寒，强壮药。补中益气，健胃生津，强壮功能。主心下痞硬（因虚）及因消化力弱而致的一切虚证。

粳米，甘平，滋养强壮药。益气和胃，利小便，主胃伤津亏者。

〈按〉前四味为白虎汤，为治疗阳明里热而未致里实的主方。这种热盛伤津的大烦渴，只清热不行，还需加人参健胃生津。但注意此时绝无表证方可。

**27. 太阳病，发热恶寒，热多寒少，脉微弱者，此无阳也**①**；不可发汗，宜桂枝二越婢一汤**②**。**

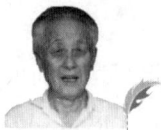

【释】太阳病，发热恶寒，表邪未解可知，但热多寒少而脉微弱，为外邪已衰，病有欲愈之兆。虽无汗，但体表已无充实的津液，故谓此无阳也，不可以麻黄汤大发其汗，宜桂枝二越婢一汤的轻剂，稍解肌透表则愈。

【按】此与前之桂枝麻黄各半汤、桂枝二麻黄一汤均为仲景示人以合方法。三方药量均极轻，故主邪微病轻之证。由此三方可知，方证互见者即以合方治之，证多者多用，证少者少用，法极简易。不过古法是以药合之，至仲景已改为合方，今依据经验略加修改更为方便，现以麻黄汤、桂枝汤为例说明之。

桂枝汤由桂枝三两，芍药三两，生姜三两，大枣十二枚，炙甘草二两组成。

麻黄汤由麻黄三两，桂枝三两，杏仁三两，甘草一两组成。

二方中都有桂枝和甘草，若合方每味药均按大量用则可，不要把相同的药量加在一起；两方各自有的药，则可按原量即可，故桂枝汤与麻黄汤的合方应为：

桂枝三两，麻黄三两，芍药三两，生姜三两，杏仁三两，大枣四枚，炙甘草二两。

若各半汤，即各取1/2量；若病轻，可各取1/3量。又如桂枝二麻黄一汤，宜取桂枝汤的1/2量，麻黄汤的1/3量，相同药味亦如上法处理之。

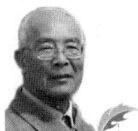

〈注〉① "太阳病，发热恶寒"，太阳病以发热恶寒为常，以此句冠首，表还未解可知也。"热多寒少"，热多者，参考越婢汤中之用石膏，可知此不唯表热未除，亦当有里热也；寒少（即恶寒较轻）者，观其后文之脉微弱，可知表邪已衰也。"脉微弱者"，脉象既微（不同于23条的微）且弱。微脉细而虚（无力），主正衰气不足；弱脉，为脉体绷直性能不及的脉，主气血虚，或多汗亡津血；今脉微弱在此不但应表邪已轻，且主里虚津液不足。"此无阳也"，补述脉微弱的原因是无阳，这个"阳"字，不是阳热之阳，乃指体表的津液，仲景书中多此用意，宜记。古人以气为阳，血为阴，津液属气，亦属阳。无阳在此指体表无充实的津液、有时也指无汗。

② "不可发汗，宜桂枝二越婢一汤"，上句脉微弱表达的无阳，与麻黄汤证体表津液充实、脉浮紧者，大不相同，故曰不可发汗；意即不可以麻黄汤大发其汗也。但表不解又仍需发汗，因为上句的热多寒少又有里热的病机，故其治宜用桂枝二越婢一汤。

---

**桂枝二越婢一汤方**

桂枝、芍药、麻黄、甘草（炙）各十八铢，大枣四枚，生姜一两十八铢，生石膏二十四铢。

上七味，以水五升，先煮麻黄，上去沫，内诸药，煮取二升，去滓，温服一升。本云：当裁为越婢汤、桂枝汤合之，饮一升。今合为一方，桂枝汤二分，越婢汤一分。

---

〈方解〉越婢汤见《金匮要略》水气病篇，由麻黄、生石膏、生姜、大枣、炙甘草五味组成。古谓越婢者，发越脾气也，为健胃逐水之剂，治风水里虚（水肿而有表证）良方。

本条恶寒发热表证仍在，本应汗解，因"无阳"，又不得以麻黄汤大发其汗。为壮胃气、复津液、提高发汗驱邪的质量，故用桂枝汤和越婢汤中的健胃药。麻黄可协桂枝发汗。因有里热（热多寒少），故用石膏。用此合方以治本条症状，正合是证也。

〈按〉以上三合方后均有"本云"字样，可见仲景前即有古方，论中诸方是出自古方又复何疑？晋·皇甫谧谓"仲景论广于《汤液经》"之言，信而有证也。

麻黄桂枝各半汤、桂枝二麻黄一汤、桂枝二越婢一汤，三方的比较：三方者有恶寒发热的表证存在。麻黄桂枝各半汤证，热多寒少，纯为表热；桂枝二越婢一汤证，也热多寒少，有表热亦有里热。麻桂各半汤证强调面有热色、身必痒（以其不得小汗出）；桂枝二麻黄一汤证强调无汗；桂枝二越婢一汤强调脉微弱（无阳）。

**28.** 服桂枝汤，或下之<sup>①</sup>，仍头项强痛，翕翕发热，无汗，心下满微痛，小便不利者<sup>②</sup>，桂枝去桂（当是去芍药，应改）加茯苓白术汤主之<sup>③</sup>。

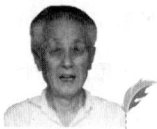

**【释】**本条大意是说医者误于头项强痛、翕翕发热二三表证而与桂枝汤，又误于心下满、微痛的二三里证而下之。殊不知此证乃小便不利，蓄水在里而表不解，既不是桂枝汤证，亦无关乎里实证，故服桂枝汤或下之均属误治，仍不解。所幸未成坏病，证仍如初，故以桂枝去桂（当是去芍药）加茯苓白术汤主之。

**【按】**心下停水而患外感则有是证。小便不利，蓄水在里，上下气有所阻，表里以失宣通，故非汗下之法所能奏效。从本条论治可悟表证里有停饮，尤其小便不利者，若不利其水则表不解，此即所谓"北户不开，南风不入"也。若强发其汗，激动里饮则变证百出，此古人经久实践所得的结论，对治疗至关重要，学者当细研之。

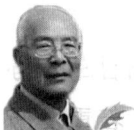

〈注〉①"服桂枝汤，或下之"，先用桂枝汤解肌发汗，或又用下法治疗。但是都未能使原来的证候解除，这是因辨证不对所采取的治法不当，其实就是误治。续读经文即可知本句已含否定之语气。

②那么原来的证候是什么呢？"仍头项强痛，翕翕发热，无汗，心下满微痛，小便不利者"，始病就是这个证候，经过以上误治这个证候依然没变，

仅用一个"仍"字而传其神。当初医者针对头项强痛、翕翕发热等二三表证而误选了桂枝汤；又针对心下满、微痛等二三里证而误选了下法；幸而没有治成坏病。其实此证的关键是小便不利、蓄水在里而表不解，单纯解表或单用下法是不会奏效的，应记。心下满微痛，心下指胃部。一因无汗、水不外解；二因小便不利、水不下行；胃有停饮故而作满作痛。

③蓄水在里表不得解，当解表逐饮同时进行，其证乃解，故曰"桂枝去桂（当是去芍药）加茯苓白术汤主之"。原文是"桂枝去桂加茯苓白术汤主之"，《医宗金鉴》云：去桂当是去芍药之误。因为头项强痛的表证还在，去桂枝何以为治？此说可信，故从之。

---

**桂枝去桂（当是去芍药）加茯苓白术汤方**

桂枝三两，甘草（炙）二两，生姜（切）、白术、茯苓各三两，大枣十二枚。

上六味，以水八升，煮取三升，去滓，温服一升，小便利则愈。

本云：桂枝汤今去桂（当为去芍药），加茯苓、白术。

---

〈方解〉茯苓，甘平，利尿药。利小便，驱胃内停水。主小便不利，心下悸或结痛，治惊悸，止眩晕。

白术，甘苦温，利尿药。利小便，除湿健胃。主肾功能障碍，胃肠停水而小便不利，胃虚下利，吞酸嘈杂，风寒湿痹。

本方以桂枝去芍药汤加强治外邪的力量，加茯苓、白术以解心下满微痛，内有停水之证，小便利而证亦得解也。


**29.伤寒脉浮，自汗出，小便数，心烦，微恶寒，脚挛急，反与桂枝汤，欲攻其表，此误也①。得之便厥，咽中干，烦躁，吐逆者，作甘草干姜汤与之，以复其阳②；若厥愈足温者，更作芍药甘草汤与之，其脚即伸③；若胃气不和谵语者，少与调胃承气汤④；若重发汗复加烧针者，四逆汤主之⑤。**


【释】脉浮、自汗出、微恶寒，形似桂枝汤证，但只微恶寒而不发热，

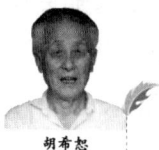

胡希恕
临床大家解伤寒

则非桂枝汤证，病有由阳入阴之势。小便数，为胃虚不能制水。脚挛急，为津液不足以养筋。此时反与桂枝汤攻表以发汗，则津液益虚，故四肢厥而咽中干。激动里饮则烦躁而吐逆，故与甘草干姜汤温中逐饮以治烦逆。以复其阳者，谓复其胃气以滋津液也。若厥愈足温而脚挛急不去，再与芍药甘草汤缓其拘急，其脚即伸。若由于津液亡失，胃不和而谵语者，可少与调胃承气汤微和其胃气。假如不止误与桂枝汤，而更误与麻黄汤重发其汗，或复加烧针使大汗出者，必致虚更深的阴证，见四肢厥逆，此时又非甘草干姜汤所能治，当须四逆汤主之了。

【按】中气虚，有水饮反不能保持之，则小便数，古人谓"上虚不能制下"者也，故小便数者不可发汗。《金匮要略·水气病脉证并治》篇有"渴而下利，小便数者，皆不可发汗"，读者可互参。

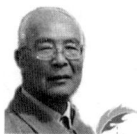

段治钧
伤寒临床释疑录

〈注〉① "伤寒脉浮，自汗出，小便数，心烦，微恶寒，脚挛急，反与桂枝汤，欲攻其表，此误也"，句首冠以伤寒二字，是因为脉浮、自汗出、微恶寒，形似桂枝汤证；但是仅微恶寒而不发热，这就既不是太阳伤寒证，也不是太阳中风证；它只代表有表证的意思。仲景书中这种文笔，必须细玩文意方可知，读者宜注意。

"自汗出，小便数"是本句的重点，自汗出为表虚，气虚不能卫外而致津液外泄；小便数为胃虚不能制下。有此二证则伤津必重，要予高度重视，此时若有发热趋重的形势，则可能转属阳明，因书中有"伤寒汗出濈然者属阳明"的论述。如果津伤太过，也可转属阴证。心烦，在此不属热象，乃外邪不解、正不得伸的自觉症状。尤其微恶寒、脚挛急，体温已经不足，但不像表证恶寒那么厉害，且不发热；津少不足养筋致脚拘急挛缩；这是欲转阴证之渐，应予注意。综观各证，此乃表证不解，表阳已虚，并有证情转阴的趋势，这不是桂枝汤证，当然不可再与桂枝汤令汗，故曰"反与桂枝汤，欲攻其表，此误也"。后文即服桂枝汤后产生的变证及救治。

② "得之便厥，咽中干，烦躁，吐逆者，作甘草干姜汤与之，以复其

阳"，得之便厥，厥为四肢发凉逆冷。咽中干，津虚则咽燥，只是发干而不痛。吐逆者，为激动里饮之变。烦躁，是吐逆难受的感觉。这些都是上证误服桂枝汤再汗出伤津的结果。其治宜作甘草干姜汤与之，温中逐饮，理中气而制吐。复其阳，是复胃气，生津液。

③"若厥愈足温者，更作芍药甘草汤与之，其脚即伸"，服了上述的甘草干姜汤，若津有所复，厥愈足温，但脚挛急未除，则更作芍药甘草汤与之，缓其挛急，其脚即伸。

④"若胃气不和谵语者，少与调胃承气汤"，谵语即说胡话，一般因热盛而伤脑系神昏所致，但此处指胃中干、胃不和而发谵语，此时少与一点调胃承气汤微和胃气，谵语即止。

⑤"若重发汗复加烧针者，四逆汤主之"，第一句的为证，若不是误与桂枝汤，而是误与麻黄汤重发汗，且复加烧针劫汗者，这些非法治疗使津液耗损更甚，证情完全转属阴证时，必须以温法救之，故曰四逆汤主之。

〈按〉本条重点在津虚血少不可发汗，同时讲辨误救治之道。

035

---

**甘草干姜汤方**

甘草（炙）四两，干姜二两。

上两味，以水三升，煮取一升五合，去滓，分温再服。

---

〈**方解**〉干姜，辛温，振奋药。振奋代谢功能，驱逐结滞水毒，温中散寒，回厥，止呕吐。主治功能衰减，吸收分泌失常而致水毒上迫，见呕、咳、晕、厥、烦躁者。

甘草，甘平，解毒调和药。滋津养液，解挛急，缓急迫。大量用甘草可致小便不利，所以水肿者不宜。

此方重在益胃缓急，温中治呕，振复沉衰，亦为理中汤、四逆汤的基础方。

---

**芍药甘草汤方**

芍药、甘草（炙）各四两。

上两味，以水三升，煮取一升五合，去滓，分温再服。

---

辨太阳病脉证并治（上）

〈**方解**〉芍药，去挛急；甘草，缓急迫。本方重在恢复因伤津液而致的挛急疼痛。

---

**调胃承气汤方**

大黄（去皮，酒洗）四两，甘草（炙）二两，芒硝半升。

上三味，以水三升，煮取一升，去滓，内芒硝，更上火微煮，令沸，少少温服之。

---

〈**方解**〉大黄，苦寒，泻下药。通利实证的结毒，推陈出新，泄血分实热，在胃中助消化，在肠中始能刺激肠蠕动，久用反而止泻。用于便秘、尿闭、浮肿、瘀血、蓄水等，依配伍的主药而发挥不同特能。

芒硝，辛、咸、苦，大寒，泻下药。消炎解热，软坚通便。用于宿食腹满、少腹肿痛等。

甘草，有点补益作用，主中气虚，可缓和证和药的急迫。本方加甘草攻中有补，缓泻下之力。

本方治里实内热，即不大实大满又大便燥结，胃不和而谵语者。于本证少少与之微和胃气，不可令大泻下。

---

**四逆汤方**

甘草（炙）二两，干姜一两半，附子（生用，去皮，破八片）一枚。

上三味，以水三升，煮取一升二合，去滓，分温再服。强人可大附子一枚，干姜三两。

---

〈**方解**〉主用甘草补中益气，佐用干姜、附子以温中祛寒，合力温补胃气，促进代谢功能振兴。附子之效在全身，干姜之效在局部，两者为伍相得益彰。凡里虚多寒，以致水谷不化、下利清谷、四肢厥冷者，非此不足以救治。

**30.** 问曰：证象阳旦，按法治之而增剧，厥逆，咽中干，两胫拘急而谵语。师曰，夜半手足当温，两脚当伸。后如师言，何以知此？答曰：寸口脉浮而大，浮为风，大为虚。风则生微热，虚则两胫挛。

病形象桂枝，因加附子参其间，增桂令汗出，附子温经，亡阳故也。厥逆，咽中干，烦躁，阳明内结，谵语烦乱，更饮甘草干姜汤，夜半阳气还，两足当温；胫尚微拘急，重与芍药甘草汤，尔乃胫伸；以承气汤微溏，则止其谵语，故知病可愈。

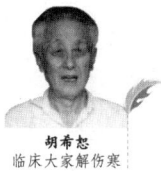

**【释】** 有人问道：症状像桂枝汤证，但依法治之而增剧，以致厥逆，咽中干，两胫拘急而谵语。当时师言：夜半时手足当温，两脚当伸。后来果如师言，但何以知此呢？答曰：诊其寸口脉浮而大，浮为外感风邪，大为津液虚，风邪生微热，津液虚则两胫挛急，病很像桂枝加附子汤证（参看21条），因加附子于桂枝汤中，并增桂枝量，令汗出以驱风邪。殊不知附子温经，乃致大汗亡阳，故厥逆，咽中干。由于胃中水分被夺，故使阳明内结而谵语烦乱。以是更易其治法，饮以甘草干姜汤，理中气而生津液，夜半阴气尽，阳气还，则两足当温。再与芍药甘草汤缓其痉挛，则两胫当伸。尔后以承气汤微使大便溏，即当止其谵语，故知病可痊愈也。

**【按】** 本段承上文，对应加以阐述。承上条的证候言，本条必有小便数，否则只以汗出津虚，两胫挛急，与桂枝附子汤最为妥当，又何误治之有？总之，小便数者绝不可发汗，桂枝汤不行（更不必说麻黄汤），桂枝加附子汤也不行，尤其后者，更是误施。特设问答，以明其义。

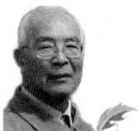

〈注〉见胡老【释】文，不赘。阳旦汤，即桂枝汤。

## 小　结

以上十八条主述桂枝汤的应用。中风、伤寒为太阳病的两大类型。桂枝汤是太阳中风证的主方，发热、汗出、恶风、脉浮缓为其主要症状。桂枝汤与麻黄汤虽同是太阳病的发汗剂，但其作用大不相同。麻黄汤宜于无汗的表实证，其作用在于发表；桂枝汤宜于自汗的表虚证，其作用在于微发汗而解肌。桂枝汤虽是解热剂，但所治之热是表热而非里热，里热者切不可与之，故酒客病不宜，表实证也不宜，与之则犯实实之戒。

条文涉及加减方和合方数则，教人以证有出入，药有加减，证有合证，方有合方，示人以随证遣方用药的法则。至于白虎加人参汤、甘草干姜汤、芍药甘草汤、调胃承气汤、四逆汤等，都不是表证用方；桂枝加附子汤、桂枝去芍药加附子汤，虽为桂枝汤的加减方，但其治属少阴，亦非太阳病的发汗剂。以上均为应急制变的临时手段，不能看作是太阳病的治剂。

表证兼小便不利、内有停水者，若不利小便，则表必不解，若小便数者，更不可发汗。此于治疗至关重要，后述为例很多，学者不可等闲视之。

# 辨太阳病脉证并治（中）

**31.** 太阳病，项背强几几，无汗恶风者①，葛根汤主之②。

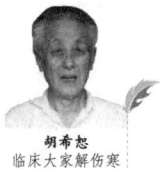

【释】参见14条，今以无汗，故更加麻黄如本方主之。

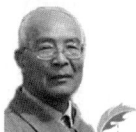

〈注〉① "太阳病，项背强几几，无汗，恶风者"，这是葛根汤的正证。患太阳病，不但有脉浮、头痛、恶寒，而且有项背强几几，即肌肉痉挛强直性的拘急，有热盛津亏者，有水毒充斥者。本条是因为表实无汗，水毒充斥项背的缘故。太阳病本有恶寒，今又敏于恶风，所以葛根汤证之恶寒较一般表证的恶寒要重。因其无汗、恶寒重，所以不同于桂枝加葛根汤证，其治必用麻黄。

② "葛根汤主之"，上述为证应以发汗解痉的葛根汤治之。但要注意本方适用于表实无汗者，若表虚"反汗出恶风者"（参见第14条）不得与之。

〈按〉本条项背强几几，是体表废液郁集，水毒充斥之故。临床无汗恶寒重者均有用此方之机会，项背强几几有时反不明显。

---

**葛根汤方**

葛根四两，麻黄三两，甘草（炙）二两，芍药二两，桂枝二两，生姜二两，大枣四枚。

上七味，以水一斗，先煮麻黄、葛根，减二升，去上沫，内诸药，煮取三升，去滓，温服一升，覆取微似汗，余如桂枝汤将息法及禁忌。

---

〈方解〉此于桂枝汤中减桂枝、芍药、生姜用量；加葛根、麻黄以增强发汗的力量。故治桂枝加葛根汤证而无汗者。葛根汤证项背强几几，乃水毒郁积项背而拘急痉挛，所以用甘润解痉之葛根。

胡希恕
临床大家解伤寒

段治钧
伤寒临床释疑录

## 32. 太阳与阳明合病者，必自下利①，葛根汤主之②。

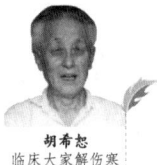

**临床大家解伤寒**
胡希恕

【释】既有太阳病的表热证，又有阳明病的里热证，二者同时发作，表现为下利，则为太阳阳明合病。二阳的邪热不得外越，迫于里而致自下利者，宜葛根汤。也可以说热利以太阳病的形式出现，则可用葛根汤。

【按】此虽谓为二阳合病，但主要矛盾在于太阳。由于表不解，则热邪、水气（水毒）不外越而由汗解，下注胃肠则下利。此时用本方发汗，使热和水自体表排出，下利亦自止。临床无论水泻、痢疾，凡有太阳病证候而见自汗出者可以用桂枝加葛根汤，无汗者用本方。

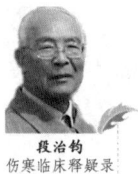

**伤寒临床释疑录**
段治钧

〈注〉①"太阳阳明合病者"，指既有太阳病的表热证，又有阳明病的里热证自下利而言。在六经辨证中，两种病或三种病同时发病谓之合病。两三种病先后发病，一种病尚未愈而另一种病相继出现，谓之并病，亦称转属。本条为合病。"必自下利"，此自下利为热迫于里的一种症状，隶属于阳明，非太阴虚寒也。这个"必"字，是指在本条中阳明病的表现是下利，不要理解为凡太阳阳明合病就一定下利。水毒因利而解，邪有出路，项背自然轻松，故本条无项背强几几（或项背强甚微）也。

②"葛根汤主之"，本条虽云"太阳阳明合病"，但主要矛盾在太阳病无汗表不得解，邪热水毒不得外泄，故下注胃肠而下利，以葛根汤发汗使邪自表解，下利亦自止；且葛根本身即有抑制肠蠕动止下利的作用；故曰葛根汤主之。

〈按〉下利而现表证，说明病邪尚有由表外出之机。治疗下利，有多种方法，根本上还是要看证的为候反应，也有利小便改变水毒出路而止泻的方法。若有外感，则仍要通过发汗手段才能达到止下利的目的，学者不妨临床验证之。

三阳合病，因少阳病不可吐、下、发汗，故治从少阳。若太阳阳明合病，则需抓住主要矛盾，专于一经，阳性病要先治表后治里亦为定法，但需记有表证不可用下法。本条主要矛盾在表证，故以本方治之；34 条主要矛盾在里热的喘而汗出，故以葛根芩连汤治之。三阴篇的合病，一于救里而无先后也。

### 33. 太阳阳明合病，不下利，但呕者，葛根加半夏汤主之。

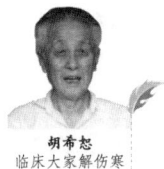

胡希恕
临床大家解伤寒

【释】太阳阳明合病，若病邪不下迫为利而上逆为呕者，宜葛根加半夏汤主之。

【按】葛根加半夏汤，不但治太阳阳明不下利而呕者，并治太阳阳明合病既下利而呕者。即使不属太阳阳明合病，凡葛根汤证见恶心、饮食不振者，均宜加半夏，不可不知。

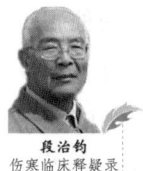

段治钧
伤寒临床释疑录

〈按〉本条"太阳阳明合病"，指既有太阳病的表热证，又有呕（吐）的里证。上条是水在肠而下利，本条为水在胃，故"不下利，但呕"。曰呕曰利，证在胃在肠，为热性病者皆属阳明，较之虚寒在里的为呕为利者迥然不同。呕之为病而现表证者，说明病有外解之机，故"葛根加半夏汤主之"，即呕利并作而现表证者亦用本方。

---

**葛根加半夏汤方**

葛根四两，麻黄（去节）三两，甘草（炙）二两，芍药二两，桂枝（去皮）二两，半夏（洗）半升，大枣（擘）十二枚。

上八味，以水一斗，先煮葛根、麻黄，减二升，去上沫，内诸药，煮取三升，去滓，温服一升，覆取微似汗。

---

〈方解〉半夏，辛平，有毒。降逆性利尿药。驱痰饮，降逆止呕。因肺、胃、肠有停饮而呕、恶、咳、悸、头晕、腹中雷鸣者，用之多效。

〈按〉胃气不振，胃有停饮而呕者，均加半夏。葛根长于解项背拘急，为凉性滋润药，不利于胃。因胃喜燥恶湿，不喜阴润，故健胃者多用半夏、苍术，而不用葛根。本方葛根、半夏同用，因合病故也（葛根解表，半夏止呕）。

**34.** 太阳病，桂枝证，医反下之，利遂不止<sup>①</sup>。脉促者，表未解也<sup>②</sup>；喘而汗出者，葛根黄芩黄连汤主之<sup>③</sup>。

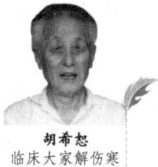

胡希恕
临床大家解伤寒

【释】本太阳病桂枝证，医未用桂枝汤以解外，反而用下药以攻里，遂使邪热内陷，下利不止，以葛根黄芩黄连汤主之。

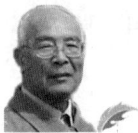

段治钧
伤寒临床释疑录

〈注〉① "太阳病，桂枝证"，医未依法予桂枝汤治之，反而予下之的非法治疗，故曰"医反下之"。"利遂不止"，因非法之治疗，表热内陷，小肠充血，吸收失职而下利。下后里虚，表邪协热内陷之利，俗谓协热利。

② "脉促者，表未解也"，《金匮要略》曰："脉促在前，表犹未解，上实下虚。"此促乃下之后，虚其下而表仍未解的一种脉象，寸浮关以下沉也。表未解、又有下利，也是太阳阳明合病之属，但还有以下的为证表现。

③ "喘而汗出者"，按其句式，以喘重为主、兼有汗出为客，亦是误下之过。误下后邪热协同下药而内陷，但未如上两条作利、作呕，而是里热盛极上壅而喘，且迫使汗出。此汗出机理一为桂枝证本当有汗出；二为邪热内陷，汗液外蒸之故。虽有汗出但仍散热不及，机体以呼吸代偿，也是喘较重的一个原因。所以用下法必当其时，否则变证丛生。仲景师治阳性病所树先表后里之法则，宜细心体会之。

综观本条脉证，脉促表未解、又有下利、喘而汗出，此应清热止利为主兼以解表，故以"葛根黄芩黄连汤主之"。

---

**葛根黄芩黄连汤方**

葛根半斤，甘草（炙）二两，黄芩三两，黄连三两。

上四味，以水八升，先煮葛根，减二升，内诸药，煮取二升，去滓，分温再服。

---

〈方解〉葛根大量用有解表作用，若只是表未解而下利，用葛根汤即可。今又见里热外迫的喘而汗出，所以清热较解表更为重要，故不用麻黄、桂枝之协力，只用葛根轻轻利导以解其表，合以黄芩、黄连清热止痢，这才是抓住了主要矛盾。

黄芩，苦寒消炎药。消炎镇痛，祛湿热。自心下至盆腔因充血而有炎性机转，胸胁满，心下痞，呕吐下利皆可用之。合白术安胎，合芍药治下利腹痛，合柴胡退寒热，合胆汁除肝胆热，合桑白皮泻肺火。

黄连，苦寒消炎药（广谱杀菌药）。消炎解热，祛湿止血。自心下至头部充血性炎症皆可用之。治烦、悸、心下痞、下利皆效。

本条下利、喘而汗出均为急迫证，用甘草以缓之。

〈按〉桂枝汤解表热，有里热者不可用。此协热利只能用清热燥湿之品。葛根芩连汤解肌去热，除烦止利也。

此方有治小儿疫痢之功效。加石膏、红花可治口疮。

**35. 太阳病，头痛，发热，身痛腰痛，骨节疼痛，恶风，无汗而喘者①，麻黄汤主之②。**

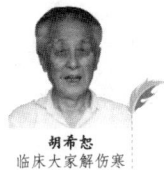

【释】太阳病以头痛、发热、恶寒为常。若更有身疼、腰疼、骨节疼痛、无汗而喘者，正是麻黄汤的主要适应证，故用之。

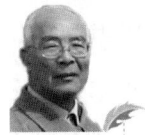

胡希恕
临床大家解伤寒

〈注〉①"太阳病，头痛、发热、身痛腰痛、骨节疼痛、恶风、无汗而喘者"，这是麻黄汤的正证。太阳病，以头痛发热为常，身疼、腰痛、骨节疼痛，即第三条的体痛。

段治钧
伤寒临床释疑录

本条的无汗而喘是其表实的特征。因无汗，邪不得外越，体液毒素充斥于体表，压迫肌肉关节，因使身、腰、骨节无处不痛。喘也是因为无汗，表热不能随汗畅散于体外，需加重呼吸代偿散热，另一方面气不旁达则向上冲逆、侵于肺而作喘，此为麻黄汤证之喘也。无汗是本条的主证，喘为客证，此时脉象当是浮紧，不言者省文也。

桂枝汤证由于自汗出，郁滞体表的体液毒素得到部分排除，虽亦疼痛，但不甚剧；其热不至逆迫于肺，故无喘。疼痛于阴阳证俱见，但阴证以无头痛发热为常（既有发热，亦为常中之变），脉亦必沉而无力或微，与此当不难区别。恶风，即太阳病提纲之恶寒的互词。

②"麻黄汤主之"，太阳病表实无汗有如上的为证表现，以麻黄汤主之。

〈按〉桂枝汤与麻黄汤证比较：同为脉浮，有缓有紧。或敏于恶风，或敏于恶寒。或有热无热，其热亦有低有高。同有身痛，有轻有重。或无喘，或有喘等。只由于汗出和汗不出的关系，遂有表证的虚实不同，亦即区别桂枝汤证或麻黄汤证的关键。学者若在此处细玩之，则读《伤寒论》将深有所得。

辨喘：桂枝加厚朴杏子汤证是因其人宿有喘疾，因患桂枝汤证而诱发；葛根芩连汤证乃表热随下药热壅于里，喘而汗出兼表不解，且有下利；本条又见太阳病表实无汗之喘；还有其他等等不一。喘有表热里热之异，有主客之分，有虚实之别，临证应详辨病机，慎选方药，随证治之，此辨证施治之真精髓也。

---

**麻黄汤方**

麻黄（去节）三两，桂枝（去皮）二两，杏仁（去皮尖）三两，甘草（炙）一两。

上四味，以水九升，先煮麻黄，减二升，去上沫，内诸药，煮取二升半，去滓，温服八合，覆取微似汗，不需啜粥，余如桂枝法将息。

---

〈方解〉麻黄，辛温，无毒。《本经》曰："主中风伤寒头疼、温疟，发表出汗去邪热气，止咳逆上气，除寒热，破癥坚积聚。"实践中得知，麻黄虽曰辛温，但不是大辛大温；虽为发汗药，但重在配伍。合桂枝则大发其汗，合茯苓、白术则减发汗之力，合杏仁以定喘逐水气。

本方以麻黄协桂枝发汗，佐杏仁利肺气以治喘咳，伍桂枝通关节以治身疼，复以甘草调和诸药并缓急迫。此为太阳表实无汗的主治方。

〈按〉麻黄汤治疗表实证无汗、发热、疼痛，为发汗解热，祛水毒之主方。麻黄汤证无汗，用其发汗目的有二：解除表实，放散体热；排除水毒。

汗与不汗，全在配伍之调节。

**36. 太阳与阳明合病**①**，喘而胸满者**②**，不可下**③**，宜麻黄汤。**

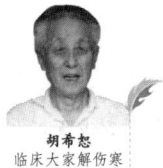

胡希恕
临床大家解伤寒

【释】同时有太阳病发热恶寒的表证和阳明病大便难的里证者，可谓太阳与阳明合病。喘为麻黄汤和大承气汤的共有证，大承气汤证见腹满而喘，今喘而胸满，为麻黄汤证，宜责之在表。虽有大便难亦不可下，而宜以麻黄汤解表。

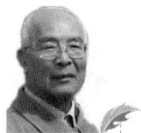

段治钧
伤寒临床释疑录

〈注〉①"太阳阳明合病"的太阳证指发热恶寒等表证，阳明病并非大实、大满、大渴的里热重证，当指不大便或大便难等二三轻证。条文中虽未明言，但从"宜麻黄汤"句中可体会之。

②"喘而胸满"，其重在喘。阳性病之喘有属表、属里的区别，治法上有发汗、清热、攻下的不同。麻黄汤证之喘，由于表实无汗，郁热于表，气不旁达而上冲。本条"喘而胸满"机理同上条。此满由喘所起，因呼吸困难气阻于胸而觉满。主证为喘，胸满为标，以麻黄汤发汗，表解则喘止，胸满亦自消，故曰"宜麻黄汤"。

③"不可下"者，因太阳阳明合病有表证在，先表后里为定法。本条喘而胸满，为太阳之喘，故不可下。

〈按〉本条为太阳之喘曰不可下，若为阳明之喘当可下。大承气汤证之喘为"腹满而喘"，病机为里实已极，由下上迫胸膈，阻碍呼吸而作喘。主证为腹满，喘为客证，不唯不可发汗，寒凉清热亦所不及，故以大承气汤攻其里实，腹满消则喘自平。仲景之书遣词用句精当缜密，存意颇深，更有意在言外者，不前后联系，分析对比，难得其旨。证有主从，治分表里，此于辨证至关重要，当细细推研之。

**37. 太阳病，十日已去**①**，脉浮细而嗜卧者，外已解也**②**。设胸满胁痛者**③**，与小柴胡汤；脉但浮者**④**，与麻黄汤。**

**【释】**太阳病已过十日，脉虽浮但细，则在表的气血已虚，所谓"血弱气尽"者也。其人有默默之情而嗜卧者，此已涉及内脏，故谓外已解也。假若另有胸满胁痛的症状，则已转属少阳，宜与小柴胡汤。若脉但浮不细，不见少阳诸证，虽已过十日，麻黄汤证仍在者，宜与麻黄汤，不必顾虑。

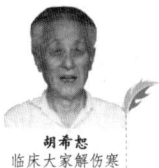

〈注〉提示：小柴胡汤证四典型症状为往来寒热，心烦喜呕，胸胁苦满，默默不欲饮食。

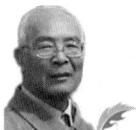

①"太阳病，十日已去"，即始发为太阳病已过了十来天。此时病情的变化可能有两种情况：一是虽过十来天而外仍不解，若证情无根本的变化，治疗上仍当解外。二是外已解，但病未痊愈而内传（向里发展），治疗上当视病情而定，妥选方药，本条即是这种情况的辨证示例。

②"脉浮细而嗜卧者"，病已十日，体表充血减轻，津液已不那么充斥，故脉浮细。脉细（或曰小）为脉管广度的不及脉，为气血虚少脉无以充之象，故主气血虚；今脉浮细即体表津血已虚之应。体表正邪相争日久，正气在体表未能胜邪，已有转向内线作战的趋势而嗜卧，据此曰"外已解也"。要注意，外已解不是病愈，而是表邪衰退、外证将无，病情还可能向里发展。

③"设胸满胁痛者"，是病已内传，涉及胸胁部分，为满、为痛。胸满胁痛为小柴胡汤四大主证之一，病已入半表半里，治疗当"与小柴胡汤"。

④若此时"脉但浮"不细，邪仍在表而未入于里，麻黄汤其他证仍在者，当以麻黄汤治之。若不细细玩味，但见脉浮则予麻黄汤，则完全不懂经旨矣！

〈按〉学习《伤寒论》，医者治病，均不得固执日数成见，本条即是一例。本条所述十日已过，若脉浮无汗，麻黄汤证仍在，即与麻黄汤。若顾虑日数，反而误事。以此推之，若老、弱、南北、寒暑诸说亦只可作参考而执着不得，"随证治之"为医家必须遵守的法律也。其实学习其他何尝不是如此，不得要领、不求本质，或以词害意，或固执成见，都不会得其真谛。

"辨证施治"四字，不但是个大眼目，而且是博大精深的大学问。

对脉浮细而嗜卧者，须与少阴证加以区别：此在十日之后始见，彼在病之初即见；此脉浮细较为有力，彼脉微细但较无力；此仅言嗜卧，彼则但欲寐也。

---

**小柴胡汤方**

柴胡半斤，黄芩、人参、甘草（炙）、生姜各三两，大枣十二枚，半夏半斤。

上七味，以水一斗二升，煮取六升，去滓，再煎取三升，温服一升，日三服。

---

〈**方解**〉柴胡，苦平，解热消炎、解凝驱瘀药。解热消炎，宣畅气血，推陈致新。治饮食积聚，寒热气结，但凡水、热、食、血之毒均治，并有调经治疟之特效。

本方主治往来寒热，胸胁苦满，心烦喜呕，默默不欲饮食，其用难以枚举。方中柴胡、黄芩解热除烦，其他药均是健胃以救胃虚，复津液。盖其病外已解，体表津液已不充斥，邪入半表半里，正气内撤布防，欲在此病位战胜病邪。此时要滋其正气（气血），非健胃不可，人参正当其用，大枣、甘草、生姜更助之。或曰小柴胡汤要在人参，亦妙在人参，诚然。或谓柴胡升提，恐不尽然。

**38.** 太阳中风，脉浮紧，发热恶寒，身疼痛，不汗出而烦躁者，大青龙汤主之①。若脉微弱，汗出恶风者，不可服之②。服之则厥逆，筋惕肉瞤，此为逆也③。

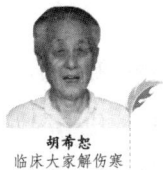

**胡希恕**
临床大家解伤寒

【**释**】太阳中风，本应汗出而竟不得汗出，以是则变为形似伤寒脉浮紧，发热恶寒，身疼痛的脉证了。烦躁者，即应汗而不汗，郁热为实，表实里热的为证，宜大青龙汤主之。若脉微弱，汗出恶风者，乃太阳中风的本证，慎勿与本方大发其汗。若误与之，则必致厥逆、筋惕肉瞤的恶果。

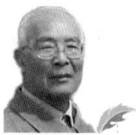

段治钧
伤寒临床释疑录

〈注〉①"脉浮紧、发热恶寒、身疼痛，不汗出"，为太阳伤寒的脉证。形是伤寒而句首冠以"太阳中风"者，含义有二，当从不言"无汗"而言"不汗出"三字悟之：一是自汗出和无汗为中风与伤寒互异的关键。不汗出是指太阳中风证当汗出而不汗出，因此即变为脉浮紧、发热恶寒、身疼痛的伤寒证，这是为了说明病理变化。二是警示大青龙汤为发汗除热的峻剂，非表实里热重证不得用之。"烦躁"是热邪郁于里，不得汗出发越的表现。因此不汗出而烦躁乃大青龙汤的主证，与麻黄汤的无汗亦大有区别。

②大青龙汤证不是太阳中风证，作者恐人误会，特提出"脉微弱，汗出恶风"的太阳中风证万万不可与大青龙汤。

③上述的太阳中风证，如果误予大青龙汤大发其汗，则必致"厥逆，筋惕肉瞤"的严重后果，"此为逆也"言说这是逆治的后果。厥逆即肢冷昏晕，甚至休克，过汗亡阳之故也。筋惕即筋骨挛急抽搐；瞤是眼皮跳动，肉瞤乃肉颤抖的意思；此亦过汗亡阳之故也。

---

**大青龙汤方**

麻黄（去节）六两，桂枝（去皮）二两，甘草（炙）二两，杏仁（去皮）四十枚，生姜（切）二两，大枣（擘）十二枚，生石膏如鸡子大。

上七味，以水九升，先煮麻黄，去上沫，减二升，内诸药，煮取三升，去滓，温服一升，取微似汗，汗出多者，温粉粉之。一服汗出，停后服。若复服，汗多亡阳，遂虚，恶风，烦躁不得眠也。

---

〈**方解**〉青龙者，水之主，因其大发汗而比兴之。本方证恶寒重，必重用麻黄才有效。

本方包括麻黄汤和桂枝去芍药汤，又加石膏，亦可看作麻黄汤与越婢汤的合方。生石膏在此专为里热烦躁而设。麻黄的发汗作用完全依配伍情况而定：合桂枝发汗，合生石膏止汗，合茯苓、白术则减其发汗力量。本方同时伍桂枝、石膏，但因其比例关系，发汗作用大于止汗作用，故发汗。在越婢汤中，麻黄量虽不少，但石膏量更大，所以反而止汗。

〈按〉本方虽大发汗，但发汗之法应注意以"取微似汗"者佳，不可令大汗淋漓而产生变证。整个汗法的运用亦是如此，祛邪必须适时适度，配伍精当方可，以保护津液为第一要义。若一见有效则反复使用、过度使用，祸变立至矣，不可不慎。

肾炎水肿，肺炎等均有用此方的机会。

**39. 伤寒①脉浮缓②，身不痛③但重，乍有轻时④，无少阴证者⑤，大青龙汤发之⑥。**

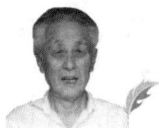
胡希恕
临床大家解伤寒

【释】风水无汗，亦谓为伤寒，但水在脉外而不在脉内，故脉不浮紧而浮缓，身亦不疼而但重，水气流走而乍有轻时。如确审无少阴证者，则以大青龙汤发之而即愈。

【按】大青龙汤主治表实不汗出，水毒热邪并盛之证，为治疗水气病的重剂。本方宜于表阳热实之证及强盛之人，不宜于阴寒虚证，故有少阴证者宜予麻黄附子甘草汤类，大青龙汤慎不可用。

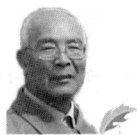
段治钧
伤寒临床释疑录

〈注〉①"伤寒"，此就无汗而言，属太阳伤寒之类，但不是指太阳伤寒之麻黄汤证。若是麻黄汤证则径予麻黄汤，而不予大青龙汤了。

②"脉浮缓"，脉浮主表，若脉浮紧者，为水分充斥脉内之应。今脉浮缓，乃水分充盈脉外之应。

③"身不痛"，说明不是麻黄汤证。太阳伤寒脉浮紧，身必疼。今脉浮缓，故身不痛。

④（身）"但重"为水气病，因水不在脉内而在脉外，故身不痛，但重。"乍有轻时"，表明水气流走则身重有时减轻，尚未达到水分郁积而浮肿的程度。

⑤"无少阴证者"，少阴病，有"脉微细，但欲寐"，《金匮要略》谓"水之为病，脉沉小者为少阴"。但欲寐，身重无轻时，亦为少阴证，这是病人极度沉衰的反映。今无此等症状，故曰无少阴证。

⑥ "大青龙汤发之"，大青龙汤发的是身不痛、（身）但重、乍有轻时的水气。本条所述亦是大青龙汤主证，且为水气重证。

〈按〉本条用大青龙汤，还应包括发热、恶寒、不汗出而烦躁等症，否则但凭身重、乍有轻时、脉浮缓，径用大青龙汤，亦殊觉孟浪。如病机恰如本条，即水、湿、饮邪而脉浮，非阴证者，为发水气而用之，当亦可也。

本条和上条都是太阳病，均有脉浮、发热、恶风寒、不汗出、烦躁的主证，但彼曰中风，此曰伤寒，彼为脉浮紧，此为脉浮缓，彼有身痛，此无身痛，彼无身重，此有身重、乍有轻时，其间的病理变化，详见两条的注释。

**40.** 伤寒①，表不解②，心下有水气③，干呕，发热而咳④。或渴，或利，或噎，或小便不利少腹满，或喘者⑤，小青龙汤主之。

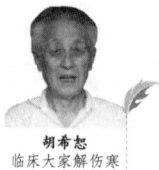

**【释】** 伤寒，心下有水气，只发汗则表仍不解，仍发热而咳。水被激动，故干呕；水停不化，故渴；水气冲逆，故食则噎；水蓄不行，故小便不利、少腹满；外邪内饮上干于肺，故喘。小青龙汤主之。

胡希恕
临床大家解伤寒

**【按】** 里有停水的表证，无论伤寒与中风，若不逐水而只发汗解表，则表必不解。由于发汗激动里水，为证多变，前于桂枝去芍药加茯苓白术汤条已略述之，此亦一例。

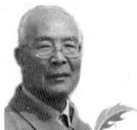

段治钧
伤寒临床释疑录

〈注〉① "伤寒"，亦如上条，指无汗而言，属太阳伤寒之类。

② "表不解"，文意有二：一是指以麻黄汤发汗而表仍不解，响应前句之伤寒无汗；二是联系下面的自注句，说明用麻黄汤发汗表不解的原因乃心下有水气。表不解首当有论中的发热，而且此发热重，抑或有恶寒、无汗、身疼痛等表实证。

③ "心下有水气"，水气者，当是水、湿、饮邪的泛称。论中明言心下，当是其人平素胃有停饮。古人于长期实践中得知，素有停饮的人得了表证，用常规的发汗药是解决不了的，反而激动里饮而发生一些变证。

④水气上逆则"干呕"，表不解则"发热而咳"。

⑤心下有水饮应当不渴，今因小便不利水停膀胱，气化不行致组织缺水，则"或渴"；水入肠中不被吸收则"或利（下利）"；水气冲逆则"或噎"；水停不行则"或小便不利少腹满"（小便不利也是少腹满的原因）；水热迫肺则"或喘"。这些或然证均为表邪激动里饮，心下水饮欲出无由的表现，也是只顾发汗而未顾里饮的变证。

〈按〉综观以上表邪里饮之为证，在治疗上非解表散饮双向治疗不可，小青龙汤恰为此而设。

---

**小青龙汤方**

麻黄（去节）、芍药、细辛、干姜、甘草（炙）、桂枝（去皮）各三两，五味子半升，半夏（洗）半升。

上八味，以水一斗，先煮麻黄，减二升，去上沫，内诸药。煮取三升，去滓，温服一升。

---

〈**方解**〉五味子，酸温（五味俱备，酸咸居多），滋补收敛祛痰药。敛肺滋肾，固精止汗，去水饮，治咳逆而冒者（类泽泻）。

细辛，辛温，催吐药。用于阴证之蓄饮停水，咳逆上气，头疼胁痛，风湿痹痛。小量用镇咳，大量用致吐。

本方解表以麻黄汤为基础，麻黄、桂枝、甘草辛甘发散以治外邪，因喘满而去大枣，五味子、白芍酸性收敛以治咳，伍以半夏降逆下气，合细辛、干姜温化寒饮。五味子收敛，本不宜用在发汗剂中，以干姜、细辛制酸敛而协同化饮。诸药同用，则表解饮散，热咳俱止。谚云"欲想痰饮退，必用姜辛味"，可助记忆。

〈按〉小青龙汤为治外邪内饮之剂，用之得当，效如桴鼓。外邪（发热、表不解）、内饮（咳、喘、呕、噎、小便不利）是辨证的要点。本方偏温，口干多热者不可用，烦热者可加生石膏。方后加减法多不切实际，疑非仲景意，故未录。他方亦循此，不再赘述。

**41.** 伤寒，心下有水气①，咳而微喘②，发热不渴③。服汤已，渴者④，此寒去欲解也，小青龙汤主之。

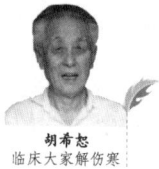

**【释】** 平时胃有停饮的人，一旦外感发为太阳伤寒证，则外邪激动内饮，上迫呼吸器官，故咳而微喘，病在表故发热，里有饮故不渴，宜以外解表邪、内逐水饮的小青龙汤主之。服小青龙汤后渴者，即寒水被驱逐的明证，故谓寒去欲解也。

**【按】** 小青龙汤为治外邪内饮而咳喘的主方，以上两条说明具体的证治。

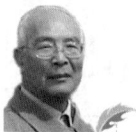

〈**注**〉注意本条句读，"小青龙汤主之"当接"发热不渴"之后，然后是"服汤已，渴者……"，为服小青龙汤效果的自注句。

① "伤寒，心下有水气"，注见上条。

② "咳而微喘"，或有发热，这是本条的主证。心下有水气，饮邪重在胃部，水热迫肺，故咳重而微喘，临床以咳吐白色泡沫痰甚至黏痰为常见。本条咳重喘轻，故重在治咳。

③ "发热不渴"，发热，乃表证之热，不渴，是本条辨证的要点，因里有停饮之故。上条有渴，本条为不渴，何以解之？盖饮之为患，因所停部位不同为证不一，变化多端。若水停膀胱气化不行，津液不能上承，则当有渴并伴小便不利少腹满等。今不渴，则与膀胱气化无关，也没有上述一系列的症状。强调发热不渴还另有深意，即小青龙汤隶属太阳伤寒治剂，若发热而渴的话，则隶属温病，小青龙汤不中与之也。

④ "服汤已，渴者"，是服小青龙汤后寒（水、痰饮）去欲解的征象。前之言不渴，也是相对此渴而提出的辨证要点。

〈**按**〉对40、41两条的渴与不渴，还应当这样认识：饮邪是不能发挥正常生理作用的水分，有稀有稠，于表、于里、于半表半里部位不同，其症状亦极复杂，中医素有"怪病多向水"的说法。饮邪停滞在胃本应无渴，若有渴，不是饮邪化热，就是水不气化。本条不渴，乃水停心下（胃）的缘故，与膀胱气化无关。

以小青龙汤治内有饮邪，必有表证才好使，否则效与不效不定矣。另外，用本方治外邪内饮，有是证即用是方，其人是否素有内饮，不必拘泥。

## 42. 太阳病，外证未解①，脉浮弱者②，当以汗解③，宜桂枝汤。

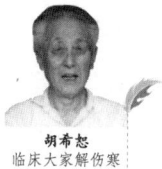

【释】太阳病外证未解者，谓太阳病服过发汗药而在表的外证还未解也。若脉浮弱，则宜桂枝汤汗解之。

【按】表证经汗、吐、下（后两者属非法治疗）后，表证仍在者，以桂枝汤治之为常，因津液已伤，以微汗为宜，此为定法，需记。

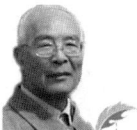

胡希恕
临床大家解伤寒

〈注〉①"太阳病，外证未解"，暗示得太阳病后已服过发汗剂，而在表的症状如头痛、发热等仍未完全解除。太阳病统称表病，亦称外证。书中常称以麻黄汤发汗为解表，以桂枝汤发汗为解肌，亦有深意。麻黄汤证无汗，以体液充实于体表，其热亦在体表，容易因汗而解，故常谓麻黄汤解表。桂枝汤证也是表证，但较麻黄汤证为深，汗出发热并见，虽汗出而热不解，是因为发汗的质量欠佳，邪盛而精怯也，必须用加强正气、生津发汗之法（参照第12条〈按〉），因为邪在肌腠，故常称桂枝汤解肌（即解外）。今称外不解，可知汗后转桂枝汤证矣。

段治钧
伤寒临床释疑录

② "脉浮弱"，可知体表津液已不充斥，脉象亦相形见弱，是已经发过汗的缘故，也是"外证未解"的根据。

③ "当以汗解"，此时解除外证，还应以汗法，但不得再用麻黄汤，而应以桂枝汤治之。

辨太阳病脉证并治（中）

**43.** 太阳病，下之微喘者<sup>①</sup>，表未解故也<sup>②</sup>，桂枝加厚朴杏子汤主之。

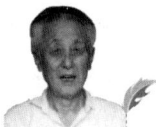

**胡希恕**
临床大家解伤寒

【释】微喘为下后气上冲的为候。太阳病本不宜下，若下后气上冲者，为表未解的确证，依法宜与桂枝汤。今微喘，故以桂枝加厚朴杏子汤主之。

【按】太阳病统称表证，服麻黄汤发汗后在表的病仍不解，称为"外不解"。若下之后在表的病仍不解，即称之为"表不解"。二者均是桂枝汤证，只在发汗与否而以"外"或"表"别之。古文炼词炼字如此，对于后世学者亦带来一些困难。论中类似的地方还有，应注意。

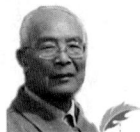

**段治钧**
伤寒临床释疑录

〈注〉①阳性病在表，虽有表实表虚，无汗自汗，麻黄汤桂枝汤证的区别，但其治均当以汗法。太阳病不可下乃定法。"下之微喘者"，以太阳病而竟用下法，属非法的治疗。喘是用下法后的一种反应，非麻黄汤证的无汗而喘。因病人体质较好，病的性质未因误下而改变（未治坏），仍欲由表而解，故有气上冲而微喘。

②"表未解故也"，下后气上冲而微喘是表未解的确证，也是所以微喘的自注句。

---

**桂枝加厚朴杏子汤方**

桂枝（去皮）二两，甘草（炙）二两，生姜（切）三两，芍药三两，大枣（擘）十二枚，厚朴（炙，去皮）二两，杏仁（去皮尖）五十枚。

上七味，以水七升，微火煮取三升，温服一升，覆取微似汗。

---

〈方解〉厚朴，苦温，健胃疏滞祛毒药。宽中下气，消胀去满（食毒、水毒而致之胸腹满）。治结水吐酸，蓄食不消，胸腹满或痛。

此为桂枝汤原方加厚朴、杏仁。厚朴实满虚满均治，杏仁有下气之功。下之后表不解，依法宜予桂枝汤，因有微喘，故加此两味治之。

**44.** 太阳病，外证未解，不可下也，下之为逆。欲解外者，宜桂枝汤。

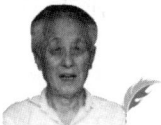

**胡希恕**
临床大家解伤寒

【释】太阳病，虽发汗，但表证未解者不可下，下则为逆治。若解外，宜桂枝汤。

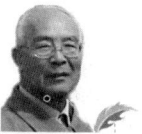

**段治钧**
伤寒临床释疑录

〈注〉本条言"外证未解"而未出症状，其目的不难看出：第一，强调外证未解不可下，下之为逆治，可有不测之病变。还怕人不重视，以自注句"下之为逆"特别警示之。第二，说明若治（欲解其外），宜予桂枝汤。所谓外证未解者，但有头疼、恶寒等症即是。

〈按〉表阳证未解，虽有可下之证亦不可轻用下法，宜先表后里，依法治之。后世虽有汗下同用者，一不足为法，二若果为正气充足，体质尚强者，亦非大下之剂，而宜缓下辅治之。或有偶效，究属险胜矣哉！

**45.** 太阳病，先发汗不解，而复下之，脉浮者不愈①。浮为在外，而反下之，故令不愈②。今脉浮，故在外，当须解外则愈，宜桂枝汤③。

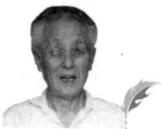

**胡希恕**
临床大家解伤寒

【释】太阳病，先用麻黄汤发汗而病不解，医不详审脉证，只依先汗后下的庸俗成见即复下之。若当时脉浮者，病必不愈。因脉浮病还在表，发汗后表不解，依法当用桂枝汤以解外，而反下之，故令不愈。今下后脉仍浮，知病还在外，故仍宜以桂枝汤解外。

【按】太阳病，发汗（或下或吐）后而表仍不解者，一般不得再用麻黄汤以发汗，而宜桂枝汤以解肌，此为定法，须记。桂枝汤发汗，不但平稳，而且有强胃复津滋液救表虚的作用。

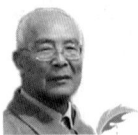

段治钧
伤寒临床释疑录

〈注〉①始发为"太阳病"，先予发汗，因病未解而又用下法给以了错误的治疗，下后若仍"脉浮者"，说明未因误下把病治坏，"不愈"说明病仍在表。

②这句是对"脉浮者不愈"的解释。脉浮主病在外，如果这时"而反下之"，这是逆病机而治，当然病不会好，所以说"故令不愈"。

③此句应接第一句之后，应上句的"脉浮者不愈"。脉浮指下之后脉仍浮，可知虽经下而病未离表。此时仍须解外，宜桂枝汤。

**46.** 太阳病，脉浮紧，无汗，发热，身疼痛①，八九日不解，表证仍在，此当发其汗②。服药已，微除，其人发烦目瞑，剧者必衄，衄乃解③。所以然者，阳气重故也④。麻黄汤主之。

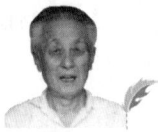

胡希恕
临床大家解伤寒

【释】太阳病，若脉浮紧，无汗，发热，身疼痛，其为麻黄汤证确切无疑。虽八九日不解，若上之表证仍在，亦宜麻黄汤主之。若服麻黄汤后，上述症状稍有减退，其人发烦目瞑，为病欲解前发作的瞑眩状态。此瞑眩发作剧甚者必鼻衄，其病亦随衄而解。阳气指津液言，其所以致衄，是因为日久不得汗出，郁集体表的津液过重（邪欲汗解而久不发汗，阳气必郁于表）。

【按】阳气指津液，注家有谓"阳热之阳"，实误。桂枝汤证自汗出，则阳气虚于表；麻黄汤证不汗出，则阳气实于表。若久不得汗则阳气益实，因谓为阳气重。

麻黄汤证，八九日不解，其人的病是比较严重的。服麻黄汤当汗而不汗，并不是治疗的错误，而是人体的差异，这种情况临床上确有所见。

瞑眩为服药有验的反映。病重、日久或误治虚人，药中病即可能有瞑眩状态，看似惊人，少时即已，而且病必随之而解，故古人有"药弗瞑眩，绝厥弗瘳"的说法。医家、病家均须识此，免得临事慌张，乱投药物反而误事。

〈注〉① "太阳病……身疼痛"，此乃典型太阳病麻黄汤证。最后一句"麻黄汤主之"应接此之后。

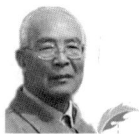

② "八九日不解，表证仍在，此当发其汗"，这是本条重点之一。说明上证虽迁延多日，但麻黄汤证仍在者（当有恶寒），不可囿于时日观念，应当以麻黄汤发汗解之。为什么迁延这么多天？一定是当用麻黄汤治疗而未服药，若是经过麻黄汤治疗，表仍未解，再治则应用桂枝汤了。

段治钧
伤寒临床释疑录

③ "服药已……衄乃解"，这是本条重点之二。"服药已，微除"，服麻黄汤后症状稍有好转。但出现了"其人发烦目瞑"的现象，发烦是因为要发汗而尚未发汗，热驱于表不得畅散，因热而烦，这种现象在服其他发汗药后亦常见。目瞑，即不想睁眼，闭目而眩晕，两者都是瞑眩证。瞑眩证在其他治法中亦有所见，如下之反而吐、汗之反而下等，盖属药力将驱病毒于体外的强烈反应。"剧者必衄，衄乃解"，是说这种现象（发烦、目瞑）如果严重，鼻子就要出血，但衄血之后病就好了。这是因病久而重，汗之不逮，邪气另寻出路，欲由衄而解，其与发汗而解的机理是一样的，所以古人有"血汗同源"的说法。

④ "所以然者，阳气重故也"，是本证由衄而解的自注句。阳气指津液，此处指体表的津液，即津液盛于外的意思。古人认为，血属阴行于脉内，血的作用叫作荣；津液属阳属气，行于脉外，其作用叫作卫。并不是血之外还有一种叫荣的物质，津液之外还有一种叫卫的物质。在正常的生理条件下，二者的作用通过细胞的通透作用保持平衡，一旦失去平衡，出现病理现象，即营卫失和。阳气重，又迁延日久，有因衄而解的可能。

**47. 太阳病，脉浮紧，发热，身无汗①，自衄者愈②。**

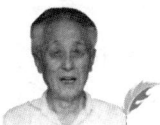

【释】太阳病，脉浮紧、发热、身无汗，此本麻黄汤证，但未服麻黄汤而自衄者，则邪热往往因衄而解，其病自愈。

【按】此承上条，言未经发汗亦有自衄而愈者。因邪

胡希恕
临床大家解伤寒

热随衄而去，故病可愈。古人谓衄为红汗者，即以其解邪作用与汗相似也。

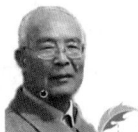

胡希恕
越辨越明释
伤寒

〈注〉① "太阳病，脉浮紧、发热、身无汗"，麻黄汤证。

② "自衄者愈"，未经发汗而自衄，与上条以麻黄汤发汗后因瞑眩剧而衄相类。两者都是随衄而愈，探究致衄之理，当是正气外伸，欲驱邪出于表，因不得汗出，邪欲自寻出路，冲破鼻黏膜而出血，因血出而邪解也。

段治钧
伤寒临床释疑录

〈按〉衄解有之，但非定则，可预而不可期也。

**48.** 二阳并病，太阳病初得病时，发其汗，汗先出不彻，因转属阳明，续自微汗出，不恶寒；若太阳病证不罢者，不可下，下之为逆，如此可小发汗①。设面色缘缘正赤者，阳气怫郁在表，当解之熏之②。若发汗不彻，不足言阳气怫郁不得越，当汗不汗，其人躁烦，不知痛处，乍在腹中，乍在四肢，按之不可得，其人短气，但坐，以汗出不彻故也，更发汗则愈；何以知汗出不彻？以脉涩故知③也。

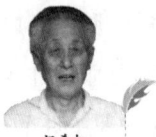

胡希恕
临床大家解伤寒

【释】太阳病传里而发阳明病，若太阳病证仍未罢者，即谓二阳并病。此由于初得太阳病时发其汗，虽汗先出，但病未除，反亡津液，因而传里转为阳明病。阳明病多汗，故不断微汗出，但发热而不恶寒。阳明病本当下，若太阳病不罢者，则不可下，下之为逆。如此可小发汗，先以解表，后再议下。

假若其人无上述症状而只面色缘缘正赤者，乃阳气怫郁在表，是不得小汗出的缘故，与阳明病无关，当以小发汗的方药解之，或以药熏之。

若发汗不彻底的表实证，既无关于阳明病，更不足以言"阳气怫郁不得越"的轻证。当汗不汗，故其人烦躁不宁，一身尽痛，漫无定处，或乍在腹中，或乍在四肢，但按之不可得。邪气不得越于外而壅于上，故其人短气，但坐。此皆由于汗出不彻所致，更发其汗则愈。何以知为汗出不彻，以其体液充斥，血行受阻，脉涩滞而不流畅也。

【按】本条可做以上三段讲。所谓二阳并病，只指第一段，二、三两段均不关乎阳明病，当然亦非并病。三段均言治法而未出方。第一段因有先发其汗，当以桂枝汤治未解的太阳病，表解后，视情况乃可以下法治阳明病；第二段当于桂枝麻黄各半汤或桂枝二麻黄一汤等小发汗方中求之；第三段以大青龙汤发汗，以其不汗出而烦躁也。

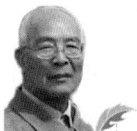

〈注〉①此段乃二阳并病。二阳，指太阳、阳明。并病者，一种病未罢，另一种病并而发生，也叫转属。此处是指太阳病未罢而并发阳明病。

"太阳病初得病时"，先"发其汗"，虽汗出但病未除，反亡津液，因而"转属阳明"。这种情况一是因汗不得法（如不是微似汗，而是大汗淋漓），一是法无误而病本身向里发展。"续自微汗出"，续，连续，即不断地自汗出。这种自汗出不是大汗，而是微汗不断，加之恶寒证已无，可见表热已转为里热，只是程度不甚而已，但阳明病已出现。阳明病本可下之，但"若太阳病不罢者"，则"不可下，下之为逆"。下法应用于大热、大汗、大实、大满之证，这个时候还没到那种程度，用下法徒伤津液，且表热更趋内陷而加重向里的传变。这种情况"可小发汗"，当以桂枝汤，先解其表，后再议下。

②如果"面色缘缘正赤者"，即面色红红的，此与23条麻黄桂枝各半汤证"面色反有热色者"意相同，乃是"阳气怫郁在表"的缘故。怫郁即郁结的意思，阳气怫郁在表，即热郁在表。郁热在表而未内传，属表郁而非阳明，亦非并病。其治疗当以小发汗法，"解之"，未出方，当为桂枝麻黄各半汤类；或用古之熏蒸以接汗的方法。

③本段所述，也是因为汗出不彻，不是上句所言阳气怫郁不得越，而是另一种情况的表实证。既不是阳明病，又不是并病，也不是阳气怫郁在表的轻证。临床当汗不汗，或病重药轻而汗出不彻则发此证，这种情况表实是较严重的。

"当汗不汗"，即当用发汗法治疗而没给服发汗药，或即使服了发汗药也没得汗出，其人因想出汗出不来、表不解，就"烦躁"的厉害。"不知痛处，

段治钧
伤寒临床释疑录

乍在腹中，乍在四肢，按之不可得"，觉得哪儿都痛，但又不知痛在哪儿，是形容烦躁而非真痛也。气不旁达则"短气"以息，只能坐着，躺下更难受（也是由于烦躁）。以上都是汗出不彻所致，更发其汗即得治。以意测之，当用大青龙汤。

何以知汗出不彻？以脉涩故也。这是以脉论因的自注句。此脉涩，吾疑为脉紧或脉浮紧。因为涩脉主虚（血虚），哪当得大青龙汤大发其汗？或许有误，姑以原文存之。

涩是反映脉内血行情况的不及脉，与滑相对。为血气不充，脉往来不流利，涩滞难行的脉象，故涩主血少气虚。但是如果外有湿阻或血有瘀结，亦使脉涩，故涩脉亦主湿主瘀。

**49.** 脉浮数者，法当汗出而愈①。若下之，身重心悸者，不可发汗，当自汗出乃解。所以然者，尺中脉微，此里虚②。须表里实，津液自和，便自汗出愈③。

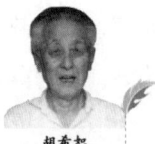

**【释】** 脉浮数者，病在表，法当发汗即愈。若误下之，因气外郁则身重，血内虚而心悸，则不可再发汗，自汗出乃解。所以然者，以尺中脉微。此为里虚，需俟表里实，津液自和，便自汗出愈。

胡希恕
临床大家解伤寒

**【按】** 太阳病误下，表不解，宜桂枝汤汗以解之。然亦有不可发汗者，本条所述即属其例。身重、心悸、尺中脉微，乃下伤中气，虚其气血。外则气郁湿停，故身重，内则血不养心，故心悸，哪能再发汗夺其津液？此里虚是现证之病根。须表里实，津液和，语气颇含蓄，言外依法随证救治，但不要依常规再行发汗。书中未出方，实里解表的小建中汤或可当之。

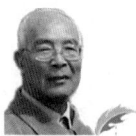

段治钧
伤寒临床释疑录

〈注〉① "脉浮数者"，脉浮主表、脉数有热，依法当从汗解，汗出则病已。至于用哪种发汗方法，不是任选的，还应随证（其他为证表现）治之。

② "若下之，身重心悸者"，下之是非法治疗，属误治，

身重、心悸是误下以后的变证。"身重"者，下后虚其里而湿郁于表。"心悸"者，下后伤津液而致血虚，或虚其胃而停水。何以认定身重、心悸是下后里虚的为证呢？"尺中脉微也"。仲景脉法之一，寸以候表，尺以候里，"尺中脉微"乃里虚的脉应。下后"身重""心悸"与尺中脉微相应，故知其为下后的里虚证。这种脉证是不可发汗的，"当自汗出乃解"。此可与下面一条尺中迟不可发汗互参。

③"须表里实，津液自和，便自汗出愈"，这是补述上句"当自汗出乃解"之理。这句的"自汗出"，就是表里实、津液自和的证明，不同于第一句话"法当汗出而愈"用药发汗的治疗方法。书中未出方，但实里解表是不错的。

〈按〉类似条文都反映了仲景师治病时时顾护津液、保护胃气的重要思想，不可轻易放过。

**50. 脉浮紧者，法当身疼痛，宜以汗解之**①**；假令尺中迟者，不可发汗**②**。何以知然？以营气不足，血少故**③**也。**

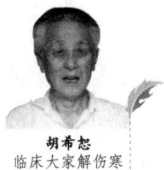

【释】脉浮紧主表实，依法必身疼痛，宜以麻黄汤发汗解之。假令尺中迟者，则不可发其汗，以营气不足，血少的缘故也。

胡希恕
临床大家解伤寒

【按】心一动则脉一跳，故脉有三部形象之异，而绝无三部至数之差，于此特提尺中迟者，强调关后候里，暗示表实而里虚，血少之意。本条未出方，桂枝汤类（后有桂枝加芍药生姜人参汤）有使用之机会。

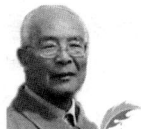

〈注〉①"脉浮紧者，法当身疼痛"，为表实的麻黄汤证，宜麻黄汤"以汗解之"。

②虽前言脉浮紧，但其"尺中迟者"（脉虽浮紧而至数不足），亦不可以麻黄汤发汗以解表。迟为脉动速率的不及，

段治钧
伤寒临床释疑录

体内热能衰减影响心动迟缓，故迟脉主寒；血液循环减退，机体营养不足，

故亦主营气不足；病实于里达到相当程度，血行为阻而脉亦显迟，故迟脉有时亦主里实。本条尺中迟，指血少荣气不足。

③ "营气不足，血少"的人，不可发汗，若更发汗，则津更伤，变证生矣。

〈按〉上条和本条论不可发汗之脉，后边还有85、86、87、88、89条论不可发汗之证，均宜注意。

## 51. 脉浮者，病在表①，可发汗，宜麻黄汤②。

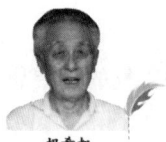

胡希恕
临床大家解伤寒

【释】脉浮为病在表，若无汗，宜麻黄汤发汗解之。

【按】本条并非叫人凭脉施治，而必有麻黄汤证在焉。若麻黄汤证俱而脉不浮者，则非使用麻黄汤之标的也。比如表实有类于麻黄汤证，但里虚者，则必兼顾其虚（见上条）。若里虚为主且甚者，则应先救里而后救表也。

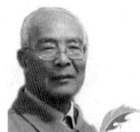

段治钧
伤寒临床释疑录

〈注〉① "脉浮者，病在表"，脉浮主表此言以脉测病位的一般规律。若要施治，还必须脉证合参。

② "可发汗，宜麻黄汤"，本条有脉无证，即言宜麻黄汤，当然必具麻黄汤之证。言可发汗，当然是指无汗者。这都是意在言外或隐言要表达的内容，读经要注意此等细节，若依表面文字，见浮脉即施以麻黄汤，则大背经旨。

## 52. 脉浮而数者，可发汗，宜麻黄汤。

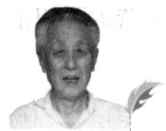

胡希恕
临床大家解伤寒

【释】脉浮数者为表有热，若无汗，可以麻黄汤发其汗解之。无汗当在本条含义之中。

【按】上两条均是简文，当括无汗一类的表实证，故略释如上。

〈按〉浮数之脉后世温病多见，本条亦非叫人凭脉施治。见此脉而不与证合参，径与麻黄汤而发其汗，祸旋踵而至矣！宜参考第 6 条细研之！

**53. 病常自汗出者**①，**此为荣气和**②。**荣气和者，外不谐，以卫气不共荣气谐和故尔**③。**以荣行脉中，卫行脉外，复发其汗，荣卫和则愈**④。**宜桂枝汤**⑤。

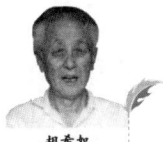

胡希恕
临床大家解伤寒

【释】病常自汗出者，即经常自汗出的病。此自汗出，其责不在脉内的荣气，故谓为荣气和。荣气和而所以常自汗出者，乃由于脉外的卫气不谐，即卫气不能与荣气保持协和的缘故。以是荣气自行于脉中，卫气自行于脉外，外不为固，中即失守，因而自汗出不已。宜以桂枝汤复发其汗，使荣卫和则愈。

【按】人的体液行于脉内的为血，行于脉外的为气，血为阴，气为阳，血的作用谓为荣，气的作用谓为卫。前者是就本体说的，后者是就其作用说的，不要以为血气之外还另有荣卫。血气均来自于饮食，化生于胃，机体赖之以生存，故又统称为精气。至于荣卫的相互关系，即西医谓为毛细血管的通透作用，解剖生理学述之极详，可参考。两种作用平衡协调，即生理状态；一旦失和，则呈病理状态。

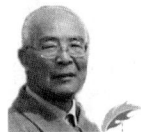

段治钧
伤寒临床释疑录

〈注〉①"病常自汗出"，常为经常，此自汗出非气候、劳作等原因所致，而是自来多汗。临床并不鲜见，有的是全身多汗，有的是局部多汗，总之以其超常，应视为病理状态。

②"此为荣气和"，荣，同营，营者，即血液的营养作用。营气者，营养之气也。行于脉内的血的作用谓之荣。荣气和者，即血液的营养作用正常。也就是说常自汗出的病，其责不在营气。

③"外不谐"的外指人体在血管外流动的津液，相对于脉内流动的血液称之为气，血气分别在血管内外相协而动，气和血通过血管的通透作用保持着生理的平衡。气的作用叫卫，血的作用叫营，所以论中说"营行脉中，卫

行脉外"。常自汗出者，其责不在营气而在卫气，是因为"卫气不共营气谐和"的缘故，叫作营卫不调（也叫营卫不和），这是其中一种情况。下一条是营卫不调的另一种情况。

④"以荣行脉中，卫行脉外，复发其汗，荣卫和则愈"是进一步阐述。因行于脉外的卫与行于脉内的荣不相协调，所以发生常自汗出的病。通过适当的方法复发其汗，就可以使荣卫和而达病愈的目的。

⑤"宜桂枝汤"，桂枝汤法即适当的发汗方法，由此可知桂枝汤有调和荣卫的作用。

〈按〉要言之，常自汗出的病责之在卫，而不在荣，实质是脉内外两种体液的作用失去平衡协调，应以桂枝汤治之。

**54. 病人脏无他病①，时发热自汗出而不愈者②，此卫气不和也③。先其时发汗则愈，宜桂枝汤④。**

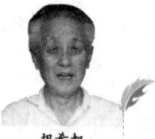

**胡希恕**
临床大家解伤寒

【释】脏无他病者，是说内脏无病。时发热自汗出者，谓发热自汗出有定时。这是卫气不和所致，宜在发热自汗出之前用桂枝汤发汗解之。

【按】以上两条均说明桂枝汤有调和荣卫的作用，病常自汗出和时发热自汗出即其候也。

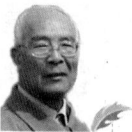

**段治钧**
伤寒临床释疑录

〈注〉①"病人脏无他病"，即其人内脏无其他的病，指病在表。

②"时发热自汗出而不愈者"，"时"者，发作有时也，即到时则发热而自汗出。"不愈"者，就是这种情况老不见好。

③"此卫气不和也"，这是卫气自身不和，而无关荣卫孰强孰弱。

④"先其时发汗则愈"，即在发热自汗出之前发汗则愈。根据经验，应在发热自汗两小时之前用桂枝汤发汗。论中常有某汤主之或宜某汤的用语，以是病必用是汤则曰"主之"；宜某汤者，即以某汤为宜的意思，言外之意也有依其病机用其他方药的机会，需相机行事。

〈按〉上两条与太阳中风发热汗出相比较，后者为外感之邪，而前者多因患者体质异于常人，且太阳中风的发热汗出不是定时发作，而是无间止时。至于对荣卫的解释，只是前人的一种看法，应视为生理病理的阐释。

**55.** 伤寒脉浮紧①，不发汗，因致衄者②，麻黄汤主之③。

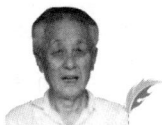

【释】伤寒脉浮紧，本宜麻黄汤发其汗，若反不发汗而鼻衄者，麻黄汤主之。

【按】麻黄汤证，有不与麻黄汤发汗而致衄者，有因衄即愈者（可参考第47条）。若虽衄而仍脉浮紧不解者，仍需麻黄汤以发汗，不可不知。

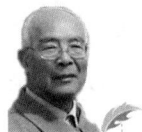

胡希恕
临床大家解伤寒

〈注〉①句首"伤寒"二字，指太阳伤寒，已含脉浮紧、无汗之意在内。续又特提出"脉浮紧"三字何也？

②"不发汗"，意为太阳伤寒当发其汗而未用发汗之法，也有已服发汗药仍未得汗的含义。不管哪种情况，邪自寻出路"因致衄者"。

③"麻黄汤主之"，如果衄后病未因衄而解，而且仍然"脉浮紧"（这就是句首后三字重示之意）。观其先服药未得汗，致衄后脉仍浮紧病不解，可见表之实、阳气（指津液）之盛，就当以麻黄汤主之，再发其汗以治之。

〈按〉衄有当汗不汗而致者（如本条），有迁延日久或表实太重而致者（如46、47条）。

段治钧
伤寒临床释疑录

**56.** 伤寒不大便六七日，头疼有热者，与承气汤①。其小便清者，知不在里，仍在表也，当须发汗②。若头痛者，必衄，宜桂枝汤③。

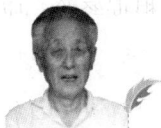

【释】伤寒不大便六七日，若热自里上迫而头疼有热的，可与承气汤下之。里热则小便应赤，若小便清者，可知病不在里而在表，当以麻黄汤发其汗。若发汗后外仍

胡希恕
临床大家解伤寒

不解而头痛不已者，热邪已深，势必迫血上行而致衄，宜桂枝汤更发汗以解之。

【按】本条乃以小便赤否辨表里。除上述外还应注意，小便赤而恶寒仍未罢者，不可与承气汤，因表未解也。若头痛、发热、小便赤，则里证确，虽无潮热、谵语、手足汗出等症，亦可与承气汤，因已属里而无表也。若阴证中津液亏极而小便赤者，当与他证鉴别，不可孟浪用承气汤法。中医治病，辨证既是精髓又是难点，岂可一知半解，不下深功乎？

衄，有未汗而因衄自愈者；有不汗而衄，仍须麻黄汤发汗而愈者；有用麻黄汤发汗后，因阳气重，瞑眩而衄，衄则解者；有发汗后头痛不已而衄，更须桂枝汤汗以解之者。此外邪有轻重，表有虚实，治当随机，不可执一而概全也。

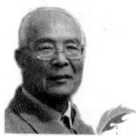

段治钧
伤寒临床释疑录

〈注〉① "伤寒不大便六七日"，即原起为伤寒，但现已不大便六七日。此时辨证思路应有二：虽不大便六七日，是否仍有表证，或以表为主；六七日不大便，是否传里，已成里实。"头痛有热者"，即头疼发热，此乃表里共见之证，是表是里当验之于小便。小便赤者（赤作深黄、色重理解）属里，则可 "与承气汤"。与字，带有商量斟酌之意，而不言 "主之"。至于选承气汤类的哪一个，则应随证择之，不一定为大承气汤也。论中虽未明言小便赤，但由后句 "小便清者" 对比可知。

②头疼发热而 "小便清者"，"知不在里，仍在表也"。虽六七日不大便，仍 "当须发汗" 以解表，至于用什么方药发汗，当适证选用之，论中未予指明。

③ "若头痛者，必衄，宜桂枝汤"，发汗后仍头疼，甚至较剧，则邪另寻出路而衄，其后表仍不解者，宜桂枝汤。宜，也带有商量斟酌之意。此时所以用桂枝汤者，是因已发汗，又因衄，津血已损伤（临床症状亦有所减轻），不可再以麻黄汤大发其汗。这和上条虽衄而病不解、可与麻黄汤并不矛盾，其要在辨证，以表虚、表实为依据。这一段不要理解为头痛就一定流鼻血，流鼻血就用桂枝汤。

**57.** 伤寒发汗已解①，半日许复烦②，脉浮数者③，可更发汗，宜桂枝汤④。

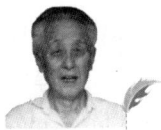

【释】太阳伤寒，服麻黄汤后证已解，约半天时间后见心烦、脉浮数等，为表邪未尽或调护不周，复感外邪，宜用桂枝汤更汗以解。

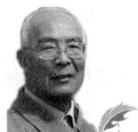

〈注〉①"伤寒发汗已解"，太阳伤寒，经麻黄汤发汗，外证如恶寒、头痛、脉浮紧之类已解。

②"半日许复烦"，经过多半日又有烦的症状出现，此为热烦。

③"脉浮数者"，上句复烦的脉应，更佐证其烦为表热所致。

④"可更发汗，宜桂枝汤"，更，可解作变更，即改变发汗的方法，也可理解为"再"。前面已讲，汗下后外不解，更汗当用桂枝汤。此为定法，需记。

〈按〉此条并非重（chóng）感，重感必重见恶寒、头痛等症。今仅见内烦，非重感可知。

倘若有烦而脉不浮数者，桂枝汤不可与之。当考其烦之因及变化机理，随证治之，也有用栀子豉汤的机会。

本篇自 31 条至本条共 14 条（麻黄汤证、桂枝汤证各 7 条），专就桂枝汤和麻黄汤的应用对照地加以说明。读者宜详加比较，揣摸之。

**58.** 凡病，若发汗、若吐、若下①，若亡血、亡津液②，阴阳自和者，必自愈③。

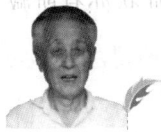

【释】汗、吐、下三者，为攻邪祛病的良法，故凡病若用之得当，则邪祛而病已。若用之太过，均使人有亡失血液、津液的损害。若幸而表里无余证而自和者，则病邪

辨太阳病脉证并治（中）

已退，加意调养，津血自复即愈。

【按】药能祛病，亦能伤人，此对立统一的规律。诸药皆然，又岂止汗、吐、下、和哉？无论医家、病家均当知，慎。

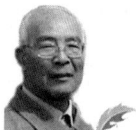

〈注〉① "凡病"，泛指一切病。汗、吐、下为中医祛邪治病的大法。

② "若亡血、亡津液"，含义有二：一是汗、吐、下对人体血液、津液有所损伤；二是即使不因汗、吐、下，血液、津液有自行亡失者，其理亦同。

③ "阴阳自和者"，此阴阳概指上之气血、表里也。依现代医理，人体细胞恢复常态，消化、吸收、循环、内分泌等无障碍，体热、津液无偏多偏少之虞者，其病当"必自愈"也。

〈按〉本节大意重在病愈之理，而不在治愈之法尔。

**59.** 大下后，复发汗①，小便不利者，亡津液故也②。勿治之③，得小便利，必自愈④。

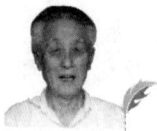

【释】大下之后又复发汗，因致小便不利者，此由于汗下逆施，津液大量亡失，故慎勿以利尿药治之。待其津液复，小便利，则必自愈也。

【按】勿治之，谓此小便不利乃亡失津液所致，不可再以利尿的常法治之，而更损伤其津液也。勿治之亦非消极的等待，而是强调不要再因利法而重伤津液。如果确实需要治疗以助恢复的话，那就要考虑更妥善的方法才是。

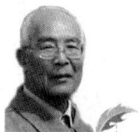

〈注〉① "大下后，复发汗"，先用下药大下而后发汗。对于表证，此为非法治疗；对于他证，治疗即使得法，亦必损及津血矣。

② "小便不利"，这是大下后，复发汗，亡其津液造

成的。

③ "勿治之"，是指勿以利小便之法治之，若再利小便必更伤津液。

④ "得小便利，必自愈"，小便利，为津液自复而小便恢复正常的意思，此时病亦自愈。

〈按〉本条虽亡液津，但未转虚证；下条则亡阳，已转虚证。津伤而阳热未损者（本条），其津可自复；津伤而阳热已损者（下条），其津无以后继，遂转阴虚也。由此亦可体会中医阴阳互根之理。

自本条后，将述因汗、下失治的病变及治疗。

**60.** 下之后，复发汗①，必振寒，脉微细②。所以然者，以内外俱虚故也③。

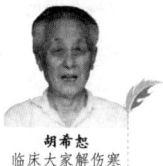

**【释】** 先下之虚其里，复发汗又虚其表，以是则表里俱虚，故其人必振寒而脉微细也。

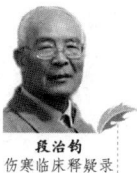

胡希恕
临床大家解伤寒

段治钧
伤寒临床释疑录

〈注〉① "下之后"伤其里，"复发汗"虚其表，这是医者对表证逆施下、汗的非法治疗。

② "必振寒"，即寒而战栗，或曰振战而寒，是体温不足且虚的表现。"脉微细"，脉微者气虚，细者血虚。

③ "所以然者，以内外俱虚故也"，这是释"必振寒，脉微细"所以然的自注句，为先下后汗所致的表里俱虚也。

〈按〉上条小便不利，本条其人振寒而脉微细，都是下、汗所造成的不良后果，而且本条比较重。学者由此可体会仲景对阳性的表里并病，制先汗后下的科学性。

本条与58、59条比较，非"阴阳自和者，必自愈"的为证。视其病情，可用干姜附子汤。

**61.** 下之后，复发汗①，昼日烦躁不得眠，夜而安静②，不呕，不渴，无表证③，脉沉微④，身无大热者⑤，干姜附子汤主之。

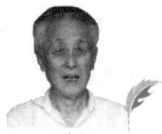

胡希恕
临床大家解伤寒

【释】既下之后，复发其汗，今昼日烦躁，夜而安静，与栀子豉汤证虚烦不得眠者显异。不呕，则非少阳证；不渴则非阳明证；无表证，说明不是表未解的烦躁。脉沉微，又身无大热，肯定为虚寒在里的阴证烦躁也。以干姜附子汤主之，急从阴中回阳也。

【按】阴证烦躁不宁多属精气欲绝、脏气不足以胜邪、阴阳欲脱的险恶证候，待至吐利、手足厥冷则多不治，不可不防也。

烦躁一症，三阳证亦多有，本条在详查病情的基础上，一一加以排除，乃从侧面辨证的方法。症候较少、不易从正面判定时常用此法，学者当细心体会之。

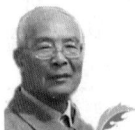

段治钧
伤寒临床释疑录

〈注〉①"下之后，复发汗"，与59、60条之意相同，此不赘述。

②下、汗后无振寒而有烦躁，病机与上条相同，是为经文的重点。烦躁一症，三阴三阳俱有之。本条的烦躁属阴而不属阳，且"昼日烦躁不得眠，夜而安静"，更区别于栀子豉汤之虚烦不得眠不分昼夜。

③"不呕"者，不属少阳；"不渴"者，不关阳明；"无表证"，示此烦躁非表不解。排除三阳，则此烦躁乃阴证也。

④"脉沉微"主里虚寒，正衰，气不足。从脉而论，本证的烦躁是阴证无疑矣。

⑤"身无大热者"，含蓄之词，即使有热，亦非大热。此与麻杏石甘汤、大陷胸汤、白虎加人参汤等证之身无大热者迥别，彼等脉滑数洪大，而此脉沉微也。

〈按〉呕之为证，有热壅寒逆之别，当验之于相关脉证，使无遁情。渴之为证一般无不因热，若问阴逼阳浮，津亏似阳者之渴，当何以别？答曰：此渴不能饮也。若能饮，则真热立见矣。

烦躁者，因烦而躁，即躁因烦甚所致，以烦为主。躁烦者，因躁而烦，以躁为主。辨烦、躁亦如他证，当首辨阴阳为要。

通常热病多日轻暮重，本证日重夜轻，以辨阴阳，虽非定则，可供参考尔。

---

**干姜附子汤方**

干姜一两，附子一枚（生用，去皮，破八片）。

上两味，以水三升，煮取一升，去滓，顿服。

---

〈方解〉干姜，辛温，健胃祛寒药。主胸满、咳逆上气。其可温中，祛内寒，止血，发汗，逐风寒湿痹、肠癖下痢。

经方中每用熟附子必伍以麻黄、桂枝、细辛之属，用生附子必伍以干姜，应细玩之。原方顿服（一次服），分量较重，现在以各取 9g 为宜。

此温中复阳的基础方。干姜偏于止呕，治中；附子偏于止利，治下。四逆汤为本方加甘草，重在治厥以温煦四肢之本；茯苓四逆汤为本方加甘草再加茯苓，用治里饮而回阳。换个角度说，本方也可看作四逆汤减甘草，因极虚寒而致躁，故用此直捣之师。

〈按〉学习经文至此，给我们最大的启发是：辨证当首辨阴阳。凡此等处均需细加体会，于临床治疗至关重要！

**62. 发汗后，身疼痛**①**，脉沉迟者**②**，桂枝加芍药生姜各一两人参三两新加汤主之**③**。**

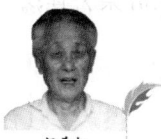

【释】发汗以后身仍疼痛，外未解可知，依法宜桂枝汤以解外，但因脉沉迟为里虚之应，已非桂枝汤原方所宜，须新加芍药、生姜各一两，人参三两主之。

【按】表证见里虚之候，必须同时扶里才能解外邪。

胡希恕
临床大家解伤寒

辨太阳病脉证并治（中）

若只着眼表证，连续发汗，表热虽可一时减退，但随后即复。此时唯有新加汤法健胃于中，益气于外，邪自难留，表乃得解。若执迷不悟，见汗法有效，反复发之，其必津枯肉脱。本条所述之脉沉迟，里虽虚，但未见阴寒重证。假如另有厥逆、下利等阴证，本方亦不可用，应按先救里而后救表的定法治之，不可不知。

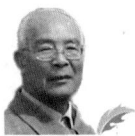

段治钧
伤寒临床释疑录

〈注〉① "发汗后，身疼痛"，虽发汗，但仍有身疼痛，可见外证未解。从发汗可知，原证当为需汗以解之的麻黄汤证。

② "脉沉迟者"，沉是脉动深度的潜在象，阳气受阻于里之形象，故主里。阳气虚衰，脉亦沉陷不振，故亦主虚、主寒。若水留不行，寒水过盛，亦可致阳气沉衰，故沉脉亦主水。本条沉主里，迟为营气不足，在此指虚，而非指寒。脉沉迟为里虚血少，荣卫不足。

③ "新加汤主之"，本条脉证的根本原因在于胃气虚衰，新加汤重在加强胃气，治表不解、里虚致荣卫不足者，乃调血生津之总方。

---

**桂枝加芍药生姜各一两人参三两新加汤方**

桂枝（去皮）三两，芍药四两，甘草（炙）二两，人参三两，生姜（切）四两，大枣（擘）十二枚。

上六味，以水一斗二升，微火煮取三升，去滓，温服一升。

---

〈方解〉本方在桂枝汤基础上，将芍药、生姜加量，又更加人参而成，是健胃（或曰鼓舞胃气）、调血生津之总方。桂枝汤调和气血营卫，桂枝、生姜同用，协助人参健胃益气，人参主治胃虚、心下痞硬，重加芍药疏通津液血流，也止挛痛。

〈按〉古方滋津重在健胃，故不避桂枝之刺激。若津回而水不行也不好，故亦不避生姜、半夏之辛燥。此与后世概用清凉阴柔之品迥然不同。

**63. 发汗后，不可更行桂枝汤<sup>①</sup>。汗出而喘<sup>②</sup>，无大热者<sup>③</sup>，可与麻黄杏仁甘草石膏汤。**

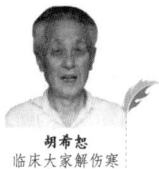

**【释】**发汗后表不解，依法当与桂枝汤。今汗出而喘，虽表还未解，但以汗出多而喘亦剧，兼有里热壅逆可知。桂枝汤不宜于里热，故谓不可更行桂枝汤。无大热，谓身无大热。假如身大热，则已热实内结为白虎汤证或大承气汤证。今无大热，乃外邪内热兼而有之，故可与麻杏石甘汤两解其表里。

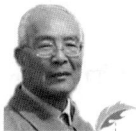

胡希恕
临床大家解伤寒

〈**注**〉①发汗后，表不解，依法本应用桂枝汤治疗。本条发汗后而不可更行桂枝汤法，其中必有隐情，见下两句。

②"汗出而喘"，此汗出非桂枝汤证（参见12条桂枝汤的自汗出所伴其他的为证表现），虽表未解，但里热已显，蒸汗外出，所以其汗多而黏稠，气味亦重。喘，应区别于下后气上冲的桂枝加厚朴杏子汤证之喘，二阳合病的喘而胸满，无汗的麻黄汤证之喘及身大热汗出的大承气汤证之喘。此喘因里热壅逆，较前两者为重，而较后者为轻。本条与葛根芩连汤证虽同属里热，但彼为下之后喘而汗出，以喘为主且有下利，本条为汗之后汗出而喘，以汗出为主。

段治钧
伤寒临床释疑录

③"无大热者"，言身无大热，并不是无热，暗示其热在里也。比较而言，其热亦未至阳明病大承气汤证的程度。

〈**按**〉若问本条汗出而喘，何以知是内热呢？一是"不可更行桂枝汤"句，内热不可与桂枝汤，论中屡有明示。二是"无大热"，因为里有热者可表现为大热大渴，若不如此，则表现为汗出而喘以散热。要言之，桂枝加厚朴杏子汤、麻黄汤均治表热之喘，本方治有表证而兼里热之喘，葛根芩连汤、大承气汤治里热之喘，其病机和鉴别点各有不同，宜深入研究并记之。

本方为里热而兼表者设。兼有麻黄汤证可用，毫无麻黄汤证不可用。有内热的喘可用，无内热的喘不可用。无痰者可用，有痰或痰多者不可用，或加减而可用。因本方治兼内热之喘，所以肺炎有用的机会，但并非特效药。若有痰者，可改用小柴胡加石膏汤。

本方与桂枝加厚朴杏子汤比较：两者均有表证。但本条汗后兼里热，彼为下后气上冲；本条汗多、喘剧；彼汗出轻，喘亦轻。

---

**麻黄杏仁甘草石膏汤方**

麻黄（去节）四两，杏仁（去皮、尖）五十个，甘草（炙）二两，生石膏（碎，绵裹）半斤。

上四味，以水七升，煮麻黄，减二升，去上沫，内诸药，煮取二升，去滓，温服一升。

---

〈方解〉麻黄伍桂枝可大发汗，麻黄与利尿药配合则小发汗，麻黄伍生石膏则清热止汗而治汗出，麻黄合杏仁治咳喘及疼痛。

〈按〉大承气汤治汗出而喘、里热已实身大热者，本方治汗出而喘、里热未实无大热者。两方证均为里热迫汗出，故汗出多（大汗）。

**64. 发汗过多<sup>①</sup>，其人叉手自冒心，心下悸欲得按者<sup>②</sup>，桂枝甘草汤主之<sup>③</sup>。**

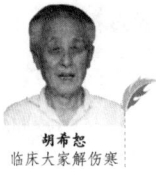

**胡希恕**
临床大家解伤寒

【释】夺汗者亡血，若发汗过多，则血少不足养心而心悸。汗多出于上体部，上下体液突然失调，故有急迫的气上冲，其人不得不交叉其手自冒于心下部，欲按以抑制其冲悸，桂枝甘草汤主之。

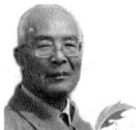

**段治钧**
伤寒临床释疑录

〈注〉①"发汗过多"，指汗不得法，出汗过多。过汗者直接虚其表而间接虚其里，盖以血汗同源也。表证用发汗法，如失汗过多，表不得解，或遗有身疼痛等症。

②"其人叉手自冒心"，两手交叉盖在心的部位。"心下悸欲得按者"，心下者，指剑突尖下，正当胃部。自觉心跳的厉害打算以上述的姿势把它按住。究其原因，可能有三：一是体液大量流失造成血少心气虚；二是汗多出于上体部，上下体液突然失调；三是水蓄胃脘，中虚使

然。此种发汗过多的心悸乃因虚而成，一般血压不会升高，有异于实证的心悸也。

③ "桂枝甘草汤主之"，平冲气、缓急迫也。

〈按〉以证测脉，脉当数疾，临床加茯苓效果更佳。

---

**桂枝甘草汤方**

桂枝（去皮）四两，甘草（炙）二两。

上两味，以水三升，煮取一升，去滓，顿服。

---

〈方解〉桂枝镇气上冲，量少不中用，故原方用桂枝至四两（约合36g）。炙甘草用量亦很大，多至二两（约合18g）而顿服，以缓急迫，但宜注意，甘草多用不利于小便排出。

〈按〉苓桂术甘汤之治水即包括此方在内。利尿药一般不与甘草共用，但若有急迫证，或需调和诸药而用甘草，当斟酌甘草的用量，使其尽量完美。

**65.** 发汗后①，其人脐下悸者②，欲作奔豚③，茯苓桂枝甘草大枣汤主之④。

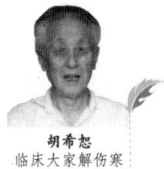

胡希恕
临床大家解伤寒

【释】发汗后，其人脐下悸者，这是误发了里有水饮人的汗。水饮被激动，再伴急剧的气上冲，势必发作奔豚，脐下悸即其预兆，主以茯苓桂枝甘草大枣汤。

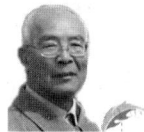

段治钧
伤寒临床释疑录

〈注〉① "发汗后"，指服发汗药已得大汗。

② "其人脐下悸者"，指其人脐下少腹有悸动的感觉。因为原有停饮在里，误发其汗，里饮被发汗所激动而急剧地上冲，因而脐下悸。

③ "欲作奔豚"，欲作，尚未作也。奔豚，病名。《金匮要略》曰："奔豚病，从少腹起上冲咽喉，发作欲死，复还止。"这是一种发作性的神经症

状，上冲如有物窜动，以奔豚形容之，因发作剧烈，其人难受得要命。剧烈的气上冲，或夹水气上冲，均可导致奔豚。

④"茯苓桂枝甘草大枣汤主之"，又叫苓桂甘枣汤，为治气夹水上冲脐下悸的要方。

〈按〉本条和67条苓桂术甘汤证均为水气上冲，67条当有小便不利，本条有脐下悸或少腹挛痛。

**茯桂甘枣汤方**

茯苓半斤，桂枝（去皮）四两，甘草（炙）二两，大枣（擘）十五枚。

上四味，以甘澜水一斗，先煮茯苓，减二升，内诸药，煮取三升，去滓，温服一升，日三服。作甘澜水法：取水一斗，置大盆内，以杓扬之，水上有珠子五六千颗相逐，取用之。

〈方解〉茯苓，利小便，主胸胁逆气，安神，治忧惊恐悸，正对本病病机。桂枝降冲气，针对脐下悸而加茯苓、大枣。大枣治小腹痉挛，而且去水（甘药一般不利于小便，唯大枣可利水）。脐下悸欲作奔豚，或有小腹挛疼，均急迫证也，故用甘草。茯苓、桂枝合用能治多种发作无定的神经症状，宜注意。

〈按〉本条谓欲作奔豚，若已作奔豚者，为桂枝加桂汤证。已发奔豚而脐下悸者，亦用本方。脐下悸为本方的主证。

67条苓桂术甘汤证为水停中焦，故用白术；本条为水停下焦，故倍茯苓而合大枣。

桂枝甘草汤证乃心下悸，本条为脐下悸，两者之脏器、虚实、部位均不同。

胃扩张病的停水用此方屡验。小便不利及少腹挛痛者，本方亦好使。

**66. 发汗后①，腹胀满者②，厚朴生姜半夏甘草人参汤主之。**

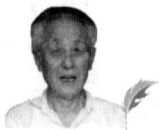

胡希恕
临床大家解伤寒

【释】发汗后，外邪虽解，若亡津液致中气虚而腹胀满者，厚朴生姜半夏甘草人参汤主之。

【按】津液化生于胃，胃衰则津不能正常化生而气壅作满，津液大量亡失亦可致胃气不振。此腹满为虚满，故以本方主之。观本方有大量的生姜、半夏，除腹胀满外，抑或有呕逆。

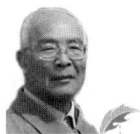

段治钧
伤寒临床释疑录

〈注〉① "发汗后"，据方药可知，此发汗后乃表已解也。

② 此 "腹胀满者" 当属胃部。胀满有虚实之别：实者，自觉胀满而按之有抵抗；虚者，自觉胀满而按之无抵抗感，较濡软。下、吐后之胀满，因邪气乘虚内陷，多属实证。汗后表已解之胀满，因汗亡其津液，胃气不振，属虚证。实证可下，而虚证不可下。本条汗后腹胀满为虚可知，其机理除上述外，还有其人素来胃虚，或感冒后汗不得法。

---

**厚朴生姜半夏甘草人参汤方**

厚朴（炙，去皮）半斤，生姜（切）半斤，半夏（洗）半升，甘草（炙）二两，人参一两。

上五味，以水一斗，煮取三升，去滓，温服一升，日三服。

---

〈方解〉此为健胃消胀去满的有效方剂。

厚朴，配大黄则清下，配健胃药则养胃，在此起宽中下气、消胀除满的作用。半夏、生姜为小半夏汤，能止呕。人参补益中气，健胃生津，主心下痞硬，在此起健胃补虚的作用。甘草小量可治壅满。诸药协同，以治本证。

〈按〉人参所治虚满属胃气衰弱，其满在胃气未复之前恒不变，与22条桂枝去芍药汤之脉促胸满迥异，与下条苓桂术甘汤之气逆中满亦不同。后两者皆上冲之余波，为一时症状，气冲平，满即止，而且无心下痞硬。

**67.** 伤寒①，若吐，若下后②，心下逆满，气上冲胸，起则头眩，脉沉紧③。发汗则动经，身为振振摇者④，茯苓桂枝白术甘草汤主之。

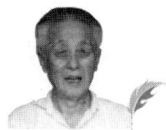

胡希恕
临床大家解伤寒

【释】伤寒病在表，宜发汗解之，吐、下均属误治。表不解故气上冲胸，饮伴冲气上犯，故心下逆满，起则头眩。脉沉紧为里有寒饮之象。表虽未解，亦不可发汗，若

辨太阳病脉证并治（中）

发汗则激动里饮，必致身为振振摇的动经之变，宜以桂枝茯苓白术甘草汤主之。

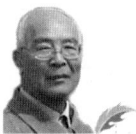

聂治钧
伤寒临床释疑录

〈注〉① "伤寒"，指太阳病伤寒证。

② 太阳伤寒病在表，本应汗解，"若吐，若下"均属误治。误治后引起以下的不良反应。

③ "心下"，指胃部。"逆满"者，气逆中满也。此因于吐、下后正虚邪凑（或曰正虚邪陷），其满为实、不为虚。"气上冲胸"是吐下后表未解，正气未衰，上冲与邪争的一种自卫反应，其机理可参看22条。彼无里饮，脉促胸满，仍宜表解，故用桂枝去芍药汤；此有里饮，脉沉紧，不能再以汗法治之，故用苓桂术甘汤。"起则头眩"，眩即眩晕，甚则眼黑发花，因胃虚有停水（里饮），伴冲气上犯，故而起则头眩。"脉沉紧"，沉主里，紧主有余，此沉紧当主里有水饮。

④ "发汗则动经"，言表虽未解，若其人有里饮，不可发汗治之，若发汗则有动经之变。发汗何以动经？盖发汗时夺脉管内的水分，素伏于体内的水毒亦可趁机扰动经脉而为害，发生诸般变证。"身为振振摇"，乃发汗动经的表现，见身体震颤，不可自制。此倘属阳证，可以本方治疗；若致阴虚振振欲擗地者，则此方不可用，已为真武汤证了。

〈按〉素有里饮之人，不唯不可吐下，亦不可汗也。治之之法，只可健胃利水如本方，需记。查其人是否有里饮，当详查胃及小便、痰饮等水气循环代谢情况。

---

**苓桂术甘汤方**

茯苓四两，桂枝（去皮）三两，白术三两，甘草（炙）二两。

上四味，以水六升，煮取三升，去滓，分温三服。

---

〈方解〉此方健胃利水降冲气。茯苓为强壮性的淡渗药，去心慌、心悸。白术主胃有停水。胃健，小便利，饮去冲降，则诸证得愈。

赵开美及成氏注本本方白术为二两，《金匮玉函经》及《金匮要略》均为三两。胃有水饮而致头晕者白术需多用，故从三两改之。

〈按〉若辨证准确，把握病机，本方应用甚广，如痰饮病（水走肠间，沥沥有声）短气，经脉不通于四肢而痿废，心下留饮，背冷如掌大，留饮之四肢历节痛、脉沉、喘满咳唾、背痛腰痛等。凡胃有停水者，用之皆验。本方还用于神经官能症、心下逆满、起则头眩等。目疾，以本方加车前子，亦屡有效验。

**68. 发汗病不解①，反恶寒者②，虚故也③。芍药甘草附子汤主之④。**

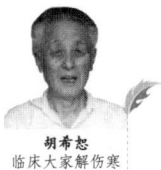

【释】发汗后，病应解而不解，不应恶寒而反恶寒，此发了虚人之汗，因而陷于阴证故也，芍药甘草附子汤主之。

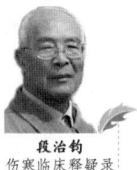

胡希恕
临床大家解伤寒

〈注〉①"发汗病不解"，非表不解也，指发汗后病应解而不解。真要有表不解的证，则非此方主之。读仲景书，应在句读上反复玩味，当不乏收益。
　　②"反恶寒者"，言不当恶寒而恶寒。此非表证，以其用附子，可知是汗后由阳入阴的表现。

段治钧
伤寒临床释疑录

③"虚故也"，是不当恶寒而反恶寒原因的自注句，误发了里虚之人汗的缘故。其人本虚，又经发汗，津液阳热俱伤，因而由阳入阴。
　　④"芍药甘草附子汤主之"，从方药组成来看，其人除恶寒外，当有芍药甘草汤证，如腹挛痛或脚拘急、不可屈伸等。

---

**芍药甘草附子汤方**

芍药、甘草（炙）各三两，炮附子（破八片，去皮）一枚。

上三味，以水五升，煮取一升五合，去滓，分温三服。

---

〈方解〉此方证为芍药甘草汤证而陷于阴者，故原方减量而加附子。芍药，血分药，育阴，缓拘急挛痛。甘草，缓急迫。附子用于沉衰甚者，回阳

救逆生用，此用炮者，可见沉衰不甚也。

〈按〉汗不得法，过汗则伤津液，津属气，气属阳，以亡阳概称之，但程度有轻重，为证亦不同，治法方药亦随之而异。61 条为亡阳重而证已转阴、寒在里的干姜附子汤证；62 条其证常未转阴，为表未解的新加汤证；本方证为初由阳转阴。

冷寒之专于腰以下者，苓姜术甘汤主之；专于胫下脚部者，本方宜之。本方义用于腰痛、坐骨神经痛、关节强直等。由本条可知，虚人不可径发其汗，即发汗亦须变更其法，顾其虚也。

**69. 发汗，若下之①，病仍不解②，烦躁者③，茯苓四逆汤主之④。**

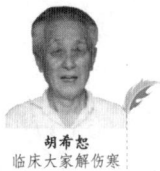

【释】虚人有外邪里饮，故虽发汗或下之，病仍不解。因汗、下虚其表里而陷于阴虚证，见烦躁者，茯苓四逆汤主之。

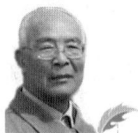

〈注〉① "发汗，若下之"，紧接上条，不但发汗，而且汗后又下，可见较上条伤阳更甚，为证自当比上条重。

② "病仍不解"，其机理与上条同。从本方用茯苓为主药观之，其人不但里虚，且有内饮。虚人不可大发汗，更不可汗后又下，因对虚人误治，故病仍不解。

③ "烦躁者"，此烦躁为阴证，因汗下失津伤阳所致，也可视为真寒假热证，与 61 条干姜附子汤证同，与大青龙汤不汗出之阳实证烦躁则有本质的区别。

④ "茯苓四逆汤主之"，本方证较上条芍药甘草附子汤证要重，而较 61 条干姜附子汤证为轻。因有饮邪在内，故加茯苓以本方主之，学者宜前后对比。

---

**茯苓四逆汤方**

茯苓四两，人参一两，附子（生，去皮，破八片）一枚，甘草（炙）二两，干姜一两半。

上五味，以水五升，煮取三升，去滓，温服七合，日二服。

---

胡希恕
临床大家解伤寒

段治钧
伤寒临床释疑录

〈方解〉茯苓在本方中佐干姜、附子以祛寒湿（饮邪），湿去则更遂人参健胃之功，与理中汤中白术的作用相同。人参在此主要是健胃生津以复正气。人参、茯苓同用，治心烦、心虚、惊悸，有安神定志之效。附子、干姜同用，大起沉衰，以防四逆之变。

〈按〉本方为四逆加人参汤再加茯苓而成，其主治不外四逆加人参汤证而兼茯苓证者。四逆加人参汤证见于霍乱篇392条，也可看作四逆汤证而有心下痞硬等人参证，本方更有烦躁或烦悸的茯苓证也。

以上两条都应从发病机理上去理解，不可仅始于句下，因仲景未言之意甚深，欲有深刻的体会，非前后贯通，反复推敲不可得。

**70.** 发汗后，恶寒者，虚故也①；不恶寒，但热者，实也②，当和胃气，与调胃承气汤③。

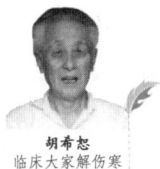

【释】发汗后，表解当热已。若发汗后而反恶寒者，则已转化为阴寒虚证。若不恶寒但热者，则已里结为阳明实证，故以调胃承气汤治之。

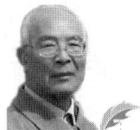

**胡希恕**
临床大家解伤寒

〈注〉①"发汗后，恶寒者，虚故也"，意同68条〈注〉②。
②"不恶寒，但热者"，是阳明里热，实也，说明汗下后因个体差异亦可转化为实证，抑或有大便干、胃不和、谵语等症。实，即邪气实，指在胃的邪气而言。

**段治钧**
伤寒临床释疑录

③"当和胃气"，与调胃承气汤，即以调胃承气汤和胃去热。《玉函经》云：与小承气汤。临床当选其适证的承气类方，非必与调胃承气汤也。

**71.** 太阳病，发汗后，大汗出①，胃中干，烦躁不得眠，欲得饮水者②，少少与饮之，令胃气和则愈③。若脉浮，小便不利，微热，消渴者④，五苓散主之⑤。

【释】太阳病当发汗，但发汗以取微似汗者佳。若发汗不得法而使大汗出，津液亡失，胃中水分被夺，因致干燥而不和，故烦躁不得眠。若欲得饮水者，可少少与饮之，使胃中滋润即愈。若发汗后脉浮，小便不利，微热消渴者，乃水停不行，表不得解，宜以五苓散主之。

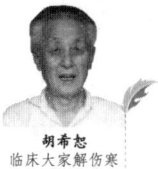

**【按】** 里有停水，发汗则表不解，此和28条桂枝去桂加茯苓白术汤证的道理相同，可互参。本条与26条白虎加人参汤证均有渴，此为水停不化而渴，又有微热、小便不利及表证，彼为大烦渴，乃较甚的里热之证，二者大相径庭矣。

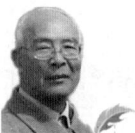

〈注〉① "太阳病，发汗后，大汗出"，乃汗不得法，令大汗淋漓，往往有不良后果。若不察病人隐情（或有里饮，或为虚人）而用一般的发汗方法（多指用麻黄汤发汗），亦有不良后果。

082

② "胃中干"是后句"烦躁不得眠，欲得饮水"的原因。不得眠是因为胃不和，即俗谓"胃不和则卧不安"者。因不得眠而烦躁，既非热证，亦非阴证。欲得饮水是大汗伤其津液，胃干口渴，不同于后文的消渴。

③ "少少与饮之，令胃气和则愈"，喝点水，胃得滋润而和，就可以好了。这种情况，也只可 "少少与之"，不可暴饮以增其变也。

④ "若脉浮" "微热"，是表证仍在。"小便不利" "消渴"为五苓散的主证，即后世医家所谓 "膀胱气化不行"者。消渴，指口渴而饮水不止，非多饮、多食、多尿的消渴病，其原因在于小便不利，废水不得排除，新水也不能吸收，饮后水停留在肠胃之间，故虽饮亦渴。

⑤ "五苓散主之"，该方健胃、利尿、解表，使水代谢恢复正常，则热、渴皆愈。

---

**五苓散方**

猪苓（去皮）十八铢，泽泻一两六铢，白术十八铢，茯苓十八铢，桂枝（去皮）半两。

上五味，杵为散，以白饮和服方寸匕，日三服，多饮暖水，汗出愈，如法将息。

〈**方解**〉五苓散为治水停不行、渴而小便不利的主方。桂枝兼可解表，白术重在燥湿健胃，其他三味皆常用利尿药。

泽泻，甘平，利尿药。主风寒湿痹，消水，养五脏，益气力，治乳难。

猪苓，甘寒，缓和辛凉性利尿药。解毒、消炎、利尿止渴，可治疟疾及结核性水气病，并用于腹满急痛、肿胀、淋浊等。

猪苓、泽泻、茯苓、白术都是利尿药，但同中有异：前三味分别为甘寒、甘平、甘平，而白术则甘温。猪苓主渴，泽泻主头晕，茯苓主水毒为患的诸神经症状，白术主胃水，侧重不同也。

〈**按**〉应用本条时不要胶柱鼓瑟，以为必须是汗后出现全部症状才能用五苓散。真要如此的话，天下也就没有太多用仲景方可治的病了。

仲景书不好读懂，一是古文言简意赅，含义深奥，并且意在言外的内容比比皆是，不前后对照，反复比较，不能得其要领，二是仲景书的叙述体例为初学者所不解。为什么太阳篇的方证很多不是太阳病，少阴篇的方证很多也不是少阴病呢？疾病的发生、发展、变化是有规律的，人体抗病的反应也是有规律的。例如太阳篇虽主述太阳病的辨治，但随着病情的发展变化，由于个体差异和机体的反应不同，就发生了错综复杂的变证。仲景就是追随着这种变化而进行六经八纲辨证及选方用药的，如 26 条因服桂枝汤不如法致大汗出，而见热盛伤津的白虎加人参汤证，29 条因与桂枝汤攻表而转属阳明，再误于重发汗转属阴证，37 条为转属少阳的小柴胡汤证等。此种情况于三阳病的叙述体例更为突出。不少后人将仲景书条文重新编排，虽不乏真知灼见、确有其长者，但也有为自圆其说而牵强附会者，最后品味仍觉不若仲景原著，这些都是我们在学习中应当特别注意体会和研究的。

**72. 发汗已①，脉浮数②，烦渴者③，五苓散主之。**

【**释**】发汗已，表热不除则脉仍浮数，热不除则烦，水不气化则渴，故以五苓散主之。

【**按**】此亦误发里有停饮之人的汗，故表不解而脉浮数。本方证的烦渴类似于白虎加人参汤证，但后者为里有

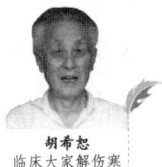

胡希恕
临床大家解伤寒

热，故脉洪大，而本方证为表热，故脉浮数。五苓散证本有小便不利，较易鉴别，本条略去，亦简文也。

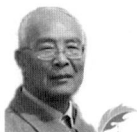

**〈注〉①** "发汗已"，即70、71条的发汗后。

**②** "脉浮数"，表热不除的脉应。

**③** "烦渴者"，有似26条白虎加人参汤证，但与彼脉证均有区别。此为脉浮数，彼为脉洪大；此渴当有小便不利，彼乃里热盛而大烦渴，思饮。可互参。

段治钧
伤寒临床释疑录

## 73. 伤寒，汗出而渴者，五苓散主之；不渴者，茯苓甘草汤主之。

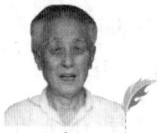

**【释】** 伤寒里有停水，虽发汗而表不解。若脉浮有微热，小便不利而渴者，五苓散主之。若上证而不渴者，茯苓甘草汤主之。

胡希恕
临床大家解伤寒

**【按】** 此承上条，述表不解的蓄水证，又提出类方茯苓甘草汤。二方应用的主要鉴别点为渴与不渴。此条证候简略，亦是省文，不然若伤寒汗出而渴者，则与五苓散，不渴者即与茯苓甘草汤，那就不可理解了。

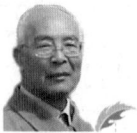

**〈注〉** 本条为证甚简，旨在鉴别伤寒汗出后有渴与无渴的不同治法。类似情况很多，学者抓住五苓散和茯苓甘草汤的主证、病机应用即可无误。

段治钧
伤寒临床释疑录

**〈按〉** 茯苓甘草汤（简称苓桂姜甘汤）证，是胃有停水而呕、心下悸、小便不利或有厥。其中表证不解、小便不利等有如五苓散证，但水代谢失常较轻，故不渴，热亦较轻。它与五苓散证的鉴别点就在于渴和不渴。从病机来讲，胃有停饮而恶心、小便不利者，用此方甚佳。

辨渴：里热伤津而渴者属阳明；自利而渴属少阴，少阴病津液虚，故饮水自救；阴血亏损亦有渴证；水液代谢障碍，水毒郁滞而生热，必有小便不利而渴，乃五苓散证。

〈**方解**〉茯苓甘草汤即苓桂枣甘汤去大枣而易生姜。二方证的辨证要点在于：本方证胃有停水，水在上，故用生姜健胃止呕、散寒除湿，治心下悸而不治奔豚。苓桂枣甘汤治水在下（脐下），以大枣缓挛急，治气夹水上冲之欲作奔豚者。

## 74. 中风，发热六七日不解而烦①，有表里证②，渴欲饮水，水入则吐者③，名曰水逆，五苓散主之。

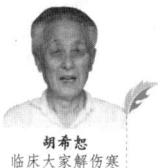

胡希恕
临床大家解伤寒

【**释**】中风发热，即发热自汗出的太阳中风证。病已六七日，虽服桂枝汤，热仍不解而烦。有表里证者，指既有发热而烦的表证，又有饮水则吐的里证。水停不化，故渴欲饮水。胃有停水，故水入则吐。此名为水逆，宜五苓散主之。

【**按**】此亦因蓄水在里，虽服桂枝汤而表不解，激动里水而致水逆证。可见无论伤寒或中风，若里有停水，必须兼逐水而表始得解也。临床中凡水湿饮停而发热者，去其水热才能除，宜注意。

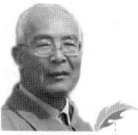

段治钧
伤寒临床释疑录

〈**注**〉①"中风"即太阳中风证。"发热六七日不解而烦"，此烦乃因多日发热不解，又受发汗药刺激之故。热所以不解，内有停水也。里有停饮，单用解表法常郁热不解。

②"有表里证"，表证指上述之发热而烦，里证指下述之饮水则吐。

③"渴欲饮水，水入则吐者"，是水停不化，胃有停水。若胃无停水，则只现五苓散之其他证而无水逆矣。

**75.** 未持脉时，病人叉手自冒心①。师因教试令咳，而不咳者，此必两耳聋无闻也。所以然者，以重发汗，虚故如此②。

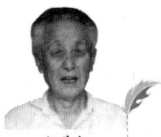

【释】当未诊时，即见其人叉手自冒心，便意识到此人必曾发汗过多，故致心悸喜按。教试令咳而不咳者，证明两耳聋无所闻矣，故可断言其重发汗、津液大虚而致病如此也。

**胡希恕**
临床大家解伤寒

【按】昔年曾亲见此证，略述始末以供参考。钱商黄梁，患伤寒久治不愈，邀余往诊。患者神昏不语，如醉如痴，饮食二便均不知，苔白厚失润，脉细数。视其服过方药，虽有辛温辛凉之差，但多属发汗之类，知为虚热重证。因与局方至宝，先治沉昏，服后稍瘥，已开目视人，余证如前。改与白虎加人参汤，神志遂有好转，但仍不欲饮食，食即欲呕。又改与小柴胡汤加石膏，诸证均好转，但其人仍如痴呆，问话不知答，此时乃知耳聋无闻也。因续服前药，前后月余幸得全治。

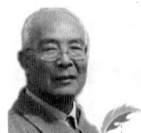

**段治钧**
伤寒临床释疑录

〈注〉①"未持脉时，病人叉手自冒心"，即未诊脉时见病人叉手自按于胸部，此发汗太过，气冲心悸的下意识动作。血汗同源，汗出过多，血虚不足养心则心悸。

②"试令咳，而不咳者"，因知其两耳聋其不闻。发汗太过，津液大虚者可致耳聋也。此虚性耳聋当是暂时性的，若津液能很快恢复，耳聋亦当愈。若拖延日久则难说矣，当与少阳之耳聋分辨。最后一句明示此耳聋之所以然，乃"以重发汗，虚故如此"。

**76.** 发汗后，饮水多必喘①，以水灌之亦喘②。

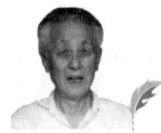

**胡希恕**
临床大家解伤寒

【释】发汗后，胃中干，欲得饮水者，亦宜少少与饮之。若暴饮或饮水多则水停于胃，上压胸膈，阻碍呼吸，势必作喘。发汗后病不解，仍发热，医不详审其原因而以冷水灌之，则益使邪热不得外越，上壅于肺，故必喘。

【按】发汗后，不是无故饮水多，而是重发汗虚其津液，或因热不退而以水灌之。此均是承前条而发挥者，故作如上解。其要在汗后欲得饮水的宜忌，也暗示汗后不解者，宜详推原因，辨证施治，不可做孟浪之举也。

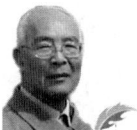

〈注〉① "发汗后"，口干欲饮时，不可过饮或暴饮，若"饮水多"则水停迫于胸膈而"必喘"。

② "以水灌之亦喘"，即以冷水浇身，古代一种不科学的解热方法。汗后若受此剧烈刺激，亦可出现应激性的反应而喘。

段治钧
伤寒临床释疑录

〈按〉75、76两条，赵开美本为一条。胡老作两条讲授，谨从之。

## 77. 发汗后，水药不得入口，为逆①。若更发汗，必吐下不止②。

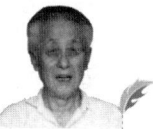

【释】水药不得入口，指水和汤药不得入口，入口则吐。发汗后而水药不得入口，即水逆证。此乃误发里有停水人的汗所致，故谓所治为逆。水逆病不可发汗，若误为表不解，泥于先麻黄汤后桂枝汤而更发其汗，则激动里饮，必使吐下不止也。

胡希恕
临床大家解伤寒

【按】水逆更发汗必致吐下不止，仍属水之为患。书中未出方，予以为宜五苓散，学者可探讨之。

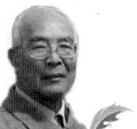

〈注〉① "发汗后，水药不得入口，为逆"，意同74条，这也是里有停饮的水逆证，当以五苓散治之。平时胃虚之人本易停饮，发汗后不但丧失津液、体液，虚其血，且虚其胃。表不解胃更虚，饮蓄气逆，故水药入口则吐。

段治钧
伤寒临床释疑录

② "若更发汗，必吐下不止"，本来就是里有停饮的水逆证，不可单纯发汗，若更发汗，这是一误再误，胃愈虚寒，必吐下不止矣。

辨太阳病脉证并治（中）

**78.** 发汗、吐下后<sup>①</sup>，虚烦不得眠<sup>②</sup>；若剧者，必反复颠倒，心中懊憹，栀子豉汤主之<sup>③</sup>；若少气者<sup>④</sup>，栀子甘草豉汤主之；若呕者<sup>⑤</sup>，栀子生姜豉汤主之。

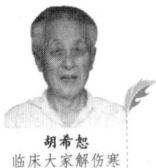

胡希恕
临床大家解伤寒

**【释】**发汗、吐、下之后，津液为之虚而余热未除，攻冲头胸，遂虚烦不得眠。若为证剧者，必反复颠倒，心中懊憹，栀子豉汤主之。若中虚而少气者，宜栀子甘草豉汤主之。若胃不和而呕逆者，宜栀子生姜豉汤主之。

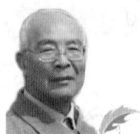

段治钧
伤寒临床释疑录

**〈注〉**① "发汗，吐下"，都会损伤津液，若病不除，就可能有变证发生，后文是这种变证的示例。

② "虚烦不得眠"，虚字，非虚衰之虚；发汗后表不实，吐下后里不实，乃指上句无实邪而言，亦即相对阳明病无大实满而言。烦，有当汗不汗之烦；有真寒假热（阴虚证）之躁烦；有实而满的实烦；有如本条津液虚而余热未除之虚烦。不得眠，有因头部充血者；有心脏贫血者；有胃气不和者；有如本条虚其津液，余热未尽，头部一时充血而心液不足者。本条之不得眠为虚烦所致，虚烦除则眠自安，虽未出方，亦宜以栀子豉汤治之。

③ "若剧者"，指上证反应较重。则 "反复颠倒"，谓辗转反侧不安于息；"心中懊憹"，指心中烦闷不可名状的样子。此皆热扰心胸的为证，用栀子豉汤治之。

④ "若少气者"，指上之栀子豉汤证又虚怯少气、似喘而非喘者。则以栀子甘草豉汤主之。

⑤ "若呕者"，指栀子豉汤证胃不和而呕逆者。则以栀子生姜豉汤主之。

**〈按〉**所谓虚烦证，当包括胸有充血、邪热之烦和炎症之烦在内，以栀子、黄连等苦寒之药治之皆有效。

```
                        栀子豉汤方

    栀子（擘）十四个，香豉（绵裹）四合。

    上两味，以水四升，先煮栀子，得二升半，纳豉，煮取一升半，去滓，分两服，温进一
服，得吐者，止后服。
```

〈**方解**〉栀子，苦寒，消炎药。消炎解热，通利二便。主充血或炎症而见剧性心烦、发黄、懊憹不得眠者，亦主吐、衄、下血、胃肠热证。栀子解热，类黄芩、黄连、黄柏，但与三者有别。黄芩、黄连、黄柏均有收敛作用，而栀子不敛且利二便，治烦相当有力，消炎作用也突出。

豉，苦寒，解毒药。消炎解热，解诸毒，去烦满，发汗止呕。主食毒郁结、药毒反应、烦满懊憹、肢痛，具滋养性。配伍栀子则更解烦去热。豉不耐熬煮，过火则成粥失效，故当后下。

本方栀子、豉用量为1：2。十合为一升，一升相当于现在的一茶杯。

〈**按**〉后世因条文中有"得吐者，止后服"句，认为豉能催吐，其实不然，此因瓜蒂散中用豉而误传也。瓜蒂散用豉乃制瓜蒂之毒性。张子和、张景岳以为吐、下后虚烦，并无复吐之理。予屡用此方，亦未尝有吐者，证明二张之说为是。

```
                       栀子甘草豉汤方

    栀子（擘）十四个，甘草（炙）二两，香豉（绵裹）四合。

    上三味，以水四升，先煮栀子、甘草，取二升半，内豉，煮取一升半，去滓，分二服，温
进一升，得吐者，止后服。
```

〈**方解**〉甘草缓急迫，治虚怯少气。大量用甘草对水气不利，故若需大量用之者多以大枣代之。此即栀子豉汤原方加炙甘草二两，治栀子豉汤证而虚怯少气者。

**栀子生姜豉汤方**

栀子（擘）十四个，香豉（绵裹）四合，生姜五两。

上三味，以水四升，先煮栀子、生姜，取二升半，内豉，煮取一升半，去滓，分二服，温进一服，得吐者，止后服。

〈方解〉此即栀子豉汤原方加生姜，治栀子豉汤证而呕者。

〈按〉77、78两条，赵开美本为一条。胡老分两条讲授，谨从之。

**79. 发汗，若下之①，而烦热胸中窒者②，栀子豉汤主之。**

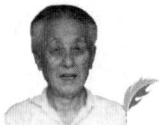

胡希恕
临床大家解伤寒

【释】发汗表不解，本宜桂枝汤更汗解。若又下之，则邪热内陷。若烦热而胸中窒塞者，栀子豉汤主之。

【按】即使不经汗下，胸中有窒塞感而烦热者，用之亦效。食道炎、食道裂孔疝多有此证。

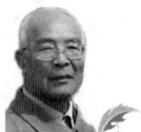

段治钧
伤寒临床释疑录

〈注〉①"发汗"若表不解，法当易桂枝汤，今反"下之"，故导致热邪内陷。

②"而烦热胸中窒者"，这是误下后表邪内陷的为证。烦热，因热（内陷）而致，此为热烦。胸中窒，是形容胸中食道部位不宽畅，自觉黏膜干燥、食物下去不滑利有窒塞感。

本条也是栀子豉汤证，故主之。

**80. 伤寒五六日①，大下之后②，身热不去③，心中结痛者④，未欲解也⑤，栀子豉汤主之。**

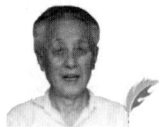

胡希恕
临床大家解伤寒

【释】伤寒五六日，常为病传少阳的时期。少阳病不可下，今大下之，反使邪热内陷，致身热不去而心中结痛者，未欲解也，栀子豉汤主之。

【按】心中结痛，即心脏部位感觉支结痛。由此观之，则心包炎有用此方的机会，但必有烦热、心中懊憹等栀子豉汤的主证方效。

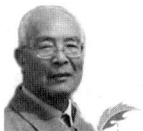

〈注〉①"伤寒五六日"，患太阳伤寒五六日，常为病传少阳的时期，然亦不一定传，当以证为准。

②大下，显系误治。表不解不能大下，已传少阳亦不可下，下之为误。"大下之后"出现了后面的为证表现。

③"身热不去"，乃不当下而下所致。

④"心中结痛者"，心中指心脏部位（心下指胃部）。结痛，即因结致痛。结者，支结，不宽快，形容闷痛，乃结滞性的疼痛。结痛是因为误下，邪热内陷。《内经》谓"邪之所凑，其气必虚"，下虚其里，热邪凑之。此证较心中懊憹、胸中窒为重，而较结胸证为轻。结胸证乃因误下虚其里，水与热结，心下硬满，拒按痛重。本证所以不成结胸者，以汗、吐、下后津亏热郁，升降失宜，但并无水毒之实结，故只显栀子豉汤证。

⑤"未欲解也"，指热不欲解，非表不欲解也。

〈按〉观栀子豉汤诸证，其热均反映在胸中，见虚烦不得眠、心中懊憹、烦热胸中窒、身热不去、心中结痛等，皆因热上冲。于此处学习古方运用化裁的技巧，当大有收益。

**81. 伤寒下后①，心烦，腹满②，卧起不安者③，栀子厚朴汤主之。**

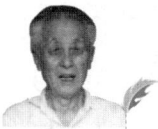

【释】伤寒在表而误下之，邪热内陷，因而心烦（栀子适应证）、腹满（枳实、厚朴适应证）、卧起不安者，栀子厚朴汤主之。

〈注〉①伤寒，指太阳伤寒。病在表，下之为误。

②心烦，因误下而热陷胸中。腹满，即肚胀，机理同80条之心中结痛，但病位又有所进，邪凑腹中矣。

③卧起不安，烦、满较重所致。

〈按〉本方烦满，与厚朴半夏甘草人参汤证（66条）之

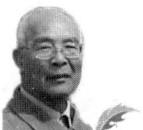

虚满而不烦者有别，与大便不通而烦躁的承气汤证亦有别。

满有虚实不同。虚满者满而不痛，其治用枳实、厚朴；实满者满而痛，拒按，其治用芒硝、大黄。论中满而不烦者，有热入于胃而实满的承气汤证，有汗后胃虚而寒逆的厚朴生姜半夏甘草人参汤证。不满而烦者，有邪热入胸之虚烦的栀子豉汤证和竹叶石膏汤证。非三阳之实、三阴之虚，唯热与气结，壅于胸腹之间的烦且满者，栀子厚朴汤主之。

---

**栀子厚朴汤方**

栀子（擘）十四枚，厚朴（炙，去皮）四两，枳实（水浸，炙令黄）四枚。

上三味，以水三升半，煮取一升半，去滓，分两服，温进一服，得吐者，止后服。

---

〈**方解**〉枳实，苦寒，健胃泻下药。驱逐结实之毒（食、水毒），治胸腹满而痹痛，腹筋拘急。其治心下痞满类柴胡，但力较之强；治腹筋拘急类芍药，但结实重而挛轻；治胀满类厚朴，但以结实为主而胀满为客（厚朴正与此相反）。

本方不用豉，专其除满之力也，治栀子汤证而腹满、卧起不安者。

**82. 伤寒**[①]，**医以丸药大下之**[②]，**身热不去**[③]，**微烦者**[④]，**栀子干姜汤主之**[⑤]。

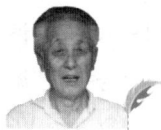

**【释】**太阳伤寒本不宜下，今以丸药大下之，属非法治疗。身热不去、微烦者，虚热而烦，为栀子证。大下伤中，当有下利或呕，栀子干姜汤主之。

*胡希恕*
*临床大家解伤寒*

**【按】**本方辛苦同用，寒热并存，有泻心汤意，与胸中热、胃中寒之黄连、干姜（寒热）并施者相类也。

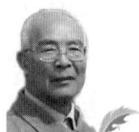

*段治钧*
*伤寒临床释疑录*

〈**注**〉① "伤寒"，指太阳伤寒。

② "医以丸药大下之"，属非法之治，一般指用巴豆热下。

③ "身热不去"，或因太阳伤寒，表证而用下法，治法

错误；或以寒性的汤剂下之，虽可去热，亦难免热陷于里之虞；或丸剂性缓力延，涤荡胃肠而不能除热。

④ "微烦者"，其烦虽轻，仍因热郁不去，扰乱心神。

⑤ "栀子干姜豉汤主之"，从用干姜可知，此因丸药大下伤胃，当有下利、呕吐未止之情。

---

**栀子干姜汤方**

栀子（擘）十四枚，干姜二两。

上两味，以水三升半，煮取半升，去滓，分二服，温进一服，得吐者，止后服。

---

〈方解〉栀子、干姜二味量相等者，名曰二圣散。寒热并用，证亦当如是。本方以栀子解烦热，以干姜温中止逆，治丸药下后的吐利。

### 83. 凡用栀子汤，病人旧微溏者，不可与服之。

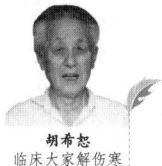

**胡希恕**
临床大家解伤寒

【释】栀子为消炎解热药，凡以栀子为主的方剂，久有微利属虚寒者慎不可与之。

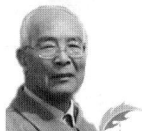

**段治钧**
伤寒临床释疑录

〈注〉"凡用栀子汤"，要特别注意，如果"病人旧微溏者"，则"不可与服之"。旧微溏即病人原有大便稀溏，这种病人体质多寒多虚。栀子苦寒而无收敛作用，故旧有虚寒便溏者不可服之。

### 84. 太阳病发汗①，汗出不解，其人仍发热②，心下悸，头眩，身瞤动，振振欲擗地者③，真武汤主之④。

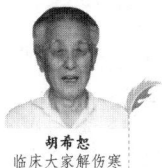

**胡希恕**
临床大家解伤寒

【释】太阳病，心下有水气，若不兼逐水，虽发汗而表亦不解，故其人仍发热。水停心下则心下悸，水气上冲则头眩。至于身瞤动，振振欲擗地者，正如《金匮要略》

所谓"必有伏饮"者是也，宜真武汤主之。

【按】苓桂术甘汤证与真武汤证的鉴别：前者只起则头眩，后者头无时不眩也；前者只身为振振摇，后者身瞤动，振振欲擗地；前者水轻，还未陷于阴证，后者水重，已陷于阴证也。

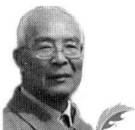

段治钧
伤寒临床释疑录

〈注〉① "太阳病发汗"，指以麻黄汤发汗。方证相应，本属正治，何以有汗出不解、其人仍发热等一系列为证呢？其中必有隐情，于后〈注〉中推敲之。

② "汗出不解，其人仍发热"，是其人虚而内有停饮，可与67条苓桂术甘汤证的〈按〉互参。何以知其人内有停饮呢？后四证皆为发汗激动里饮之变证，故知之。

③水停心下则"心下悸"，《金匮要略·痰饮病脉证并治》曰："水停心下，甚者则悸，微者短气。""头眩"，即头晕。"身瞤动"，即身颤抖。"振振欲擗地"，即晕得厉害而欲倒地的样子。此皆水气上冲的表现，说明其人虚的程度严重（其脉必弱）。由上观之，本条乃里虚有水饮潜伏的人，因误发其汗所致的坏病，可不慎欤？

④ "真武汤主之"，不是说上来即用真武汤，而是此坏病应以真武汤主之。

---

**真武汤方**

茯苓、芍药、生姜（切）各三两，白术二两，附子（炮，去皮，破八片）一枚。

上五味，以水八升，煮取三升，去滓，温服七合，日三服。

---

〈方解〉真武汤证偏于阴分，故用附子；胃有停水，故用白术、生姜；茯苓、芍药均可利水，茯苓更有治身为振振摇、瞤动的特能。本方主治里有停饮、水气上冲而见发热、心悸、头眩、身瞤者。

〈按〉28条桂枝去芍药加茯苓白术汤证为表阳证，因停水而小便不利，故利小便则表解。本方证为阳虚而有停饮，故温经复阳以驱水毒。

后文桂枝加苓术附汤即包括了本方。虚寒性小便不利、小便频数者均可用本方。茯苓、白术、附子三味共用，有利湿解痹痛的功效，关节疼痛者多可用之。

## 85. 咽喉干燥者①，不可发汗②。

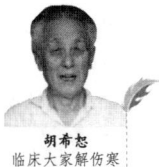

【释】咽喉干燥为津虚或内热之候，发汗则伤津而助热，故不可发汗。

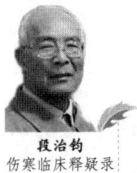

〈注〉①"咽喉干燥者"，指以咽喉干燥为主证者。

②"不可发汗"，指不可以麻黄汤类大发其汗。

〈按〉汗、吐、下均使津液亡失，故要慎用。高热、口渴（渴比咽干伤津更甚）者，温病之属，皆不可辛温发汗。咽喉干燥有阴、阳、虚、实之分，但津液不足则同，故津虚、内热者不可发汗，咽痛者不可发汗，急喉风者不可发汗。小儿麻疹，余热归喉，重发汗可致死。外感为主，小有咽疼者，宜变更发汗方法。

自本条至 91 条，讲汗法的禁忌。

## 86. 淋家，不可发汗①，发汗必便血②。

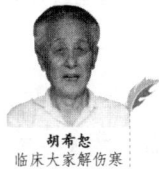

【释】淋家则津液虚，组织枯燥，无汗可发，再发汗必便血，所谓夺汗者亡血也。

【按】当未汗时，有用猪苓汤、黄芪建中汤加减之机会。

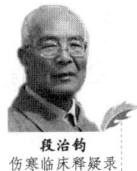

〈注〉①"淋家，不可发汗"，淋家即久患淋病之人，因小便淋漓不尽，津液渐伤，故不可发汗。此淋并非现代性病之淋。

②"发汗必便血"，便血，指小便带血。本来就津液不足，再强发其汗，必动其血。

辨太阳病脉证并治（中）

胡希恕

越辨越明释

伤寒

胡希恕
临床大家解伤寒

段治钧
伤寒临床释疑录

**87.疮家，虽身疼痛，不可发汗①，汗出则痉②。**

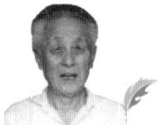

【释】疮家因久失脓血，虽有外邪而身疼痛，亦不可发汗，汗出益损其津血，组织枯燥则必致痉。

〈注〉①"疮家"，患久败恶疮之人。因脓血溃烂日久，血虚人亦虚也。所以"虽身疼痛，不可发汗"。

②"汗出则痉"，痉，即抽搐，在此指一般筋脉拘急。再发汗伤津必将致痉。

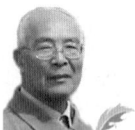

〈按〉汗出致痉者有用小建中汤加当归、桂枝加葛根汤及瓜蒌桂枝汤的机会。

**88.衄家，不可发汗①，汗出必额上陷②，脉急紧③，直视不能眴④，不得眠⑤。**

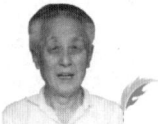

【释】衄家亡血于上，服发汗药后上体部、特别头部更易汗出，致津血益少。血不充于面则额上陷。血不足以营养目，故直视不得眴。心血不足，故烦躁不得眠，脉急紧。

〈注〉①"衄家"，久病衄血（鼻子经常出血）的人。因久衄之人津血必虚，不可发汗理同上条，血汗同源，夺汗者亡血也。

②"汗出必额上陷"，额头部位皮肉瘪缩。

③"脉急紧"，脉动加快的意思，即脉数急。汗出夺血，血不足而心跳加快代偿之。

④"直视不得眴"，眴音换，即两眼不能闭合，眼珠不能动。

⑤"不得眠"，指血虚烦躁不得眠。

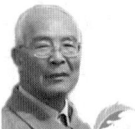

**89. 亡血家，不可发汗①，发汗则寒栗而振②。**

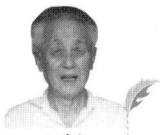

【释】亡血家，失血过多或时日较久，多虚而无汗，或出虚汗，故不可再发汗。若误发亡血家汗，势必使其虚极而陷于阴寒，则必寒栗而振也。

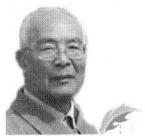

胡希恕
临床大家解伤寒

〈注〉①"亡血家"，素有吐血、便血，或外伤大出血的人。此亡血家较前之疮家、衄家，失血情况更重。不可发汗理同前条。

②"发汗则寒栗而振"，困素昔失血较重，若再发汗伤津夺血，则会发生发冷、起鸡皮疙瘩而震颤。脉若相符，此阴寒之证也。究其机理，失血之初多属阳热，亡血之后热随血去，遂转阴寒虚证也。

段治钧
伤寒临床释疑录

〈按〉汗多亡阳（阳既指津液，亦指阳热。亡阳者，失之太过也）必用干姜、附子。亡血阴虚发热，多用芍药、地黄。证变如上者，有用黄芪建中汤、芍药甘草附子汤合人参四逆汤，及苓桂术甘汤加当归之机会。

**90. 汗家①，重发汗②，必恍惚心乱③，小便已阴疼④，与禹余粮丸。**

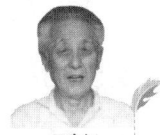

【释】汗家津液本虚，若再重发其汗，更使津虚血少，必致心气不足，恍惚心乱。尿道失润，故小便已阴疼。可与禹余粮丸。

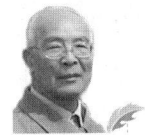

胡希恕
临床大家解伤寒

〈注〉①"汗家"，素昔多汗或久患自汗、盗汗之人。此多汗当属病态，而非个人体质差异之爱出汗者。汗家伤津。

②"重发汗"，重，在此读 zhòng。重发汗则津更伤，亦将影响到血虚。

段治钧
伤寒临床释疑录

③"必恍惚心乱"，精神不集中、不分明或迷离，心中慌乱，乃血不养心或心气不足所致。

④ "小便已阴疼"，撒完尿以后，前阴部痛。

此证可与禹余粮丸治之。

〈按〉禹余粮丸已失传。胡老录一方供参考：禹余粮一两，龙骨八钱，牡蛎五钱，铅丹六钱，茯苓八钱，人参五钱，为丸。乃一收敛、止血、止汗、健胃复津、宁神敛志之剂。

以上诸条之凡称"家"者，必罹病已久之人，超常者也。

### 91. 病人有寒①，复发汗②，胃中冷③，必吐蛔④。

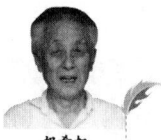

【释】病人久有里寒，复发其汗，虚其胃则益冷，蛔被寒迫上于膈，故必吐蛔。

【按】以上七条特示发汗禁忌。咽喉干燥、淋家、疮家、衄家、亡血家、汗家及病人久有里寒不外两方面：一是津液虚损，一是体质虚寒。以上均为发汗禁忌，医者不可不慎。前述发热、口渴属温病者，亦不可辛温发汗。这些都是用发汗法的重要法规，需常识之，不可误也。

吐蛔之证，宜理中汤合乌梅丸治之。

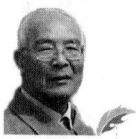

〈注〉① "病人有寒"，一是病人久有里寒（肠胃有寒），二是发汗后里虚而有寒。

② "复发汗"，一是里寒之人已经发汗，而又发其汗；二是里寒之人反复发汗。

③ "胃中冷"，指里寒之人又经发汗，虚其胃，益增其胃寒。

④ "必吐蛔"，指里寒而有蛔虫的人，经汗之又汗虚其胃，其里更寒，蛔受扰动而其人吐之。若其人无蛔，何吐之有？加"必"字者，以古人卫生条件差，多有蛔虫寄生体内，若今则未必然也。

### 92. 本发汗，而复下之，此为逆也①；若先发汗，治不为逆。本先下之，而反汗之，为逆②；若先下之，治不为逆。

胡希恕
临床大家解伤寒

段治钧
伤寒临床释疑录

098

【释】治病有先后之分。本当发汗从外以解的病，而反从里下之，此为施治之逆。若先发汗以解表，后审其里未和而下之，则治不为逆。本当自里以下的病，而反自表以发汗，此为施治之逆。若先下之以治里，而后审其外不和而微汗之，治不为逆。

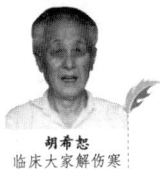

胡希恕
临床大家解伤寒

【按】先下后汗的病，照原文做以上解释可以，但临床上尚未见过，仲景书中亦难无此例。若以重（chóng）感而言，只能算另一个病程的开始，那就另当别论了。先汗后下的病则常有，如太阳阳明并病，表未罢者，须先解表而后议下，论中多有阐释，是为定法。

假如表里并病而虚寒在里者，虽有表证，当先救里，用温法而不是下法。此确多有，仲景书中亦颇常见。以此推断，本条后半段文字若为"本先温之，而反汗之为逆；若先温之，治不为逆"更符合临床实际。此"本先下之"为"本先温之"的传抄之误亦未可知。

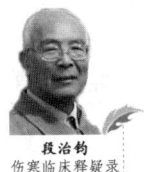

段治钧
伤寒临床释疑录

〈注〉①"本发汗，而复下之"，本当发汗而愈的病而以下法治之。复在这里不当"又"讲，而是翻转的意思，作"反而"讲。"此为逆也"，这是逆病机而治的不当（或曰非法）治疗。以上这种情况，"若先发汗"则"治不为逆"。

②"本先下之，而反汗之"，本当用下法的病而以汗法治之，也是不当（或曰非法）的治疗。这种情况，"若先下之"则"治不为逆"。

〈按〉古有"阳盛阴虚，汗之死"和"阴盛阳虚，下之亡"的说法。前者言热盛津血虚而用汗法之误，后者言阴寒虚证阳气不足反用下法之误。可与本条互参。

以下诸条（93～97条）即以此立论。学习仲景书，不但要重视其方药，更当重视其理法。

93. 伤寒①，医下之②，续得下利清谷不止，身疼痛者③，急当救里④；后身疼痛，清便自调者⑤，急当救表⑥。救里宜四逆汤，救表宜桂枝汤⑦。

**【释】**太阳伤寒本当发汗，而医反下之，续得下利清谷不止，此已转变为虚寒在里的太阴重证。虽身疼痛，表证还在，亦宜急救其里，而后再治身疼痛。待里已治，而清便自调者，又急当救表。救里宜用四逆汤，救表宜用桂枝汤。

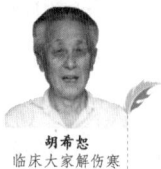

**【按】**表里同病，若里虚寒，宜先救里而后治表。此为定法，须记。

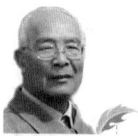

〈注〉① "伤寒"，指太阳伤寒。

② "医下之"，本当发汗解表的病，医反下之，即上条中的 "此为逆也"。

③ "续得下利清谷不止"，续得，指用下法之后而得。清谷，即完谷不化，此种粪便因胃肠虚寒，消化失职，不是很臭。不止，下利的次数很多，有不止之势。此为虚寒在里的重证。"身疼痛者"，示表证仍在，属表里同病，已转属阴证而非阳性病了。

④ "急当救里"，里，指人体的极里部位，胃肠是也。表证未解，又有里证，当视其里证性质而决定先汗或先温。若二阳并病，当先汗后下；若阴性病的太（阴）少（阴）并病（或合病），当先温里而后解表。本条属太阳伤寒误下而成的太（阴）少（阴）合病，应先救其里。救里者，以温法复阳扶正，非攻里之下热去实也。

⑤ "后身疼痛"，俟里和后，身疼痛的表证仍在；其里和的标志即 "清便自调者"，即大便正常。这个里和需活看，指虽经误下，但仍清便自调，或经过治疗而清便自调。

⑥ "急当救表"，指在清便自调的情况下，若表证在，应当救表，本质精神是里和再救表。表证有阴有阳，即太阳、少阴之别，用一 "急" 字者，示对阴性病的表证不可轻视也。

⑦ "救里宜四逆汤"，下利清谷不止，治用四逆汤。"救表宜桂枝汤"，清便自调有表证，阳性病当用桂枝汤，阴性病需合以附子剂。两个 "宜" 字均示人斟酌的意思。

**94.** 病发热头痛，脉反沉<sup>①</sup>。若不差，身体疼痛，当救其里，宜四逆汤<sup>②</sup>。

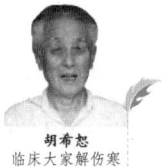

**【释】**病发热头痛，脉反沉，为少阴病麻黄附子细辛汤证。若不差，谓服麻黄附子细辛汤后，脉沉、身体疼痛仍在。此身疼痛乃沉寒在里，血气郁滞所致，不得看作表证，故谓当救其里，宜四逆汤。

胡希恕
临床大家解伤寒

**【按】**身疼痛为桂枝汤证和四逆汤证的共有证，然桂枝汤证脉必浮，而四逆汤证脉必沉。可参考306条。

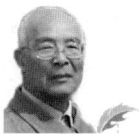

〈**注**〉① "病发热头痛"为表证，但是这个表证"脉反沉"，沉主里。详辨本条，为少阴病脉证。"反"字强调脉不浮，排除太阳病的可能。表证而现里脉，医者要多加注意，必须详察才不致误事！在这里不但表示沉衰而且因为里有水饮的缘故。

段治钧
伤寒临床释疑录

② 上句发热头痛、脉反沉为少阴病，故以麻黄附子细辛汤治之。"若不差"，即服汤后病仍不解——即使发热头痛已去，身疼痛仍在，就不要再认为表不解了，这是沉寒在里、气血凝滞所致，故谓"当救其里，宜四逆汤"。示医者不可大意，赶紧舍表救里。

〈**按**〉病属阴属阳之辨是中医的基本功。阴性病口中和，阳性病口中不和（干或苦）；阴性病小便清，阳性病小便黄；阴性病大便溏气轻，阳性病大便臭味重；阴性病常无热，阳性病常有热。种种不同，应在理论和实践上多留意，日积月累自能贯通。

本条要点在于表证见里脉。身疼痛有表里不同，阴阳之异。阳性病，脉当浮；阴性病，脉当沉。脉沉在汗后，属亡津液，多见新加汤证。初病即见脉沉无力者，乃阳气沉衰，应虑及阴寒虚证。

辨太阳病脉证并治（中）

95. 太阳病，先下而不愈①，因复发汗②，以此表里俱虚，其人因致冒③，冒家汗出自愈④。所以然者，汗出表和故也。里未和，然后复下之⑤。

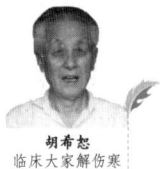

**【释】** 太阳病当发汗以解表，医竟下之以攻里，故病不愈。下后表不解，法当用桂枝汤汗以解之，而复以麻黄汤大发其汗，以此表里俱虚，虽幸表解，由于汗、下失法，津液大量亡失，故其人因致冒。冒家汗出自愈，所以然者，为津复表和故也。若审其里有未和而大便难者，与调胃承气汤再下之。

**【按】** 此述汗、下失法，虽病幸除，但津液亡失太过，因致贫血性的冒眩。待津液复，表自和而汗出，此冒亦自解。所谓冒家喜汗出者是也，可与《金匮要略》妇人产后三症（痉、冒、大便难）互参。津液亡失则胃中干，大便难，此二证常同时发在冒愈之后。若里未和，可以承气类微下之，但不可大下。

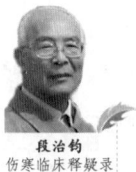

**胡希恕**
临床大家解伤寒

**段治钧**
伤寒临床释疑录

〈**注**〉① "太阳病，先下之而不愈"，下之不愈者，亦如92条乃逆治的结果。当汗不汗而以下法治之，故令不愈。

② "因复发汗"，此发汗指以麻黄汤发汗，论中多论及此，以区别于桂枝汤之解肌也。承上，即先下之不愈，又以麻黄汤发汗也。即使发汗，因在下之后，亦应以桂枝汤类，而非麻黄汤所宜。

③ "以此表里俱虚"，先下之虚其里，复汗之虚其表，津液因此大量亡失，故 "其人因致冒"。冒者头如戴物，即俗谓头沉且晕也。这是汗下津虚之故，也是一时性贫血，乃汗下先后失序之变。

④ "冒家汗出自愈"，冒家，指上述头昏之人，或与此病机相同而素有昏冒者。此汗出自愈，指不是用药物发汗，而是津液和正气复时，瞑眩汗出之状，是正复的标志。

⑤ "里未和，然后复下之"，仍有里不和、大便难者，可微下之以和其里。

〈**按**〉若冒家不汗出，即未自愈，亦不得按常法发汗，因汗下后津已虚，当用桂枝汤，也有用小柴胡汤的机会。

**96.** 太阳病未解①，脉阴阳俱停②，必先振栗汗出而解③；但阳脉微者，先汗出而解④；但阴脉微者，下之而解⑤。若欲下之，宜调胃承气汤⑥。

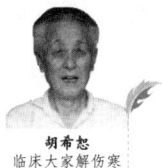

胡希恕
临床大家解伤寒

【释】太阳病未解，脉沉取以候营，谓为阴；浮取以候卫，谓为阳。脉的浮取沉取虽均极弱，但彼此相当为营卫自调之象，法当自汗而解。振栗即战汗，亦瞑眩的一种状态。由于津虚脉弱，欲自解者必先振栗而后汗出解也，不必用药。"卫缓则为中风"（即浮缓），为病仍在外，宜先使其汗出而解，当与桂枝汤。"营缓则为亡血"（即沉缓），亦津液亡失之应，胃中干则不和，故但阴脉缓弱者下而解之。若欲下之，宜调胃承气汤。

【按】太阳病未解，承前条，指下、汗之后而太阳病还未解。脉阴阳俱停的"停"字、但阳脉微的"微"字均不是指脉象，这是就脉的阴阳（浮沉）比较而言。微者弱也，其实是指缓弱的一类脉。若真是脉象微细，便不可再汗再下了。

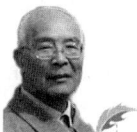

段治钧
伤寒临床释疑录

〈注〉① "太阳病未解"，是承上条言，先下后汗而太阳病还未解也。

② "脉阴阳俱停"，停，非停止之停，而是均停、调停之意也，可作"相当"讲，即脉的阴阳均等，并无大小强弱之分。脉有以尺寸的上下分阴阳者，亦有以浮沉分阴阳者，本条脉法取后者，即浮取沉取之脉相当。

③ "必先振栗汗出而解"，振栗汗出，俗谓战汗也。凡正气衰弱之人，因无力与邪相争，故表现安静，或服药后正与邪争，必振栗而汗出也。战汗出者病自愈。遇有此时，医家、病家必须心中有数，不可再乱投药物也。本句和上句连起来看，战汗自愈者，脉一定阴阳均停不乱（浮取沉取俱和），亦不难把握也。

④ "但阳脉微者"，但字，可当 "只若" 讲。言太阳病未解，又不自愈，此时只若阳脉微，即浮取脉微（或缓弱），仍为病在外，应先使其汗出而解，但因脉微，故当与桂枝汤，则 "先汗出而解"，而不可与麻黄汤也。微是细而无力的兼象脉。

⑤ "但阴脉微者，下之而解"，只若沉取脉微（或缓弱）者，里未和也。因为当里实阻碍气血时，脉也可反映出沉取脉微，当微 "下以和之"。

⑥ "若欲下之，宜调胃承气汤"，"若""宜"，均有斟酌之意，与论中 "某汤主之" 显有区别。这些地方应细读玩味。

〈按〉对 "但阴脉微者，下之而解" 还应做进一步理解：病当下而下者，可以解除里实或以急下除热存阴；病不当下而下者，徒伤津液，造成胃中干而里不和。此时脉亦可见沉缓，欲和其里，可以调胃承气汤微下之。

**97. 太阳病，发热汗出者①，此为营弱卫强，故使汗出②。欲救邪风者，宜桂枝汤③。**

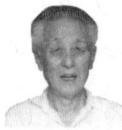

胡希恕
临床大家解伤寒

【释】太阳病发热汗出，其脉阳浮而阴弱，在本条就谓之荣弱卫强。卫强则不固，营弱则不守，此所以（发热）自汗出也，为太阳中风证。故谓欲救邪风者，宜桂枝汤。

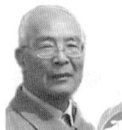

段治钧
伤寒临床释疑录

〈注〉① "太阳病，发热汗出者"，即第 12 条的太阳中风证。

② "此为营弱卫强，故使汗出"，是从另一个角度来解释太阳中风证发热汗出。"弱""强" 二字，不是无力或有力，而是分别对应着汗出和发热，即因发热而表现为卫强，因汗出而表现为营弱。从脉来说，阳浮为发热，阴弱为汗出，亦即脉有浮于外而弱于内的表现。可见本条的 "荣弱卫强" 即第 12 条脉 "阳浮而阴弱" 的互词甚明。

③ "欲救邪风者，宜桂枝汤"，邪风者，因太阳中风证有恶风之状，故古人认为这是真有风中伤之。其实不然，这只是一种取类比象的认识而已。要想驱逐这种 "风邪"，救治此一系列的症状，当以桂枝汤。

〈按〉本条的"荣弱卫强"并非上条释中的"营缓则亡血",但两者亦不矛盾。营弱卫强是强调无论从脉或从病的机理解释,都说明外以候卫,内以候荣。上条荣缓则亡血是说明亡血(亡津)是荣缓的原因。

本条的主旨在于通过前后的比较辨析,进一步说明脉的阴阳诊法。上条说明脉阴阳俱停、但阳脉微、但阴脉微的症状,本条又与第12条做比较,阐述汗出而发热、荣弱卫强(脉阳浮而阴弱)的机理,其意义不是很清楚了吗?否则证治已见于前,现又重出于此,还有什么意义呢!由此可见,真要读懂仲景之书确实不易啊。

**98.** 伤寒五六日,中风①,往来寒热②,胸胁苦满③,嘿嘿不欲饮食④,心烦喜呕⑤,或胸中烦而不呕,或渴,或腹中痛,或胁下痞硬,或心下悸,小便不利,或不渴,身有微热,或咳者,小柴胡汤主之。

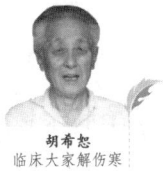

**【释】** 无论太阳伤寒或中风,往往于五六日时即传少阳而发小柴胡汤证。邪在半表半里,近于表则恶寒,近于里则发热,以是则往来寒热。邪热集于胸胁则胸胁苦满,波及头脑则精神嘿嘿,胃弱不开则不欲饮食,侵及心脏则心烦,激动里饮则欲呕,或虽及于心而胃无饮,则只胸中烦而不呕,胃中干则或渴,涉及肠系则腹中痛,涉及肝脾则胁下痞硬,涉及心胃则心下悸、小便不利,心下有水气则不渴,郁热不出则身有微热,涉及肺则咳。以上诸证,皆宜小柴胡汤主之。

胡希恕
临床大家解伤寒

**【按】** 半表半里为诸脏器所在之地,故邪热郁于此往往导致不同的脏器发病,因而有诸多不定的症状。往来寒热、胸胁苦满、嘿嘿不欲饮食、心烦喜呕四者,为小柴胡汤的主证。依主证而用之,不问或以下症状如何,均无不验,否则无效。

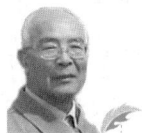

〈注〉① "伤寒五六日,中风",既曰伤寒,又曰中风,即无论太阳伤寒或中风证。五六日,即太阳伤寒或中风在五六日之间,由表将传半表半里之期。这是就一般情况

段治钧
伤寒临床释疑录

而言，非定然之数。半表半里即广大胸腹腔间，为多个脏器所在，故证候复杂。

②邪在半表半里，邪正相争于此，是以"往来寒热"。此不似疟疾定时而发，而是寒来热往、热来寒往的意思，即寒热交替发作。

③"胸胁苦满"，以胸胁满为苦。此满包括胀、痛，以热集胸胁也。

④"嘿嘿不欲饮食"，嘿嘿，昏昏然无精神的样子。不欲饮食是胃功能衰弱之故。

⑤"心烦喜呕"，阳性病心烦，其热有波及心脏和脑系两种情况，虽为证不尽相同，但心烦表现无别。胃有停水，受热激动则恶心或呕吐，如呕恶反应较大，亦使人心烦。

〈按〉小柴胡汤加减应用甚广，不胜枚举，如咳者加橘皮，腮腺炎加生石膏，妇女产褥热合三物黄芩汤，血气刺痛合桂枝茯苓丸，五心烦热加生地黄，因热泄泻合五苓散，失眠合黄连解毒汤，血乘上焦加大黄、枳壳等。

**99.** 血弱气尽，腠理开①，邪气因入，与正气相搏，结于胁下②。正邪分争，往来寒热，休作有时③，嘿嘿不欲饮食④，脏腑相连，其痛必下⑤，邪高痛下，故使呕也⑥，小柴胡汤主之。服柴胡汤已，渴者属阳明，以法治之⑦。

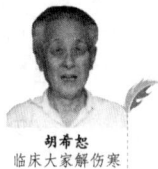

胡希恕
临床大家解伤寒

【释】伤寒病初作，邪气与正气交争于骨肉（即人体外表的躯壳），此即太阳病的病理过程。气即精气（指气血而言），若精气不足以拒邪于外，则退而卫于内，因致体表血弱气尽而腠理开。邪气因入，与正气相搏于胁下，因而胸胁苦满，这就进入少阳病的病理阶段了。正邪分争，即正邪相拒的意思。时而正进邪退，近于表则恶寒；时而邪进正退，近于里则发热。正邪争则寒热作，不争则寒热止，以是则往来寒热、休作有时。邪热满于胸胁，故嘿嘿不欲饮食，干于胃肠而腹中痛，邪热高于胃之上而痛做于胃之下，故使呕也，宜小柴胡汤主之。若服药后上证解而渴者，此转属阳明，应依法治之。

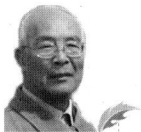

**段治钧**
伤寒临床释疑录

〈注〉①"血弱气尽，腠理开"，不是形容人整体虚衰到血弱气尽，此处的气血代表在表的精气（或曰正气）。脉内血少，脉外的气（实质为与脉内血协调运行的津液）亦少。气血充实于表，则具备与邪斗争的实力；今血弱气尽，已不具备与邪抗争的实力，因而防线内撤，退守于半表半里，疾病进入少阳病的阶段。腠理开，即腠理（汗孔、肌表）疏松，在表的抵抗力小。

②"邪气因入，与正气相搏，结于胁下"，邪气随正气的内守而入于半表半里，与正气搏于胁下，因而胸胁苦满。

③"正邪分争"，即正与邪斗争，正进邪退，邪进正退。近于表则恶寒，近于里则发热，故"往来寒热"。时而此，时而彼，"休作有时"也。

④"嘿嘿不欲饮食"，精气不足，胃弱而不欲食也。

⑤"脏腑相连"，即脏腑功能相连、互相影响，病理亦必互相波及，邪热干扰于胃肠，故有腹中疼痛，即所谓"其痛必下"也。

⑥"邪高痛下，故使呕也"，正邪相争于胸胁（上），其痛又在下，这是作呕的原因。

⑦"服柴胡汤已，渴者属阳明，以法治之"，谓服柴胡汤后，上述证已解，若又有渴，是已转属阳明，病邪又向里深入了，此时当以治阳明病的方法治之。

〈按〉此段文字阐释伤寒病由太阳而少阳、由少阳而阳明的传变规律。在病的某一阶段，如治法得当，可使整个病程结束而痊愈，或病证逐渐减轻，随着治疗在下一阶段和后一阶段痊愈。这是人的体质等个体差异造成的，为医者应有全面的认识。

仲景此书为治他那个时代的大病伤寒而写，何以又能用他的理法方药来治疗伤寒病以外的百千病证呢？因为人体致病原因虽多种多样，病证虽千变万化，但人体自然良能抗病的机制却有其规律。张仲景就是在当时的历史条件下继承和发展前人经验，通过对伤寒病的治疗，找到了机体抗御病邪的规律（机体与病邪的斗争形式），总结出了一般疾病的通治方法。这是仲景的伟大之处，其精神是千古不灭的。从解放前至今，总有极少数人企图否认中医的科学性，除了反映其思想片面和对中医的无知，还能说明什么呢！

**100.** 得病六七日，脉迟浮弱，恶风寒，手足温①。医二三下之，不能食而胁下满痛，面目及身黄，颈项强，小便难者②，与柴胡汤，后必下重③。本渴欲饮而呕者，柴胡不中与也，食谷者哕④。

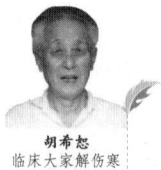

【释】得病六七日，病常传里。今脉浮弱，恶风寒，表还未解。脉迟，手足温，系已在太阴。医反二三下之，益虚其里，故不能食。外邪内陷，结于胁下则胁下满痛。湿热不得外越，故面目及身黄。颈项强，为外未解。小便难，渴欲饮水而呕者，为水逆及里虚湿盛的黄疸证，宜茵陈五苓散逐湿以祛黄，柴胡不中与之也。若误与小柴胡汤复除其热，则寒湿相得，后必下重。胃虚多寒，故食谷当哕也。

【按】太阳少阳并病，一般当用柴胡汤，但本病不得用，因胃虚寒以致停水，主解热的柴胡汤不相宜矣。

由本条可知，有柴胡证，又有水逆证时，不能径用柴胡汤，此与表证里有停水而小便不利者必须利水是同一道理。若服五苓散类水去后，柴胡证仍在者，可与柴胡汤，这与用五苓散后表证仍在者可用解表剂是同一道理。这种情况，适证用其合方治疗亦无不可。

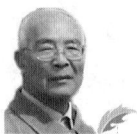

〈注〉①一般外感，起病大多首现太阳表证，本条的"得病"二字，亦应循此。太阳病四五日、五六日、六七日常为病内传之期（此为一般，但不定然），本条句首"得病六七日"，即提示医者病有内传之势，不可草率而误也。"脉迟浮弱，恶风寒"，不言发热或身热而言"手足温"，对此可看作两组症状：脉浮弱，恶风寒，此表还未解甚明，且津液不充于外；脉迟，必有里不足也，或虚寒或寒湿在内，不足以使发热（表热）或身热（里热），而只是他觉手足温而已。这叫"系在太阴"，可参见283条。传变之势已见端倪，选方用药需要小心了。

②有表证本不可下，津液不充于外，乃至里虚寒，更不可下，而"医反二三下之"，此误也。益虚其里，故不但不欲食，而且"不能食"。外邪因下而内陷，结于胁下故"胁下满痛"。里虚则水湿易内停，表热因下而内陷，与里湿相结，湿热不得外越而"面目及身黄"，这是因误下治坏的黄疸病。脖子后面为项，脖子两侧为颈，因外未解而"颈项强"。表不解，又误下，正仍能与邪争，因而气上冲，故"小便难"，其理可参见15条和21条。此为太阳少阳并病，依法本当治从少阳，但因有水湿内停，又不能单治少阳而不顾水湿，此时以茵陈五苓散加减为宜，慎不可与柴胡汤。

③因误下胃虚寒已甚，寒湿相得，如果此时"与柴胡汤"复除其热，所以导致"后必下重"。后指后阴，下重指肛门重坠。

④如果医二三下之后，不但有不能食而胁下满痛，面目及身黄，颈项强，小便难；而且有"渴欲饮水而呕"；这两句话用一个"本"字沟通联系起来。呕是水入即吐的意思，这是五苓散的水逆证，再加上面目及身黄的黄疸症状，这就是水逆的黄疸病，虽有柴胡证亦不可用柴胡剂除热，故曰"柴胡不中与之"。若给柴胡剂当属再误。胃虚寒加重，故"食谷当哕"，即呃逆。

〈按〉论中医者二三下之后，为什么又用柴胡汤误治呢？因为医者把"不能食、胁下满、颈强、呕"等作为柴胡汤证了。由此可见，要正确运用仲景方，不但要掌握方剂的适应证，更需深入了解其内在机理，这不是简单背几首方子就可解决的。

**101. 伤寒四五日①，身热恶风②，颈项强，胁下满③，手足温而渴者④，小柴胡汤主之⑤。**

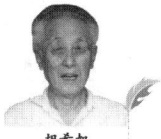

临床大家解伤寒
胡希恕

【释】伤寒四五日，常为自表传里或传半表半里的时期。身热恶风属太阳证；脖子两侧为颈，后则为项，颈强属少阳，项强属太阳，胁下满为少阳证；手足温而渴属阳明证。此乃三阳并病，依法当取少阳，小柴胡汤主之。

【按】三阳并病，治从少阳。此为定法，须记。

〈注〉① "伤寒四五日"，常为传少阳之期。

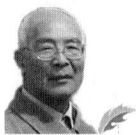

② "身热恶风"，示太阳证未罢。用身热二字而不用发热二字，有细微的区别。热近于表，或纯表证，往往用发热；热已趋于里（表证未罢），或涉及于里，往往用身热。

③ "颈项强，胁下满"，颈强属少阳，项强属太阳，胁下满属少阳。

段治钧
伤寒临床释疑录

④ 一般内有热才有渴（五苓散证也有渴），上句言身热，此句言手足温，难道身热而手足不热吗？临床上身热而手足逆冷这种情况并不少见，如小儿身体高热而手足发凉，温热病的热深厥深等。本条与上条手足温当加以鉴别：上条脉迟浮弱，恶风寒，为里有不足，系在太阴；本条手足温而渴，身热恶风，乃表证未罢而热趋于里，当属阳明。虽有阳明的证象而热未深伏，故未致手足逆冷。本条的渴与上条的渴也不同，上条渴而小便不利且水逆，为五苓散证；本条有身热，乃热趋于里的热渴。于此细微处体会辨证精神和方法当最有心得，可知彼此之间大相径庭矣。

⑤ 三阳并病，治从少阳，此为定法，需记。故以小柴胡汤主之。

〈按〉此与上条证颇相似，小柴胡汤之所以宜于此而不宜于彼者，主要是病机不同，还有个有无水逆证的问题。

论中98条主述小柴胡汤的四主证，上条述胁下满痛而不可与柴胡汤者，本条述胁下满而可与柴胡汤者。上条为太阳中风误下后里虚湿盛水逆的坏病，本条为三阳并病，均宜细辨才能决定可否与柴胡汤。仲景师行文曲折委婉，而辨证之意深焉，不反复推敲岂可得之！

**102. 伤寒①，阳脉涩②，阴脉弦③，法当腹中急痛④，先与小建中汤⑤；不差者，小柴胡汤主之⑥。**

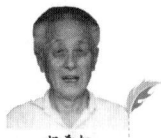

胡希恕
临床大家解伤寒

【释】浮取脉涩，为阳脉涩；沉取脉弦，为阴脉弦。涩主血少，弦主寒盛。今伤寒脉浮涩沉弦，为津血外虚，寒盛于里之候，依法当腹中急痛，故先与小建中汤。服后不差者，即未痊愈之意，以少阳病亦有此脉（弦），盖为太阳少阳并病而又有里寒也。小建中汤只治其半，故再与小柴胡汤以解少阳之邪，则当全治矣。

【按】腹中急痛，本来即半属于小建中汤证，半属于小柴胡汤证。凡少阳夹里虚证，中气不足者，虽有小柴胡汤证，亦当先建其中。先建中而后柴胡，亦虚先救里之定法，而不是先治之以小建中汤，不效再治之以小柴胡汤也。若腹痛脉弦只是里寒所致，服小建中汤即可，无关少阳矣。

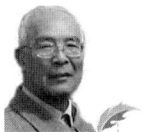
段治钧
伤寒临床释疑录

〈注〉① "伤寒"，即太阳伤寒有表不解。从小建中汤治腹中急痛、小柴胡汤治未差之病可知，本条是太阳少阳并病而兼有里虚寒也。

② "阳脉涩"，浮取脉涩。津血不充于外，胃弱于中故也。

③ "阴脉弦"，沉取脉弦。弦脉为脉体绷直性能太过之脉。病在半表半里，如果气血凝敛则脉弦，故弦脉主半表半里证；寒邪可使气血凝敛，故弦脉也有时主寒主水；筋脉拘急，其脉亦弦，故弦脉亦主痉主痛。所以说它既是小柴胡汤证常见的脉，又是小建中汤证常见的脉。

④ "法当腹中急痛"，急痛者，拘急而痛，即挛痛。从阳脉涩、阴脉弦来看，津血不足于外而寒盛于里，当有腹中挛痛。不过本条里有虚寒仅致腹中急痛，而尚未转阴证也。

⑤ "先与小建中汤"，小建中汤是桂枝汤的变方，既能解表，又滋养血脉，甘温以驱寒解痛，正应本条证情。"先与"两字大可斟酌。太阳少阳并病，又虚寒在里，当先救里，再解表或半表半里，这与93、94条的精神是一致的。

⑥ "不差者，小柴胡汤主之"，即服小建中汤后没有完全好。因为小建中汤、小柴胡汤两证俱存，治法当先里后表，服小建中汤仅治其半，故再予小柴胡汤方得全治。

---

**小建中汤方**

桂枝（去皮）三两，白芍六两，生姜（切）三两，大枣（擘）十二枚，甘草（炙）二两，胶饴一升。

上六味，以水七升，煮取三升，去滓，内饴，更上火消解。温服一升，日三服。呕家不可与建中汤，以甘故也。

〈方解〉上方前五味即桂枝加芍药汤（太阴篇284条），可治太阳病下之后腹满时痛。加饴糖，大温而甘，变攻为补。芍药苦酸，微寒，虽加饴糖之温，亦不峻补而小补，故谓小建中汤。

胶饴，甘，大温，滋养强壮剂。缓急迫，健脾胃，益气力，补虚冷。主腹中急痛，肠鸣。胶饴与甘草性味相仿，彼宜于阴阳表里虚实，而此专适于里虚。胃酸而痛者，不适与之。

芍药，苦平，微寒，多用有缓下作用。

胶饴合白芍治腹痛相当有效，但需分寒热虚实。肠结核腹痛有用本方的机会。

〈按〉腹痛有虚实之分，按之痛而重按不甚者属气痛，重按痛而坚，甚至拒按，为积聚。气痛者不可下，下之愈甚。

### 103. 伤寒中风，有柴胡证，但见一证便是，不必悉具。

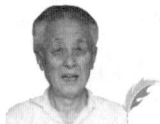

胡希恕
临床大家解伤寒

【释】无论伤寒或中风，若有柴胡证，但见四主证中一证便是，而不必四证俱备，才认为是柴胡汤证也。

【按】所谓一证，指往来寒热、胸胁苦满、嘿嘿不欲饮食、心烦喜呕四证之一。

观"伤寒中风，有柴胡证"句，必是并病才可"但见一证便是"，以判断是否有柴胡证。不过有此一证，仍需参照其他脉证，确为柴胡证者，乃可与柴胡汤。所谓不必悉具，即不必限于四证具备之意，详参有关各条证治，便知其义。

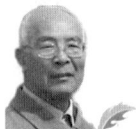

段治钧
伤寒临床释疑录

〈按〉小柴胡汤主要为解热剂而无发汗作用，至于升提与否值得商榷，吾未偿以此作用施治。柴胡证有热可加生石膏，尤以口干舌燥者优。

**104. 凡柴胡汤病证而下之<sup>①</sup>，若柴胡证不罢者<sup>②</sup>，复与柴胡汤，必蒸蒸而振，却复发热汗出而解<sup>③</sup>。**

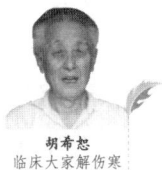

【释】凡宜与柴胡汤的病证而误以他药下之，若柴胡证未因误下而罢者，还宜与柴胡汤。其人必先蒸蒸发热和战栗而寒，而后发热汗出而解。

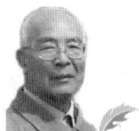

〈注〉①柴胡证不可下，下之为误，虚其人也。

②柴胡汤病证误下之后，"若柴胡证不罢者"，即未因误下而转属其他病，柴胡证仍在。此与前第5、15、42、44、45、93条精神是一致的。

③因柴胡证仍在，故可"复与柴胡汤"。服柴胡汤后"必蒸蒸而振"，蒸蒸，形容发热；振，战栗。蒸蒸而振，"却复发热汗出"，即服本方后的瞑眩状态，战汗之状。这种状态发作过去，其人即愈。虚人多见，人不虚无此反应，此与第60条的精神一致。

〈按〉注家因本条而谓柴胡汤有发汗作用，非也。此发汗乃因机体恢复所致。以上两条赵开美作一条，胡老拆分两条来讲，谨从，未改。

**105. 伤寒二三日<sup>①</sup>，心中悸而烦者<sup>②</sup>，小建中汤主之<sup>③</sup>。**

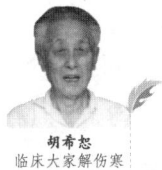

【释】血少心气虚则悸，外不得解则烦，小建中汤内能补虚，外能除邪，故治之。

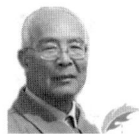

〈注〉①"伤寒二三日"，示病刚开始不久。

②"心下悸而烦者"，悸者，悸动，即心慌心跳。一般表证心中不悸，中虚血少之人可有此种症状。烦者，表不解故。

辨太阳病脉证并治（中）

③ "小建中汤主之"，小建中汤外能除邪、内能补虚，故主之。

〈按〉柴胡证中加此一条，意在对比柴胡汤证与本证，且辨烦：柴胡证为邪入半表半里，其热波及心胸而烦，本证为热郁在表而烦；102条柴胡汤证是中虚而太阳少阳并病，本条为中虚而邪在太阳。

**106.** 太阳病，过经十余日①，反二三下之②。后四五日，柴胡证仍在者，先与小柴胡汤③。呕不止，心下急，郁郁微烦者④，为未解也，与大柴胡汤下之则愈⑤。

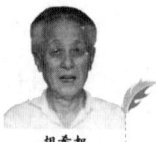

**胡希恕**
临床大家解伤寒

【释】太阳病十余日，内传少阳而见柴胡证，医未用柴胡汤，反二三下之。若后四五日柴胡证仍在者，是还幸未因误下而成坏病，故先与小柴胡汤。若呕不止，并心下有急结感而郁郁微烦者，此因病已半并于里，未全解也，再与大柴胡汤下之则愈。

【按】本条为半表半里证因下而半陷于里的证治。热激里饮则呕，与小柴胡汤即治。若大便不通，气不得下而逆上，亦呕，则非小柴胡汤所能治，需大柴胡汤下之。

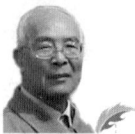

**段治钧**
伤寒临床释疑录

〈注〉① "太阳病"，即在表的阳证。"过经"，即过入他经，病传之谓。"过经十余日"，太阳证已罢可知。照后句，已过经至少阳。

② "反二三下之"，指以承气汤类下之。少阳病不当下，以治阳明之法下之再三，误也，故曰"反"。

③下之"后四五日"，如果"柴胡汤证仍在者"，"先与小柴胡汤"即还应以小柴胡汤治之。三阳病应遵先表后里之法，但若三阳并病或二阳并病而少阳病在，乃应治从少阳，因少阳病不可汗、吐、下也。

④ "呕不止"，呕加不止二字，即吐的厉害，较小柴胡汤证之呕为重，一因大便不通，二因停水且停食也。"心下急"，即心下痞塞不通，自觉下心不宽绰，似满非满，大便不通所致，是大柴胡汤的主证。"郁郁微烦"，郁郁

较嘿嘿又进一层，较少阳证为重，而较阳明证为轻；烦，三阳证均有，但其机理不同，表现亦有差别，不但宜细察，且应与阴证躁烦认真鉴别。

⑤"为未解也"，因呕不止、心下急、郁郁微烦皆病已并于里的反应，是病不能全解的原因，故与大柴胡汤下之。

### 大柴胡汤方

柴胡半斤，黄芩三两，芍药三两，半夏（洗）半升，生姜（切）五两，枳实四枚，大枣（擘）十二枚，大黄二两。

上八味，以水一斗二升，煮取六升，去滓，再煎取三升，温服一升，日三服。

〈**方解**〉此小柴胡汤去人参、甘草，加芍药、枳实、大黄。小柴胡汤补中以利驱邪外出，故用人参；大柴胡汤邪已入里而将成实，补则闭门留寇，故不用人参。大柴胡汤无甘草，以其补气而缓下也。因呕的厉害，加重半夏、生姜之量。因心下急、大便不通，故用芍药、枳实、大黄。现代处方，柴胡可用至24g。

枳实，苦平，泻下药，兼有祛痰、利尿、健胃助消化作用。功能开胃行气，消积除胀满，化痰，破实结。主停痰积饮，心下急，大便不畅。

凡小柴胡汤证而里拘急者，无不宜大柴胡汤。

**107. 伤寒十三日不解**①，**胸胁满而呕**②，**日晡所发潮热**③，**已而微利**④。**此本柴胡证，下之以不得利；今反利者，知医以丸药下之，此非其治也**⑤。**潮热者，实也**⑥。**先宜小柴胡汤以解外，后以柴胡加芒硝汤主之**⑦。

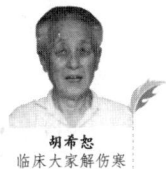

【**释**】胸胁满而呕为少阳柴胡证，日晡所发潮热为阳明里实证。其人不久又微利，本少阳阳明并病，为大柴胡汤证。即使服过大柴胡汤亦不会遗有下利，今反利者，当是用了其他丸药的非法攻下所致。虽潮热、里实未去，但由于微利，大柴胡汤已非所宜，须先以小柴胡汤解少阳之外，再以柴胡加芒硝汤兼攻阳明之里。

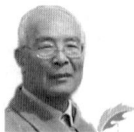

〈注〉① "伤寒十三日不解"，始发为太阳伤寒，十三日不解当是病传里入阳明之期。后面诸证恰是少阳、阳明并病的明证。

② "胸胁满而呕"，为少阳证。

③ "日晡（bū）所发潮热"，大约下午三点至五点，即后半晌或傍晚，发高烧。潮热，形容其热如潮，其势汹涌。阳明病多热，且日晡所重。这是半表半里传于里的阳明证。②③连属，这是少阳、阳明并病的大柴胡汤证。

④ "已而微利"，已而，不久的意思。上证未已，不久又见微有下利。

⑤ "此本柴胡证，下之以不得利"，上证以大柴胡汤下之本为正治，不应遗有下利之证。"今反利者，知医以丸药下之也"，丸药性缓力延，虽有所去而热不除。古代丸药下法多为巴豆剂，只去实而不去热，故反遗有下利，乃非其治也。简言之，这是少阳病而以丸药下之，为治坏的病。

⑥ "潮热者，实也"，这个潮热是阳明里实证。

⑦ "先宜小柴胡汤以解外，后以柴胡加芒硝汤主之"，对阳明来说，少阳为外，此时之治，仍遵阳性病先外后内的原则，先以小柴胡汤治胸胁满而呕，后以柴胡加芒硝汤退热。因为已用过下药，故不再用大柴胡汤。

〈按〉本条是少阳病以丸药误下的坏病。对阳明来说，少阳为外，先宜小柴胡汤以解外，是先解胸胁满而呕的少阳证，而不是解太阳在外之邪。

**柴胡加芒硝汤方**

柴胡二两十六铢，黄芩一两，人参一两，甘草（炙）一两，生姜（切）一两，半夏二十铢（本云五枚），大枣（擘）四枚，芒硝二两。

上八味，以水四升，煮取二升，去滓，内芒硝，更煮微沸，分温再服。不解更作。

〈方解〉本方即小柴胡汤加芒硝。芒硝，咸，苦寒，盐类泻下药。除寒热邪气，逐五脏六腑积聚、固结留癖，化石，通便去热。咸能软坚，可使大便稀薄。常与大黄合用，大黄可刺激肠蠕动，二者合用，泻下力大。病寒无热不可用。治潮热光大黄不行，非芒硝不可。

本证由丸药下之而遗有微利，用小柴胡汤加芒硝解少阳余邪，兼去丸药未尽之势，乃通因通用之法。若无微利，虽潮热，亦只用小柴胡汤或加生石膏即可。

本证里实较大柴胡汤证为轻。大柴胡汤证有心下急，郁郁微烦；本证有潮热。

本证也可用小柴胡汤原方，吃两剂后，第三剂加芒硝（一剂之量）。


**108. 伤寒十三日**①**，过经谵语者，以有热也，当以汤下之**②**。若小便利者，大便当硬，而反下利，脉调和者，知医以丸药下之，非其治也**③**。若自下利者，脉当微，厥，今反和者，此为内实也**④**。调胃承气汤主之**⑤**。**

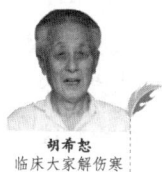

【释】伤寒十三日，病已传里为阳明病。发谵语者，因为里有实热也，当以承气汤下之。阳明病，若小便利者，大便当硬，今其人反而下利。阳明脉大，今脉反调和，因此可知医必以丸药下之。因治之不当，不但病未解，而且有以上脉证发生。若真里虚自下利者，则脉当微而手足当冷。今反和者，则利非自利。谵语自属内实，以调胃承气汤下之。

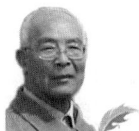

胡希恕
临床大家解伤寒

段治钧
伤寒临床释疑录

〈注〉① "伤寒十三日"，同上条，病当传里入阳明。

② "过经"，传变过于他经，这里指传为阳明病。"谵语"，即说胡话、妄言，因大便燥结、里热盛涉及神志所致，经文自注云 "以有热也"。此时下法为正治，但 "当以汤药下之" 而不宜丸剂，因需去热去实，宜急不宜缓，尤其巴豆类丸药更属非法。

③ 里实热证，热斥小便于外而 "小便利者"，"大便当硬"（因燥结而硬），今 "而反下利"；阳明病应脉大，今反而 "脉调和"。因而知道这是 "医以丸药下之" 的缘故，此 "非其治也"。因非其治，里热亦不得去。

117
辨太阳病脉证并治（中）

④上句的"反下利",也不是太阴病的自下利,因为若是太阴病的"自下利者,脉当微"且"厥",厥就是手足逆冷;今"反和者",即脉不微、四肢亦不厥,故知这个下利非阴虚的自下利。由此句和上句可知,本条下利乃阳明病因丸药误下的坏病,而谵语属里热内实所致。

⑤"调胃承气汤主之",调胃承气汤虽用芒硝、大黄,但因有甘草,泻下之力大减,专以调胃去实,使诸证得治。

〈按〉本条的治疗,未以丸药下之前(无下利)和以丸药下之后(遗有下利),都是里热内实之证,故均当以调味承气汤治之。学习本条应知脉证矛盾时,要细察矛盾的原因,而选择适证的治疗方法。

**109.** 太阳病不解①,热结膀胱②,其人如狂③。血自下,下者愈④。其外不解者,尚不可攻,当先解外⑤。外解已,但少腹急结者,乃可攻之,宜桃核承气汤⑥。

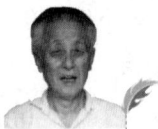

118

胡希恕
临床大家解伤寒

【释】太阳病不解传里,多为胃家实的阳明病,然亦有结于少腹的瘀血证。热结膀胱,指瘀血和热结于膀胱部位。其人如狂,谓其人精神错乱有如发疯,此瘀秽的血和热上犯头脑所致。血自下,下者愈,谓此证有血自下而愈的。如其血不自下,或虽自下而不尽,病不自愈者,则需用药攻下之。表证在者尚不可攻,当先依法解其外。外解已但小腹急结者,乃可攻之,宜桃核承气汤。

【按】素有瘀血者,一旦遭受外邪,往往发作本证。精神病的患者很多属于瘀血证,尝以本方或桂枝茯苓丸合用大柴胡汤治愈多矣。本方治狂不治癫,读者可试之。

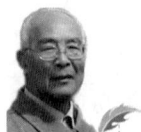

段治钧
伤寒临床释疑录

〈注〉①"太阳病不解",可传半表半里,也可传里。传里有胃家实的阳明病,也有热结膀胱的瘀血证。本条属后者。

②"热结膀胱",热结者,瘀血和热互结的意思。热结

膀胱，不是结于膀胱之内，而是结于膀胱的部位，即下腹部。

③"其人如狂"者，有如精神错乱的狂证。此为下病及上，血热结于下而上犯脑系的反应。精神病狂证多有瘀血，但如狂者不见得都是精神病。女人热入血室也有如狂，但不是精神病，此种情况亦不少见。

④如有"血自下"的现象，即不因药物而自下血，则结热随血而去。"下者愈"即有自下血者其证可自愈。此与自衄者愈是同一道理。

⑤若其病不自愈，依法当攻其邪。不过"其外不解者，尚不可攻"，表证在者，为防外邪内陷，尚不可攻，故"当先解外"。对实证施以攻法，当有表证时必先解表，此为定法。

⑥"外解已，但少腹急结者，乃可攻之，桃核承气汤主之"，急，为拘急不舒，自觉下腹部不宽畅，撑得慌。结，为胀满，按之有抵抗，但尚区别于硬满。少腹急结是桃核承气汤的主证，必待外邪已解，只有少腹急结的瘀血证时，才可以攻之。

〈按〉瘀血有即时证，如跌打损伤者，亦有潜在证，如遗传、内伤、慢性内出血等。凡发热日减夜增者多为瘀血。日本《皇汉医学》谓：人无自中毒，不会感外邪。自中毒者，即瘀血（血毒）、食毒（宿食之毒）、水毒等之谓。细菌、病毒、生理及病理产物，没有适当的环境均不能存在。人的自中毒就是感外邪的环境。此说有理，亦有临床意义，姑存之，供参考。

---

**桃核承气汤方**

桃仁（去皮尖）五十个，大黄四两，桂枝去皮二两，甘草（炙）二两，芒硝二两。

上五味，以水七升，煮取二升半，去滓，内芒硝，更上火微沸，下火，先食温服五合，日三服，当微利。

---

〈方解〉桃仁，甘苦平，微寒。活血通经祛瘀药。驱瘀解凝，消炎镇痛，有缓下作用。用于蓄血发炎，经水不利，少腹满痛或如狂者。非热结凝滞者不用。

大黄，配芒硝苦寒下热，泻下力强，配利水药则利水，配血分药则祛瘀下血，配橘皮则下食。日本人谓之驱毒药也。

桃核承气汤为治瘀血和热结于下焦的良方，少腹急结，按之有抵抗，或发热大便难，或其人如狂者用之立验。

**110. 伤寒八九日**①，**下之**②，**胸满烦惊**③，**小便不利**④，**谵语**⑤，**一身尽重不可转侧者**⑥，**柴胡加龙骨牡蛎汤主之。**

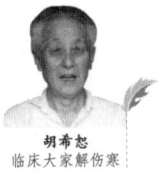

【释】伤寒八九日，常为病传少阳而现柴胡证的时期。医不详查而误下之，今心满而烦，柴胡证未罢，热伴冲气上犯，故烦且惊，水不行于下则小便不利，热结于里则谵语，湿郁于外则一身尽重而不可转侧，柴胡加龙骨牡蛎汤主之。

【按】少阳篇有"少阳中风，两耳无所闻，目赤，胸中满而烦者，不可吐下，吐下则悸而惊"的论述。本条之胸满烦惊，为误下少阳柴胡证的结果。

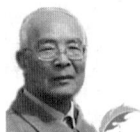

〈注〉① "伤寒八九日"，病传少阳之期，示有柴胡证。

② "下之"，少阳病禁止汗、吐、下，下之为逆。下之后里虚，热、饮之邪均凑之。其后的为证都是误下后的变证。

③ "胸满烦惊"，胸满、烦为少阳证，说明下之后柴胡证仍具。惊为柴胡证误下，其热攻冲头脑的病变。

④ "小便不利"，亦与误下有关。如果正气不衰，将有气上冲的反应，伴气上冲则小便不利。小便不利与表湿身重是互相影响的，因小便不利而水湿郁于表。

⑤ "谵语"者，里有实热也。

⑥ "一身尽重不可转侧者"，水湿在表则自觉一身沉重，所以翻身困难或不想翻身。

转属少阳之后，并且里有实热、外有水湿者，以柴胡加龙骨牡蛎汤主之。

〈按〉本条述少阳阳明并病，而又外停水湿之证。为少阳柴胡证误下的病变。226条白虎汤所治身重难以转侧、谵语等症以腹满谵语为主，本条以胸满烦惊为主，不难鉴别。

---

### 柴胡龙骨牡蛎汤方

柴胡四两，龙骨、牡蛎（熬）、黄芩、生姜（切）、铅丹、人参、桂枝（去皮）、茯苓各一两半，半夏（洗）二合半，大黄二两，大枣（擘）六枚。

上十二味，以水八升，煮取四升，内大黄，切如棋子，更煮一二沸，去滓，温服一升。本云，柴胡汤今加龙骨等。

---

〈方解〉龙骨，甘涩微寒，收敛药，兼有镇静作用。能敛浮越之气，定心神，涩精止泻。治烦惊、遗精、脱肛、崩漏、虚利、脐下动者。

牡蛎，咸涩微寒，收敛药，兼有镇静作用。安神补虚，敛汗固脱，涩肠止泻。治惊狂、烦躁、失眠、咳嗽、遗精、口渴、胸腹动者。适于体虚而未陷阴证者。

龙骨、牡蛎合用，有治胸腹动悸的特能。茯苓亦有治惊悸之效，但其悸应手动小，有筋肉挛急而无渴。黄连也有定心之功，但主实热、伏热，有血上冲、颜面红等。用之当辨。

铅丹（黄丹），辛微寒，有毒，收敛镇定药。安心神，除热镇惊，兼杀虫。治惊痫癫疾，吐逆反胃，外用杀虫。有毒，最好不用，用时亦不得超过4g，且绝对不可久服。作用类于龙骨、牡蛎，起镇定精神作用。

本方即小柴胡汤去甘草加龙骨、牡蛎、铅丹、大黄、桂枝、茯苓。柴胡剂治胸满，加大黄治里实谵语，加龙骨、牡蛎、铅丹、茯苓定烦惊、安神，加桂枝以降冲气，合茯苓以利小便，解在表的湿郁。去甘草者，因有小便不利也。

**111.** 伤寒①，腹满谵语②，寸口脉浮而紧③，此肝乘脾也，名曰纵④，刺期门⑤。

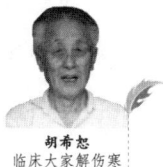

【释】腹满谵语为阳明里实证，寸口脉浮而紧为太阳伤寒脉。此表里俱实的二阳并病，谓肝乘脾，不可解。

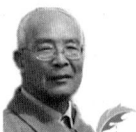

〈注〉① "伤寒"，始发为太阳伤寒也。

② "腹满谵语"，即肚胀而妄言（说胡话），阳明证。

③ "寸口脉浮而紧"，寸口，指手桡骨动脉。浮紧者，太阳伤寒之脉。

④ "此肝乘脾也，名曰纵"，肝乘脾，木克土太过。纵，五行家言。胡老【释】曰，不可解。今就字面之义衍释之："肝乘脾"，即肝木之气偏强，太过的肝木之气便去侵袭脾土，脾土受制太过，表现出肝木亢盛脾土虚弱的病证。这符合木克土的顺序，故曰"纵"，纵者放纵自如有顺的意思。此皆五行家言。

⑤ "刺期门"，期门为经络学肝经之募穴，泻木以救土之法也。

〈按〉五行的生、克、乘、侮，说明五脏之间的相互关系，乃古人借助经络学说来阐释人的生理病理机制。相生，有相互资生、促进、助长的意思，具体是木生火、火生土、土生金、金生水、水生木。相克，即相互制约，有排斥或克服的意思，具体是木克土、土克水、水克火、火克金、金克木。正常的相生、相克保持脏气的平衡和谐，属生理现象。相乘，"乘"字有乘机侵袭的意思，也有相克太过、超过了正常制约程度的意思，如本条所述的"肝乘脾"。相侮，有恃强凌弱之意，即相克的反向，又叫"反克"，是五脏之间失其协调的另一种表现。例如金克木，本来是肺的金气应制约着肝的木气，不使肝气太过而失去脏气的平衡；如果金气不足，则木就会反过来克金，就会出现肺金虚而肝木亢盛的病证。这种相乘、相侮，反映的是病理现象。

**112.** 伤寒发热，啬啬恶寒，大渴欲饮水，其腹必满，自汗出，小便利，其病欲解。此肝乘肺也，名曰横，刺期门。

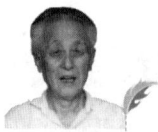

胡希恕
临床大家解伤寒

【释】伤寒发热、啬啬恶寒为邪在表。大渴欲饮水为里有热。饮水多，故腹满。若有自汗出，则表当解。小便利，则热随饮去，腹满亦当消，故谓其病欲解。此二阳并病之属，谓肝乘肺，亦不可解。

【按】以上两条，《医宗金鉴》谓似有遗误，可信。

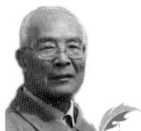

〈按〉若用经络学说衍释"此肝乘肺也，名曰横"，肝乘肺其实应是肝侮肺，就是说这种病证是因为肝木太强而反克肺金（侮金）所致。这就不是顺而是逆，故"名曰横"，横即横行无忌、横逆的意思。刺期门者，泻肝平肺以通调水道也。

段治钧
伤寒临床释疑录

用经络学说来做以上两条的衍释，总觉不太贴切。原书似此文者还有几条，但究属少数个例，所以它并不代表仲景书主流的理论体系。后世整理原作，简出简入在所难免，因无考古的据证，不敢妄言其必如此也。可见胡老于此等处，弃之不释是有道理的，解释不妥不如不解，反而是对原著的尊重。

**113.** 太阳病二日，反躁①，反熨其背而大汗出②，大热入胃，胃中水竭，躁烦必发谵语③。十余日振栗自下利者，此为欲解也④。故其汗自腰以下不得汗，欲小便不得⑤，反呕⑥，欲失溲⑦，足下恶风⑧。大便硬，小便当数，而反不数及不多⑨；大便已，头卓然而痛，其人足心必热，谷气下流故也⑩。

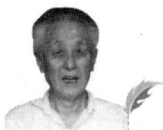

【释】太阳病始二日，常例不发躁烦，今竟躁，故谓"反燥"。里有热者不得火攻，而医反熨其背，逼使大汗出，以是则火热入胃。胃中水竭，势必至躁烦谵语也。"十余日振栗自下利者，此为欲解也"乃一倒插笔，意思是说：此

胡希恕
临床大家解伤寒

病须十余日后，津液复，胃气和，必发作振栗战汗和自下利的瞑眩才能自愈。胃中水竭，津液不布于下，故其从腰以下不得汗，欲小便不得。胃无饮，本不呕，热壅于上，则反呕。气血不充于下，小便已失约束，故欲失溲，因无尿而不能失溲。足下恶风，亦气血下虚。大便硬者，小便当数，今以津液内竭，小便反不数，量亦不多。大便已，即十余日振栗自下利的简词，头卓然而痛亦发作的瞑眩证。其人足心必热，为津复，胃和谷气下流，

辨太阳病脉证并治（中）

故病得愈。

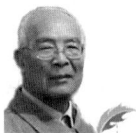
段治钧
伤寒临床释疑录

〈注〉① "太阳病二日，反躁"，太阳病第二天，常例不应有躁烦，故曰"反"。这是太阳病始得之即传里的预兆，不比寻常，不可轻视也。

② "反熨其背而大汗出"，古人因条件所限，借烧砖或烧瓦之热度，熨背以取汗的治法称为熨法，属火攻的一种。因火攻而致大汗出，属非法之治，因而变证迭出也。

③ "大热入胃"，大热即熨背之火热。因熨其背而火热入胃，因大汗出而"胃中水竭"。里热加重，因"躁"致"烦"。因胃中干而发"谵语"也。

④ "十余日振栗自下利者，此为欲解也"，这个病若能自愈，得十多天，待人体津液复、胃气和以后才行。只是说有自愈可能，不可期也。其欲解时，时有振栗、自下利的瞑眩状态。

⑤因熨背火攻汗出主要在上体部，且出汗多，无津液布疏于下，故"其汗自腰以下不得汗，欲小便不得"。

⑥ "反呕"，呕有水饮上逆和胃热上壅的不同。今胃中水竭，不应有呕，故曰"反"，其热上壅也。

⑦ "欲失溲"，即前之欲小便而不得。因胃中水竭想排尿而无尿可排。

⑧ "足下恶风"，气血（谷气）不通于下，下虚无阳（津液），故两足敏于恶风。

⑨上之大热入胃，里热内结，"大便当硬"。"小便当数"者，小便数是大便硬的一个条件，唯其小便数，内夺肠道水分，大便才热结而硬。本条胃中干，无小便可利，所以尽管大便已硬，小便"而反不数及不多"也。

⑩ "大便已，头卓然而痛"，即④的自下利后，头突然痛。"其人足心必热"，即脚心也开始发热。其病霍然而愈，这是胃津已复，"谷气下流故也"。谷气下流即谷气通畅下流，代表气血通畅。

〈按〉本条主述以火迫使大汗出，因致火邪入胃，胃中水竭的为证反应；及欲自愈时的瞑眩状态。

**114.** 太阳中风<sup>①</sup>，以火劫发汗<sup>②</sup>。邪风被火热<sup>③</sup>，气血流溢，失其常度<sup>④</sup>。两阳相熏灼，其身发黄<sup>⑤</sup>。阳盛则欲衄，阴虚小便难<sup>⑥</sup>。阴阳俱虚竭，身体则枯燥，但头汗出，齐颈而还<sup>⑦</sup>。腹满微喘，口干咽烂，或不大便，久则谵语，甚者至哕，手足躁扰，捻衣摸床<sup>⑧</sup>。小便利者，其人可治<sup>⑨</sup>。

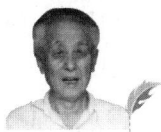
胡希恕
临床大家解伤寒

【释】太阳中风证，本宜桂枝汤以解肌，而医反以火劫方法发其汗，邪风更被火热，血被逐而散于内，气被迫而汗于外，因而失其循环常度。风火均属阳，故谓两阳相熏灼，其人身发黄色。火盛于上，迫血妄行则欲衄；水竭于下，无以为溺则小便难；气血虚竭，则身体枯燥；热亢津虚，故只头汗出，颈以下则无汗；阳明内结，故腹满微喘；火气上逆，则口干咽烂；或屎成硬，则不大便，久之又必谵语；甚者胃气衰败而致哕；神明昏乱，以致发生手足躁扰、捻衣摸床等险恶证候。若津液有所恢复而小便利者，其人还可救治。

【按】此承上条，申明火劫发汗较上条伤津为重。凡热性病始而火热伤津（壮火食气），继而失其阴阳互根，则无不阴阳俱虚竭者。如果全身组织枯槁，津不得复，甚至有不治者。古人谓"存得一分津液则存得一分生机"，和"存得一分胃气则存得一分生机"道理是一样的。由此可知，治病须掌握津液亡失、顾护胃气的要旨。或存或亡，生死攸关，医者不可不知。

125

辨太阳病脉证并治（中）

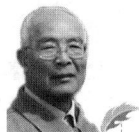
段治钧
伤寒临床释疑录

〈注〉① "太阳中风"，即太阳病的中风证，用桂枝汤解肌方为正治。

② "以火劫发汗"，火劫是古人发汗的一类手段，有熨、熏、灸、烧针等。劫，就是以此等方法强逼汗出的意思，在此为非法治疗。

③ "邪风被火热"，这句话有语病，指有自汗出的表阳证而用火热之法治疗。

④ "气血流溢"，即血流气溢。太阳中风证被火劫发汗，造成气血运行"失其常度"，即气血循环失其生理的法度。

⑤ "两阳相熏"，邪风、火热俱属阳，热以热治谓两阳相熏灼。故而"其身发黄"，不是肝炎的黄疸，而是火熏之黄。

⑥ "阳盛则欲衄"，阳盛即阳热亢于上，迫血妄行则欲衄；"阴虚小便难"，阴虚在此指热伤津液，水竭于下而小便难。

⑦ "阴阳俱虚竭"，阴阳指气血，因火劫发汗伤津夺血，气血俱虚因而"身体则枯燥"。因津虚，故只"但头汗出，齐颈而还"身无汗。此比上条腰以下无汗为重，津伤更甚。

⑧ 热结阳明，故"腹满微喘""不大便"，日久而发"谵语"。火热燔炽上逆，则"口干咽烂"。胃津不复，久则胃败而"至哕"。热扰神明，故"手足躁扰，捻衣摸床"。这些症状皆是伴随热盛津伤的进展而出现的。捻衣摸床，指神志昏糊，两手不自觉摸弄衣服床帐等。

⑨ "小便利者，其人可治"，小便利昭示津液有所恢复，故曰其人可治。言外津不得复，预后不良矣。

**115.** 伤寒脉浮①，医以火迫劫之②，亡阳，必惊狂③，卧起不安者④，桂枝去芍药⑤加蜀漆牡蛎龙骨救逆汤主之。

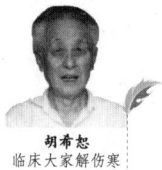
胡希恕
临床大家解伤寒

【释】伤寒脉浮，本宜以麻黄汤发汗，而医竟以火迫使大汗出，以火助热，又大量亡失津液，则必致惊狂、卧起不安的剧变，宜桂枝去芍药加蜀漆牡蛎龙骨救逆汤主之。

【按】伤寒本属表实热证，以火助热，邪乃更甚，津液大量亡失，导致气冲饮逆，此奔豚惊狂之所以致也。过汗亡阳而未致肢厥逆冷，是病情、程度不同之故也。因本方能治火劫的逆治证，故名为救逆汤。

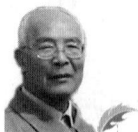
段治钧
伤寒临床释疑录

〈注〉① "伤寒脉浮"，表证之象。本应以麻黄汤解之，但医者却用了非法的治疗而误治。

② "医以火迫劫之"，指以温针、蒸或熨迫使汗出的非

法治疗。

③ "亡阳，必惊狂"，亡阳，指过汗亡津液，但尚未致恶寒肢厥者。发惊狂一是由于大汗出，气挟饮热上冲而影响脑系，此为主；二是夺津亡血，血虚不足以养心，心虚而惊，此为次。此火劫之变与123条"太阳伤寒者，加温针必惊也"意同。

④ "卧起不安者"，惊狂的为证。

⑤ "桂枝去芍药加蜀漆牡蛎龙骨救逆汤主之"，去芍药者，必有胸满。胸满，乃汗出多，气上冲也。另外气上冲则下虚，据此亦当去芍药。

---

**桂枝去芍药加蜀漆牡蛎龙骨汤方**

桂枝（去皮）三两，甘草（炙）二两，生姜（切）三两，大枣（擘）十二枚，牡蛎（熬）五两，龙骨四两，蜀漆（去腥）三两。

上七味，以水一斗二升，先煮蜀漆，减二升，内诸药，煮取三升。去滓，温服一升。本云：桂枝汤去芍药，加蜀漆、牡蛎、龙骨。

---

〈方解〉蜀漆，辛苦寒，有毒。驱水药。祛老痰积饮，截疟，止惊狂火逆，杀虫杀菌。用于胸腹脐下动悸甚者。大量可致吐，小量用不吐，故可为导痰药。痰饮不明显者不用。

此于桂枝去芍药汤内加逐痰饮的蜀漆和镇惊悸的龙骨、牡蛎，故治桂枝去芍药汤证而动悸烦惊有痰饮者。

〈按〉由本方用蜀漆即知，其人原有水饮，但若无剧烈的气上冲，亦不致影响脑系而惊狂也。

**116.** 形作伤寒①，其脉不弦紧而弱②。弱者必渴③，被火必谵语④。弱者发热，脉浮，解之当汗出愈⑤。

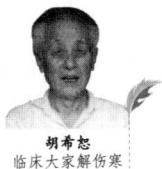

胡希恕
临床大家解伤寒

【释】病发热脉浮而无汗，形同伤寒，但其脉不弦紧而弱，为津液内虚，故其人必渴。津虚更不可以火劫逼汗，若被火则胃中燥，必谵语。弱者发热脉浮，只宜轻药解之，

辨太阳病脉证并治（中）

127

当使微汗则愈。

【按】仲景虽未出方，但已说明治法。后世注家有云大青龙汤、承气汤、白虎汤等，可知所见之误。

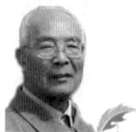

段治钧
伤寒临床释疑录

〈注〉① "形作伤寒"，指后句的发热脉浮，形似伤寒。

② "脉不弦紧而弱"，弦紧之脉应表实之证，今脉不弦紧而弱，可见津液不充于表，表不实也。仲景脉学弦对弱，紧对缓，临床应多识别之。前后联系，此时有形似伤寒之证，而非伤寒之脉也。

③ "弱者必渴"，弱者，脉弱。津液内虚，故渴。

④ "被火必谵语"，津液不充，非阳气重于表，发汗尚不可，况以火攻乎! 被火而胃中燥，故而发谵语也。

⑤ "弱者发热，脉浮，解之当汗出愈"，其脉浮弱，其证发热，表热而津不充。综上又有里证之谵语，此表里并病，应先解表当汗出愈。本条未出方，桂枝二越婢一汤类可参。

**117. 太阳病，以火熏之①，不得汗，其人必躁②，到经不解，必清血③，名为火邪④。**

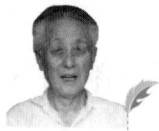

胡希恕
临床大家解伤寒

【释】太阳病以火熏之，若不得汗，则邪热不得出，因火反盛，故其人必躁。太阳病不解者，火热传里必便血。此因火攻所致，故名之为火邪。

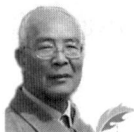

段治钧
伤寒临床释疑录

〈注〉① "太阳病，以火熏之"，火熏，亦古人一种劫汗方法，如今之火炕温覆使汗出者，这种方法即使能令人发汗，亦属逆治，以火邪助热也。

② "不得汗，其人必躁"，火熏之仍不得汗，以火助热，热盛而烦躁。这种情况，未经火熏亦常有之。有的人服发汗药而汗不出，也必烦躁。烦者热烦，躁者躁扰，因烦而躁。

③ "到经不解，必清血"，清，古字做圊，圊者即如厕，清血就是便血的意思。太阳病期间病久不解，邪热传里而有便血之虞。

④ "名为火邪"，此便血因火攻所致，故名为火邪病。这种便血的治疗绝非一般止血法可奏效，必清里热方可。

**118.** 脉浮热甚，而反灸之，此为实①。实以虚治②，因火而动，必咽燥吐血③。

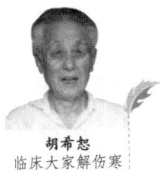

【释】脉浮热甚，宜选用石膏配伍的发汗剂，而医反灸之，不知此本表热实证，而以治虚寒的方法灸之。邪无从出，反因火而动，上炎伤肺，势必咽燥而吐血、衄血。

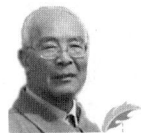

〈注〉① "脉浮热甚"，为表实证。实，即表实。灸为治虚寒之法，表实有热不当以此法治之，故曰 "而反灸之"。这也是不当的治疗。

② "实以虚治"，即表实证而以治虚寒的方法灸之。

③ "因火而动，必咽燥吐血"，实热因被火而妄行，炎及上焦则可有咽燥、吐血、衄血之变。

**119.** 微数之脉，慎不可灸①。因火为邪，则为烦逆②，追虚逐实，血散脉中③，火气虽微，内攻有力，焦骨伤筋，血难复也④。

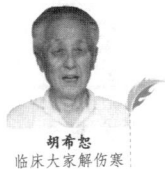

【释】微数，是虚热的脉。虚热者更不宜灸，因火为热邪，以热济热，则必使人烦逆。本来津血虚，以火灼津，益使其虚，故谓为追虚；本来邪热实，以火助热，更增其实，故谓逐实。其结果必使血散脉中而后已。灸火的气势虽微，乘虚内攻则确实有力，必致热亢津竭，而使人焦骨伤筋，血难复也。

129

辨太阳病脉证并治（中）

〈注〉① "微数之脉，慎不可灸"，津虚血少则脉微，有热则脉数，微数之脉属虚热证。灸法可施于虚寒证，不可施于虚热证。微数之脉宜补血复津、去热，扶正以祛邪，慎不可用灸法。

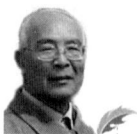

段治钧
伤寒临床释疑录

② "因火为邪，则为烦逆"，火为热邪，施之虚热证则虚热更甚，而为烦逆。烦逆者，烦闷、咳逆、呕逆、气逆之谓也。

③ "追虚逐实，血散脉中"，将火灸驱逐寒实证的方法，施之于虚热证，导致虚者更虚、实者更实，则谓之"追虚逐实"。追虚之害，不只使虚热更甚，而且使血液四散于脉中，筋骨将失其濡养。

④灸法"火气虽微"，但追虚"内攻有力"。本来筋骨已失血液的濡养，再受到灸火之灼，因之"焦骨伤筋"就是筋骨受伤，而且"血难复也"就灸伤不易恢复。《金匮要略》有论曰"痉病有灸疮，难治"，与本条同理。

〈按〉邪盛以致正虚者，不必虑其正虚，逐其邪实，正虚自复，汗、吐、下等法是也。正虚以致邪盛者，不必虑其邪盛，补其正虚，邪盛自去，温补等法是也。临床扶正祛邪当以辨证为前提，要在权衡侧重，决其取舍也。

上条论实热在表不宜灸，本条论虚热在里亦不可灸。

**120.** 脉浮，宜以汗解①，用火灸之，邪无从出②，因火而盛，病从腰以下必重而痹，名火逆也③。欲自解者，必当先烦，烦乃有汗而解④。何以知之？脉浮，故知汗出解⑤。

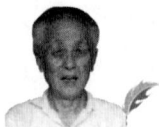

胡希恕
临床大家解伤寒

【释】脉浮为病在表，宜汗以解之。若用火灸之，则邪无从出，反因火而加盛，故表不得解。病人从腰以下必重而痹者，即由于不得汗出，郁积体表的水分重着于腰以下而痹。此虽湿痹，但因火所致，故名火逆。欲自解者，指灸后的重而痹言。必当先烦，烦乃有汗而解者，亦阳气重于表，欲汗解而必发瞑眩。此烦即瞑眩的轻者，何以知之？因脉仍浮，故其必汗出解也。

〈注〉① "脉浮，宜以汗解"，脉浮者，病在表，汗解为正治之法。明言宜以汗解，当为表实证无疑。

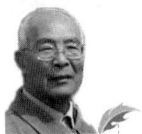

② "用火灸之"，这是误治，属非法治疗。火灸，助热伤阴血，无以作汗（或本来就是不出汗），故"邪无从出"，即邪无出路。

③热病用灸，邪热"因火而盛"。因而患者"病从腰以下必重而痹"，重者，发沉；痹者，麻木不仁，闭滞不通也。因欲汗而不得，邪无所出，邪热因火而愈盛，水毒、热毒壅滞于肌表，重着于腰下，故从腰以下重而痹。此乃火灸的变证，故曰"名火逆也"。皆一时的为证。

④火逆之证，病解较难。若正气充实之人，虽经阻遏，仍能驱毒外出，即仍有自愈的能力。但是"欲自解者"，需自汗出而解，而且汗出之前"必当先烦，烦乃有汗而解"。这是正气胜邪而病欲自解的反应，也是一种瞑眩。

⑤ "脉浮"，是气机欲外达的征象，"故知汗出而解"。这是解释上句话的自注句。

〈按〉本条与上条，赵开美本作一条，今从成无己本析为两条。《内经》云："风寒湿三气杂至，合而为痹。"风气盛者为行痹，善行数变，走注历节；寒气盛者为痛痹，筋骨凝闭不通，即痛风也；湿气盛者为着痹，重着不移，湿从土化，故病在肌肉。

118、119、120 三条是用火灸的变证。118 条火动于上而吐衄，119 条追虚逐实血散难收，本条邪滞于下而成痹。火行之部位不同，变证各异矣。

由此三条可知，热甚者、血少者、表不解者均不可灸也。

**121.** 烧针令其汗①，针处被寒②，核起而赤者，必发奔豚③。气从少腹上冲心者，灸其核上各一壮④，与桂枝加桂汤，更加桂二两也。

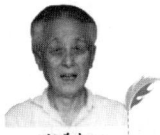

【释】本当发汗而解的太阳病，而以烧针令其汗，乃非法的治疗，若不慎针处被寒（即感染），红肿为核者，必导致奔豚发作，见气从少腹上冲心的证候。宜灸核上各一壮以治针处的感染，另与桂枝加桂汤治奔豚病以解外。

段治钧
伤寒临床释疑录

胡希恕
临床大家解伤寒

【按】《金匮要略》谓：奔豚病皆从惊恐得之。此之惊恐，不是来自可惊可恐的外界刺激，而是发惊发恐的自身症状。瘀血痰饮诸病，均可致惊恐的发作。非法治疗，更易使之发惊恐。例如少阳中风，两耳无所闻，目赤胸中满而烦者，不可吐下，吐下则悸而惊。又如太阳伤寒者，加温针必惊也。奔豚病即在此惊恐基础上发生。本条烧针令其汗，正犯太阳伤寒加温针的逆治，再加针处感染，更给神经以猛烈的刺激，未有不使其惊发者。由于烧针劫汗太过，更易导致急剧的气上冲，所以必发奔豚也。

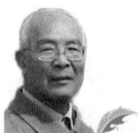

〈注〉①"烧针令其汗"，烧针，即温针。针刺入肤后，对针体或针柄施以艾条或艾团的灸法，为以火劫汗最激烈者。

段治钧
伤寒临床释疑录

②"针处被寒"，即针处被感染。

③"核起而赤者"，针眼感染处出现一个发红的隆起。则此时"必发奔豚"，所谓必发就是很容易发作的意思，非绝对之谓也。见65条〈注〉，乃气从少腹上冲心，为病者的一种自觉症状。

④奔豚的为证表现，即"气从少腹上冲心者"。治法即"灸其核上各一壮"，将一个艾团置核上，燃尽为一壮。然后再与桂枝加桂汤服之。

**桂枝加桂汤方**

桂枝（去皮）五两，芍药三两，生姜（切）三两，甘草（炙）二两，大枣（擘）十二枚。

上五味，以水七升，煮取三升，去滓，温服一升。本云桂枝汤，今加桂作五两。所以加桂者，以泄奔豚气也。

〈方解〉桂枝主治气上冲，今增大其量，治桂枝汤原方证而气上冲剧者。

〈按〉65条苓桂枣甘汤证"脐下悸，欲作奔豚"，以水饮欲上逆为主，遣药茯苓。本条是以自觉"气上冲"为主，药加桂枝。前者欲作奔豚，而本条已作奔豚，且奔豚的原因亦有别。细加比较，奥妙自明。

本方为桂枝汤原方加大桂枝用量，可见桂枝汤证气上冲达到一定程度即可发奔豚。

据作者经验，本方治天阴欲雨时头疼和二三日、三五日头痛时发者均有效。

## 122. 火逆下之<sup>①</sup>，因烧针烦躁者<sup>②</sup>，桂枝甘草龙骨牡蛎汤主之<sup>③</sup>。

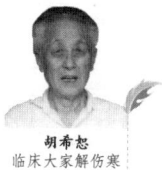

**胡希恕**
临床大家解伤寒

【释】120 条述火逆病仍在表，不自愈，本宜汗解而不应下，下之已误，烧针再误，故病不解。若更烦躁不安者，桂枝甘草龙骨牡蛎汤主之。

【按】用桂枝甘草汤解外，加龙骨牡蛎以解烦惊也。

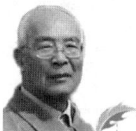

**段治钧**
伤寒临床释疑录

〈注〉① "火逆下之"，火逆，即 120 条之火逆证。病从腰以下重而痹者应从表解，今下之为逆治。

② "因烧针烦躁者"，下之已误，如加烧针则更误。火逆伤津则烦躁不安。烦躁，惊狂之渐也。

③ "桂枝甘草龙骨牡蛎汤主之"，64 条过汗用桂枝甘草汤，本条下之伤津，烧针又劫汗，亦可有桂枝甘草汤证。虽无"心下悸、欲得按"的典型症状，但病机是一致的。龙骨、牡蛎，定心神，治烦惊，故以本方主之。

〈按〉69 条茯苓四逆汤证之烦躁，乃失津伤阳过重，为阴证。本条烦躁仍为阳证，未转阴。对比可知，伤津程度不同，阴阳亦不同也。

---

**桂枝甘草龙骨牡蛎汤方**

桂枝（去皮）一两，甘草（炙）二两，牡蛎（熬）二两，龙骨二两。

上四味，以水五升，煮两升半，去滓，温服八合，日三服。

---

〈方解〉115 条桂枝去芍药加蜀漆龙骨牡蛎汤、本条桂枝甘草龙骨牡蛎汤、《金匮要略》桂枝加龙骨牡蛎汤（治男子失精，女子梦交）均有龙骨、牡蛎，其惊狂、烦躁等都属神气浮越、心神动悸，故借龙骨、牡蛎的收敛作用以治之。对其异同，应对比、借鉴之。

本条如表证突出，可重用桂枝。

**123.** 太阳伤寒者①，加温针必惊也②。

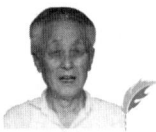

胡希恕
临床大家解伤寒

**【释】** 温针即烧针，为以火劫汗激烈者。伤寒表实，加温针迫使大汗出，势必亡阳（伤津）而使惊也。可与115条互参。

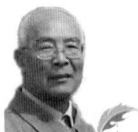

段治钧
伤寒临床释疑录

〈注〉① "太阳伤寒者"，指麻黄汤证。

② "加温针必惊也"，见115、121条〈注〉。

〈按〉自113条至此共11条，阐述太阳病火劫发汗诸变证的发病机理及救治方法。火劫是因医疗条件落后而采取的不当治法，今人虽少用或不用，但引起变证和救治的机理在临床中仍有重要意义，不可因文废意，不予重视。

**124.** 太阳病，当恶寒发热①，今自汗出，反不恶寒发热，关上脉细数者，以医吐之故也②。一二日吐之者，腹中饥，口不能食。三四日吐之者，不喜糜粥，欲食冷食，朝食暮吐③，以医吐之所致也，此为小逆④。

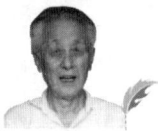

胡希恕
临床大家解伤寒

**【释】** 太阳病在表，当恶寒发热，今自汗出，反不恶寒发热。若为自解则脉应和，今关上脉细数，为胃虚有热之象。此由于医之误吐使邪热内陷，表证罢而胃不和也。若一二日吐之者，胃气当难自复，故腹中饥而口不欲食。若三四日吐之者，胃气又稍差，但热不除，故不喜糜粥。欲冷食者，因热壅于里，冷食亦不能久留，终不免朝食则暮吐。此虽似胃反，而实是医之误吐所致。因此乃误吐的轻证，故谓为小逆。

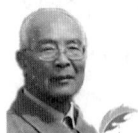

段治钧
伤寒临床释疑录

〈注〉提要：太阳病误吐变证之一。

① "太阳病，当恶寒发热"，即病在太阳，应当有恶寒发热。

②"今自汗出，反不恶寒发热"，此自汗出，既非营卫不和的常自汗出，又非里有实热的续自汗出，乃因误吐而得汗。得汗而表解，故没有恶寒发热；应作而未作，故曰"反"。"关上脉细数者"，关上即正当关部，候脾胃。脉细属津血虚，这是因吐而伤津之脉；数为有热，因误吐邪热内陷，胃虚有热也。可见这是表虽解而胃不和也。这个胃不和是医者未依法发汗治太阳，而"以医吐之故也"。综观之，这句话表达的是误吐之后的脉证。

③上述胃不和，若"一二日吐之者"，太阳之邪轻，吐之消化力减弱，虽"口不能食"，但犹"腹中饥"。若"三四日吐之者"，邪已深入，吐之胃损较重，则"不喜糜粥"，即虽糜粥亦不受矣。胃中燥，津虚有热，故"欲食冷食"。其胃已虚，食物入胃不化，而"朝食暮吐"矣。

④以上这些证候，都是"以医吐之所致也"。表证误吐，虽属误治，仅"为小逆"，误下方为大逆也（易引热入里，阳明证作矣）。

〈按〉无表证，有自汗出、关上脉细数，当是胃虚有热，不能一概断为太阳误吐的变证。医者应问诊在先，如问始得病、服何药、有吐否，对所得信息做全面的分析。

食入即吐多因胃热（胃家实），朝食暮吐多因胃虚（或胃虚寒），脉细数、自汗出、欲食冷食当是胃虚热，口不能食、朝食暮吐当是胃虚寒。本证发于表解后，可适证选小半夏汤、半夏干姜汤、橘皮竹茹汤等治，供参考。

**125. 太阳病吐之①，但太阳病当恶寒②，今反不恶寒，不欲近衣，此为吐之内烦也③。**

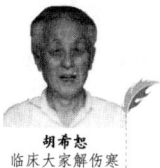

胡希恕
临床大家解伤寒

【释】太阳病宜汗不宜吐，今医误吐之。太阳病本当恶寒，今吐后反不恶寒者，以外邪内陷，表证罢也。不欲近衣者，热在里也。此因误吐，病已转属阳明病的内烦了。

【按】此逆较上条为重。上条吐而致里寒，本条吐而致内热，治法当以调胃承气汤类。

转属阳明的原因是吐后胃中虚，表邪乘虚入里也。

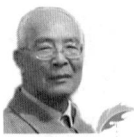

段治钧
伤寒临床释疑录

〈注〉提要：误吐变证之二。

① "太阳病吐之"，太阳病治以吐法，误也。

② "但太阳病当恶寒"，但，转述意。太阳病为表阳证，应有恶寒。

③ "今反不恶寒"，因吐后里虚，表邪内陷而表证罢，故反不恶寒。上条吐后不恶寒亦不发热，本条只言不恶寒，而未言不发热。"不欲近衣"，热在里也，言因吐伤胃津而生热，邪热乘虚内陷也，亦是邪之所凑，其气必虚。"此为吐之内烦也"，吐后热陷于内，因内热而烦，病转阳明也；吐后胃不和也是内烦的原因。

〈按〉烦热鉴别：无汗、烦热，大青龙汤证；有汗、烦热，白虎汤证；吐下后懊恼、无汗、烦热，栀子豉汤证；有汗、便硬、烦热，热入腑，调胃承气汤证。学习时宜对比明辨之。

**126.**病人脉数，数为热，当消谷引食①，而反吐者，此以发汗，令阳气微，膈气虚，脉乃数也②。数为客热，不能消谷；以胃中虚冷，故吐也③。

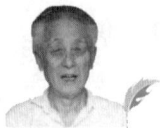

胡希恕
临床大家解伤寒

【释】诊病人脉数，数为热，当消谷引食。今不欲食而反吐者，为发汗太多致阳气微于外，膈气虚于内，病邪和饮邪乘虚而入，脉乃数。数为外入的客热，热不在胃，故不能消谷。以胃中虚冷有饮，故吐也。

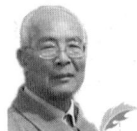

段治钧
伤寒临床释疑录

〈注〉提要：发汗太过而胃虚冷致吐之理。

① "病人脉数，数为热，当消谷引食"，脉数一般主热，以胃气强，体温增高而发热，同时消化功能旺盛，则消谷引食。但数脉有时也主虚，下面的文字即以此为据而论之。

②而今不是消谷引食，而是不欲饮食"而反吐者"，其原因是"此以发汗，令阳气微，膈气虚"，因发汗太过之故也。阳气微者，过汗伤津的意思。膈气虚者，指胃消化功能也受到影响而虚弱，里气不足也。当此之际的"脉

乃数也"，为代偿性心脏加快跳动也，故此脉数主虚。

③ "数为客热"，即此脉数所主之热为客热，不是胃气强的实热，属虚，故"不能消谷"。胃气虚而邪凑，水饮不化，谓之胃中虚冷；"以胃中虚冷，故吐也"，乃致吐所以然的自注句。虚冷亦可看作贫血衰弱之互词。

〈按〉胃乃体温发生之根源，既以自温，复以温肌表、脏腑乃至全身。过汗，体温放散过量，胃乃虚寒。

发汗太过，精气亡于外，膈气虚于内，亦可使病传少阳。本条即暗示呕而发热的柴胡汤证。

**127.** 太阳病，过经十余日①，心中温温欲吐而胸中痛②，大便反溏，腹微满，郁郁微烦③。先此时自极吐下者，与调胃承气汤；若不尔者，不可与④。但欲呕，胸中痛，微溏者，此非柴胡证，以呕，故知极吐下也⑤。

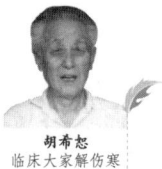

**【释】** 太阳病十余日，表证已罢，其人心中温温欲吐而胸中痛，有似传入少阳的柴胡证。柴胡汤证大便不应溏，胸胁满而腹不满。今大便反溏，腹微满。若谓已转属太阴，则不应有郁郁微烦。如此错综复杂的病证，必是其人先于此时用过极吐下的药物。如此可与调胃承气汤，若不尔者，不可与之。心中温温欲吐，胸中痛，大便微溏，为极吐下后胃气不和的结果，而非柴胡证。所以知其极吐下者，以呕的情况而知也。

胡希恕
临床大家解伤寒

**【按】** 无论误治与否，吐后胃不和，呕不欲食为常，予调胃承气汤以和其胃是常规。吐下后胸中痛，为吐后食道痛，若非极吐下，不至于此。

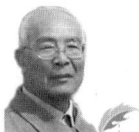

〈注〉提要：吐下后之坏证。

① "太阳病，过经十余日"，表已解谓之过经，已过十余日，病有传里之势。

② "心中温温欲吐而胸中痛"，温温同"愠愠"，形容欲吐时心中难受的样子。心中指胃脘。胸中痛亦吐时所见。呕而胸中痛似传入

段治钧
伤寒临床释疑录

少阳的柴胡证，其实不是。柴胡证的心烦喜呕、胸胁满乃热扰心胸所致，与此极吐下的情况显有不同。

③柴胡汤证不应便溏，今有便溏，故曰"大便反溏"。其实此乃吐下后药毒未尽所致。"腹微满"，言非大实大满，亦非胸满。既有便溏便不应有腹满，此缘于吐下引邪入里也。"郁郁微烦"者，这是里有热的证候，有此一证知其大便反溏亦非太阴证也。

④上边这一系列证候，如果知道是"先此时自极吐下者"，极吐下就是大吐下，即知道这是证发之前先吃了吐下之药造成的。通过问诊，如果的确如此，则可"与调胃承气汤"治疗；"若不尔者，不可与"，如不是这种情况，则不可与调胃承气汤，可能转属其他病了，当再细辨。

⑤通过分析温温欲吐的情况，知"但欲呕，胸中痛，微溏者，此非柴胡证"，而为"极吐下"的结果。但，仅、只的意思。

〈按〉若不是因服吐下药，欲吐、便溏乃人体排除消化道内积物之反应，用药当因势利导之。

124、125、126、127 四条为误用吐法的变证及救治。

**128.** 太阳病，六七日表证仍在①，脉微而沉，反不结胸②，其人发狂者，以热在下焦，少腹当硬满，小便自利者，下血乃愈③。所以然者，以太阳随经，瘀热在里故也④。抵当汤主之。

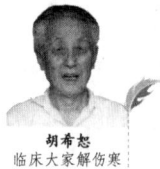

胡希恕
临床大家解伤寒

【释】太阳病六七日，常为病自表传里的时期。表证仍在，即头痛发热等症还在。里有所结，脉微而沉，结胸证常见此脉。反不结胸，其人发狂者，当是热和血瘀结于下焦，如是则少腹当硬满。若更审得小便自利者，则为瘀血无疑，下血即愈，抵当汤主之。

【按】素有瘀血潜伏于体内的人，往往由于外感诱使，邪热瘀血结合而发病。本条所述与桃核承气汤证相似，但后者只是少腹急结，此则少腹硬满，后者如狂，本条发狂，后者有血自下，此则非攻不下也。可见瘀血为期较近，证较轻，多热而易于攻下者，宜桃核承气汤。若瘀血已陈久，牢固难攻的重证，则宜抵当汤。抵当汤证不见得有热，故无芒硝。

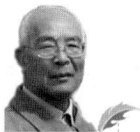

〈注〉提要：本条为抵当汤证之一。

①"太阳病，六七日表证仍在"，太阳病六七日，一般为病自表传里的时期。今表证仍在，即头痛、发热等症还在，未全传里也。

段治钧
伤寒临床释疑录

②"脉微而沉"，微脉，是细而虚的兼象脉，脉体广度不及（细）且脉动无力（虚），主正气衰。此当与弱脉辨别，微者更甚于弱。沉者，重取乃得，主里。"反不结胸"，即今未成结胸，故谓为"反"。结胸证常由表证误下所致（参见 135 条），故日本汤本氏认为本条为误下后的变证。微而沉虽是不及之脉，但不见得都主虚证，里有所结者亦常见，本条见此脉即因瘀血与热相结在里的缘故。

③"其人发狂"，发狂，较如狂重。多见于膀胱蓄血者；除了蓄血还因为"热在下焦"；此病变在下应之于上者也。"少腹硬满"，此少腹指膀胱部位，较少腹急结重，除为自觉证外，当按之有抵抗。同时又"小便自利者"，知非蓄水也，乃蓄血也。膀胱蓄水少腹也硬满，但必小便不利。此鉴别要点当记。这种热在下焦、热与血结的发狂，"下血乃愈"，以"抵当汤主之"。临床血瘀于下而发狂，血瘀于上而善忘实不少见。宿日有瘀血之人，如患太阳病误下者，更易犯此证也。

④"以太阳随经"句，即太阳病邪随经脉与瘀血郁滞在里，可能为后人之注误入本条。"所以然者……在里故也"，属自注句，应在"抵当汤主之"之后。

辨太阳病脉证并治（中）

---

**抵当汤方**

水蛭（熬）、虻虫（熬，去足翅）各三十个，桃仁（去皮尖）二十个，大黄（酒洗）三两。

上四味，以水五升，煮取三升，温服一升，不下更服。

---

〈方解〉水蛭，又名至掌，抵当汤与其谐音也。咸甘平，有毒，驱瘀药。溶解凝血，逐瘀破经，用于陈旧瘀血积聚甚者。主血瘀积聚，外伤蓄血，少

腹满而发狂喜忘，手足麻痹，大便硬而易解，色黑。

虻虫，苦微寒，有毒。驱瘀药。余同上。

〈按〉瘀血顽固、陈旧者必用水蛭、虻虫。驱瘀药大多合大黄（有热合芒硝）。大黄配什么药则加强什么作用，值得研究。凡加水蛭、虻虫者，不可用甘草。

**129. 太阳病，身黄①，脉沉结②，少腹硬③，小便不利者，为无血也④。小便自利，其人如狂者，血证谛也，抵当汤主之⑤。**

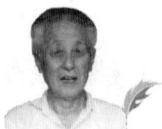

胡希恕
临床大家解伤寒

**【释】**太阳病，身黄，即有太阳病同时发黄疸之谓。脉不浮而沉结，则病不在表而在里。少腹硬，即少腹硬满的简词。少腹硬满而小便不利，为湿热在里的黄疸病，与瘀血无关。若少腹硬满而小便自利，并其人如狂者，则为血证甚明，故以抵当汤主之。

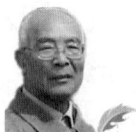

段治钧
伤寒临床释疑录

〈注〉提要：抵挡汤证之二，以小便利否辨血证也。

① "太阳病，身黄"，有太阳病证而身发黄疸。身黄有湿热、蓄血两种情况，以小便利与不利分之。肝炎初起发黄，往往亦有太阳病（类似于感冒）的症状。

② "脉沉结"，沉主里，里有凝滞，所以脉不浮；结脉，脉动节律上有间歇，属不及脉，结脉主心虚血少，在此主瘀血。由本条可见，治脉结而证属实者，有祛瘀之法也。

③ "少腹硬"，即少腹硬满，湿热、蓄血皆可有之。下焦结滞，轻者急结，重者硬满也。

④ "小便不利者"，湿热无从出，当属蓄水；"为无血也"，与血证无关，以茵陈蒿汤类治之。

⑤ "小便自利，其人如狂者"，非膀胱尿闭，是真实的血证。谛，音 dì，证据确凿的意思。这时需"抵当汤主之"。

〈按〉下焦瘀血特征有二：少腹硬满，小便自利；按之不满，而其人言我满。由本条可知，黄疸虽多为湿热相结在里的为证，但亦有瘀血所致者。

结脉多有瘀血，一般以大柴胡汤合桂枝茯苓丸或桃核承气汤治之。

**130.** 伤寒有热<sup>①</sup>，少腹满<sup>②</sup>，应小便不利，今反利者，为有血也<sup>③</sup>，当下之，不可余药，宜抵当丸<sup>④</sup>。

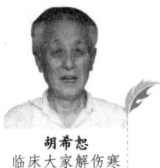

【释】形似伤寒，无汗而有热，少腹满，若由于蓄水所致，应小便不利，而今小便反利者，为有瘀血，当下其血，宜抵当丸。

胡希恕
临床大家解伤寒

【按】里有蓄水和瘀血，均可使表热不除，二者均有少腹满的症状，宜以小便利与不利辨之。本条所述为陈久性的瘀血证，因并非发黄的急剧证，故用丸而不用汤。

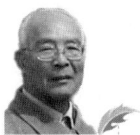

〈注〉提要：抵当丸证。

① "伤寒有热"，即表热不除的意思。形似伤寒，当寓无汗。

段治钧
伤寒临床释疑录

② "少腹满"，只言满而不言硬满，且无如狂、发狂、发黄，可见本条较抵当汤证为轻。

③ "应小便不利，今反利者，为有血也"，此如上条，对少腹满是蓄水还是蓄血以小便利与不利辨之。今小便反利，知蓄血也。

④ "当下之"，指下其瘀血。下之之法，"宜抵挡丸"，不与汤药而以丸药，其量为汤剂的四分之一，缓缓以攻之。"不可余药"，即以汤煎之，连药渣一块儿服的意思。

---

**抵当丸方**

水蛭（熬）二十个，虻虫（去足翅，熬）二十个，桃仁（去皮尖）二十五个，大黄（酒洗）三两。

上四味，捣分四丸，以水一升，煮一丸，取七合服之，晬时当下血，若不下者，更服。

〈注〉晬时，即一昼夜。

**131.** 太阳病①，小便利者②，以饮水多，必心下悸③；小便少者，必苦里急也④。

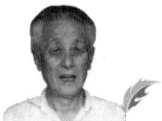

**【释】**太阳病表不解的停水证有在上在下的不同。如小便自利，水不蓄于膀胱，但以嗜饮无度，则胃中有留饮，必心下悸。若小便少，则水蓄膀胱，故苦少腹里急也。

胡希恕
临床大家解伤寒

**【按】**胃有停饮则心下悸，膀胱蓄水则少腹里急，这是停水部位不同所现的不同证候。

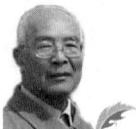

段治钧
伤寒临床释疑录

〈注〉提要：以小便利否辨蓄水的部位。

① "太阳病"，里有停水，常使表有郁热，因此以太阳病冠之。有太阳病之形，未必准是。太阳病依法治之而不解，里当有所蓄（水或瘀血）。

② "小便利者"，肾脏、膀胱当无病，知水蓄不在膀胱。

③ "以饮水多"，水不被胃消化吸收，也不下解，则停在胃中。胃中有留饮，所以 "必心下悸" 也，治以茯苓甘草汤（参见 73 条）。

④ "小便少者"，则水蓄膀胱，所以 "必苦里急也"。苦里急者，以里急为苦的意思（有尿排不出为苦），治当以猪苓汤（参见 230 条）。

〈按〉此辨蓄水的部位在胃、在膀胱不同的为证反应。

## 小 结

太阳中篇首先提出太阳病无汗即伤寒，这一类的发汗剂，计有葛根汤、麻黄汤、大青龙汤、小青龙汤 4 则。它们虽均以麻黄汤为主，宜于太阳病无汗的表实证，但又各有不同的适应证，必须细心对照加以体会。随后，又就桂枝汤和麻黄汤分述其不同。桂枝汤主表虚，麻黄汤主表实，必须通过其证和治加以区分。中间大段泛论汗、吐、下不当，均亡血液，亡津液，结果可致变证多端，并相应提出救治之法，如干姜附子汤、桂枝加芍药生姜各一两人参三两新加汤、麻杏石甘汤、桂枝甘草汤、茯苓四逆汤、调胃承气汤、五苓散、茯苓甘草汤、栀子豉汤、真武汤等。这些方证本身均不属太阳篇的范围。以上各方虽是为救误而出，但中医讲求辨证施治，我们要通过条文透视其适应证，有是证即可用之，不必限于或汗或下的误治也。小柴胡汤及其加减方证本属于少阳病，为了阐述正邪交争的病理关系，藉病传少阳过程来讲，显得分外生动，易于理解。桃核承气汤本应列于阳明病篇，但瘀血证常见于太阳病期间，应急制变，亦提出在前。有以此为太阳腑证来解释者，实误解仲景之意也。以火劫汗为太阳病所最忌，无论中风、伤寒均当禁用。被火变证亦出示救治用方数则，如桂枝去芍药加蜀漆牡蛎龙骨救逆汤、桂枝加桂汤、桂枝甘草牡蛎龙骨汤等。此和以上诸方一样，亦不要视为被火救误的专方，凡有是证即可用之。最后出治瘀血证的抵当汤和丸方，宜与桃核承气汤条前后互参，以探索其不同的应用证候。里有停水或瘀血均可致表热不除，见少腹硬满，常以小便的利否辨之，此对于治疗颇关重要。至于发汗禁忌诸条（49、50、86、87、88、89条），均极重要，更须——熟记。

# 辨太阳病脉证并治（下）

**132.** 问曰①：病有结胸，有脏结②，其状何如？答曰：按之痛，寸脉浮，关脉沉，名曰结胸也③。

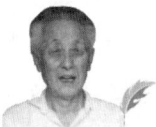

胡希恕
临床大家解伤寒

**【释】** 结胸者，为邪结于心下，甚则上及胸胁而下至少腹。按之痛，病在里，故脉关以下沉。寸脉独浮者，以阳气隔于上故也。

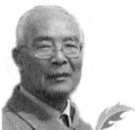

段治钧
伤寒临床释疑录

〈注〉提要：结胸的脉证。

①"问曰"，以问答方式阐述结胸病的脉证。

②"病有结胸，有脏结"，结胸即邪结于胸部；脏结，即邪结于内脏。

③"按之痛，寸脉浮，关脉沉"，是本条的主述，即结胸的脉与证。结胸乃水热之邪结于胸腹的重证，故按之痛。阳气（津液阳热）隔于上，故寸脉浮。病在里，故关脉沉。此"名曰结胸"。其意以"答曰"述之。

〈按〉结胸病亦阳明之类变也。结胸病是由太阳病误下，邪结于心下而得，其邪为饮热相结盘踞于胸，乃阳性之水结病。按之痛者，实也。寸以候上，浮以主外。因邪结心下胸际，中间阻隔，上下不通，且开始时部位不广，阳气不能下行，故其寸浮。关以候中，沉以主里。因邪结部位深，故关脉沉。此脉法中"上以候上，下以候下"者也。仲景脉法最朴实无华，后世脉法有正有误，不尽可信也。

**133.** 问曰：何谓脏结？答曰：如结胸状①，饮食如故②，时时下利③，寸脉浮④，关脉小细沉紧⑤，名曰脏结⑥。舌上白苔滑者，难治⑦。

【释】脏结为邪结于脏，亦如结胸状，按之则痛。邪不干于胃，故饮食如故。里虚有寒，故时时下利。脉亦似结胸，寸浮，关以下沉，又由于虚且寒，故复兼细紧。舌上虽白苔，但不燥而滑，为少热多寒多湿之象。为难治者，谓脏结为难治之证，不是专就舌苔论也。

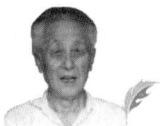

〈注〉提要：脏结病的脉证。

① "如结胸状"，即脏结的部位和按之痛的症状有如结胸，也是由误下而得。

② "饮食如故"，以邪不在胃也。

③ "时时下利"，里虚有寒的缘故。此阴证下利也。

④ "寸脉浮"，注同上条。

⑤ "关脉小细沉紧"，即关脉沉紧而兼小细。紧在此主寒，细脉即小脉（相对于大脉），主虚和血不足。

⑥ "名曰脏结"，即以上脉证名叫脏结。脏指内脏，不指腑。

⑦ "舌上白苔滑者，难治"，白苔不全主寒，亦有主热者，但必白而燥。白滑者多寒湿。普通病白滑苔，宜理中、四逆辈温之。凡脏结均难治，如见此苔，其病一派阴寒之象，更为难治。

〈按〉脏结，是虚寒性水不行病。结证本须攻之，但人陷阴寒虚证又不可攻，故曰难治。脏结多阴证，下条有论曰脏结无阳证，其说还需在临床中验证之。

结胸见白滑苔应虑其假实，脏结见干黄苔应虑其有热。寒实结胸（见后）盖有痰涎（或有病理产物）也，亦当分辨。

**134. 脏结无阳证①，无往来寒热②，其人反静③，舌上苔滑者，不可攻也④。**

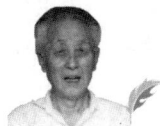

【释】脏结为纯阴证，故外无阳证。不往来寒热者，言外但寒无热也。阳证多有烦热，脏结因纯属阴证，故其人反静。舌上苔滑者，指上条舌上白苔滑者，慎勿误为白苔有热而妄攻下也。

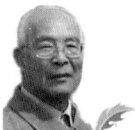

段治钧
伤寒临床释疑录

〈注〉提要：论脏结不可攻。

① "脏结无阳证"，见上条〈按〉。

② "无往来寒热"，即纯阴证，但寒无热。

③ "其人反静"，阴证一般无烦热，静则可矣，何尔言"反"？有语病焉。

④ "舌上苔滑者，不可攻也"，脏结为阴证，有所结实，需攻而不能攻，所以上条言其难治。此不可攻，指脏结病不可攻，亦非专指舌苔而言。

〈按〉脏结，其病深重可知，论中无治法，未识是否法在所不治，阙疑待考，不敢妄释。

146

**135. 病发于阳，而反下之**①**，热入因作结胸**②**。病发于阴，而反下之**③**，因作痞也**④**。所以成结胸者，以下之太早故也**⑤**。**

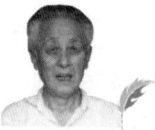

胡希恕
临床大家解伤寒

【释】病发于太阳，本宜汗之，而医反下之，则表邪乘虚而入里，结于心下而作结胸。病发于太阴，本宜温之，而医反下之，伤及脏器而作痞。阴证本无下法，故不以迟早论。若太阳转属阳明，本可议下，其所以成结胸者，是因为表证未罢，而下之太早故也。

【按】以上四条都是为结胸、脏结立论，故此所谓痞者，不是指泻心汤证的心下痞，实指脏结言。一般注家谓痞即心下痞满，是不对的。试看泻心汤诸证，无一是由于误下所致者。173条有"病胁下素有痞，连在脐旁，痛引少腹，入阴筋者，此名脏结，死"的论述，可见脏结即指胁下肿痞，肝脾肿大或肿瘤等均属之，大概古人以此为脏结。太阴篇又有"若下之，必胸下结硬"的论述，也是指脏结。注家大多谓发于阳者指太阳中风，发于阴者指太阳伤寒。书中所指结胸证多由误下伤寒而致，而心下痞证多由误下中风而致。著者再无知，亦不会自相矛盾如此，故此说不可信。

〈注〉提要：论结胸和脏结之所由。

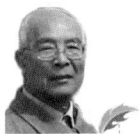

① "病发于阳，而反下之"，病发于阳，即第 7 条 "发热恶寒者，发于阳也"，参见前释上。太阳病宜汗不宜下，医竟下之，故曰 "反"。

② "热入因作结胸"，热入，即外部邪热随下而陷于里，与在里的水饮相合，结于心下而成结胸证。

③ "病发于阴，而反下之"，发于阴即第 7 条 "无热恶寒者，发于阴也"，参见前释。少阴病为在表的阴性病，更无用下法之理。既为表证，当用汗法，但以其人虚寒，只能以小汗之法，且必须加附子等顾护之。医竟下之，故曰 "反"，其害更甚矣。

④ "因作痞也"，因医误下阴性病而作痞。此痞非心下痞塞不通，乃痞块，即脏结也。综观全书，没有一条阴证下后而为心下痞的，故敢断言为痞块之痞。此痞块可能为今之肿瘤一类。

⑤ "所以成结胸者，以下之太早故也"，这是个倒插句，应接第一句之后。阳性病用下法应在表解以后，今表未解而用下法，故转属阳明而成结胸证。可见此证非误于下，乃误于下之过早也。

〈按〉本条之〈注〉和胡老【释】中的发于太阴理解有不同之处，仅供参考。

**136. 结胸者**①**，项亦强，如柔痉状**②**，下之则和，宜大陷胸丸**③**。**

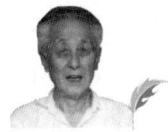

【释】结胸证，亦有沿胸背往上迫者，故使项背强急，如柔痉的症状。此项背强是由于邪结心下，下其邪则结胸治，项背强亦自和，宜大陷胸丸。

〈注〉提要：大陷胸丸证。

① "结胸者"，本条为结胸证轻者，痛不重，热亦较轻。

② "项亦强，如柔痉状"，项亦强，指脖子后头僵滞不自如。痉，指痉挛、拘急、肌肉紧僵、角弓反张等症状，其

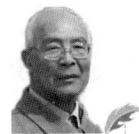

病因有水毒充斥、津液丧失、热盛等。《金匮要略》谓:"太阳病,发热汗出,而不恶寒者,名曰柔痓。"本条项强有如柔痓而非柔痓,其原因是由于水热结于胸膈,阻碍津液上升,筋不得养。

③"下之则和"者,下其胸中邪液而正气则和的意思。以痛不剧,故峻药缓治,"宜大陷胸丸"而不宜大陷胸汤。

〈按〉柔痓为病名,即身体强几几,发热汗出,不恶寒者。本条项强如柔痓状,但非柔痓。病势缓而痛不剧,故以丸药缓下,而不用汤药急攻。

水热互结胸膈,势连于下者,陷胸汤证;势连于上者,陷胸丸证。

---

**大陷胸丸方**

大黄半斤,葶苈子(熬)半升,芒硝半升,杏仁(去皮尖,熬黑)半升。

上四味,捣筛二味,内杏仁、芒硝,合研如脂,和散,取如弹丸一枚,别捣甘遂末一钱匕,以水二升,白蜜二合,煮取一升,温顿服之,一宿乃下,如不下更服,取下为效。禁如药法。忌腥膻生冷。

---

〈方解〉葶苈子,辛苦寒。利尿药,峻下逐水。去凝滞水毒,破结逐邪,除痰饮,利小便。治壅塞上气,水饮咳喘,身体面目浮肿。驱水利尿作用虽大,唯兼降气,久服令人气虚。非有水饮停滞和上气之候,不可妄用。又有缓下作用。

甘遂,苦,寒,有毒。为峻下泻水剂。功专逐水,破癥瘕积聚,留饮宿食,主各种水肿。与大戟、芫花功效略同。与芒硝、大黄为伍,则攻下极猛峻。热实水毒结胸者,非此不治。虚人禁用。

此方较大陷胸汤多葶苈子和杏仁两味,逐水当更有力,但因服量甚轻,又和白蜜,故攻下力大缓。治结胸者,不只心下硬满,且项强如柔痓。

〈按〉项强如柔痓,乃水毒郁结的反应。结胸证热多者,宜大陷胸汤,水多者则宜本方,从二方的药物分析可知。

甘遂、大戟、芫花、葶苈子皆为泻下胸廓停水之药,以甘遂为最,葶苈子为末,大戟、芫花居中。葶苈子现代亦常用,余三味因攻逐之力太过,用之不慎有无以善后之感,故用之不多。

**137. 结胸证，其脉浮大者，不可下<sup>①</sup>，下之则死<sup>②</sup>。**

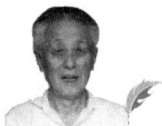

**【释】**得了结胸证本应下以治之，但脉浮大者不可下，因表邪未尽，热结未实。若下之则外邪陷里，正气愈虚，热结弥深，故死矣。

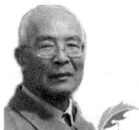

*胡希恕*
*临床大家解伤寒*

〈**注**〉提要：结胸之不可下证。

① "结胸证，其脉浮大者"，脉浮为病仍在表，脉大为外有热。此脉主表邪未尽，热结未实。若水热结实者，则脉不浮而沉矣。虽已有结胸证，但不可下，下之则外邪再内陷，结而又结，一误再误也。结而未实即下之，亦下之太早，可与135条互参。彼尚未结胸，而此已有结胸，但尚未全实耳。

*段治钧*
*伤寒临床释疑录*

② "下之则死"，下后外邪复聚，重虚其里，病实人虚，预后不良也。

〈**按**〉有谓本证宜柴胡桂姜汤和解之，亦有谓小陷胸汤为佳。供参考。

**138. 结胸证悉具<sup>①</sup>，烦躁者亦死<sup>②</sup>。**

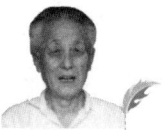

**【释】**结胸证悉具，指心下至少腹无处不硬满且痛，其脉沉紧。结胸为大证，法当速治。若待结胸证悉具，以至正不胜邪，其人烦躁不宁者，不下则死，下之亦必死。

*胡希恕*
*临床大家解伤寒*

**【按】**结胸为大证，大陷胸汤为猛剂，表证在，里不实，妄用则死。结胸证具，又非此不治，若延误不用，错过治疗机会，亦可致人于死。

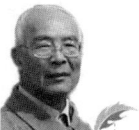

〈**注**〉提要：结胸之不治证。

① "结胸证悉具"，结胸症状全都具备，邪已深入病情重的意思。

② "烦躁者亦死"，烦躁，是正气散乱的表现。其人极

*段治钧*
*伤寒临床释疑录*

虚，病邪又重，攻补两难，故主死。

**139.** 太阳病，脉浮而动数（浮则为风，数则为热，动则为痛，数则为虚。头痛发热，微盗汗出，而反恶寒者，表未解也）[1]。医反下之，动数变迟，膈内拒痛（胃中空虚，客气动膈，短气躁烦，心中懊㤏），阳气内陷，心下因硬，则为结胸，大陷胸汤主之[2]。若不结胸，但头汗出，余处无汗，齐颈而还，小便不利，身必发黄[3]。

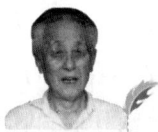

【释】太阳病脉浮而动数，非静象，为病欲传可知。浮则为风，谓脉浮为中风；数则为热，谓数脉为有热；动则为痛，谓动脉主痛；数则为虚，谓数脉亦主虚。今头痛、发热、微盗汗出，有转属阳明之势，而反恶寒者，表还未解也。医不知先解表而反下之，因使表邪内陷，乃变动数之脉为迟。正邪相搏于胸膈，故膈内拒痛；胃中因下而空虚，邪气因入而动膈；呼吸受阻则短气；热邪上犯则躁烦。心中懊㤏，阳气内陷者，即在表的津液随邪热内陷，两相结合则为结胸证，宜以大陷胸汤主之。若下后不为结胸，其人但头汗出，余处无汗，齐颈而还，则热不得外越，而小便又不利，湿不得下解，如此湿热互结而发黄疸。

【按】阳气（津液）内陷，客气（邪热）动膈，两相结合，是心下硬满且痛之结胸证的成因。恐人不明，又提出黄疸，因二者均水热相合的为患。水与热结实者为结胸，水与热只互结而不成实者，则为黄疸。

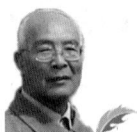

〈注〉提要：承135条说明"病发于阳，而反下之，热入，因作结胸"之理。大陷胸汤证之一。

注家有谓"浮则为风……表未解也"33字，及"胃中空虚……心中懊㤏"16字，均为注文误入，此说可从。仅就正文注如下。

① "太阳病，脉浮而动数"，脉浮主太阳表证。动脉，为脉动突出于一点的太过脉，机体受急剧的刺激，应于脉之左、右、上、下某部，而显为跳

如豆状、摇摆不定的脉象，即滑脉之太过者，主惊主痛。数脉在此主热。浮而动数之脉，表未解也，且脉象不静，医者应预见有病传之可能。

②"医反下之，动数变迟，膈内拒痛……阳气内陷，心下因硬，则为结胸，大陷胸汤主之"，医反下之为误治，太阳病表未解，下之为逆，故曰反下之。阳气指津液，因误下虚其里，在表的津液邪热乘虚而入，内陷于里。因阳气内陷、水热结于心下，故心下硬满而痛，因成结胸证。膈内即上述之心下部位，因其痛剧而拒按。误下之后，原来浮而动数的脉变为沉迟，这是结胸已实的脉应。故以大陷胸汤主之。

③"若不结胸，但头汗出，余处无汗，齐颈而还，小便不利，身必发黄"，此言下后若未致结胸，小便不利则水湿不得下行，只头汗出而身无汗则热不得外越，湿热相瘀在里，所以身必发黄。本条以论结胸为主，论黄疸为客，加本段为以客明主之意。

两段注入文字释如下。风为表邪，脉浮为病在表，故曰"浮则为风"。数为后句发热的脉应，数亦主虚；动为后句头痛的脉应；故曰"数则为热，动则为痛，数则为虚"。盗汗一症，在后世责肝阴虚，在《伤寒论》中责其在半表半里，"头痛、发热、微盗汗出"，病虽有传阳明之势，但因为还有"恶寒"一症，则以上所论都需注意此"表未解也"。这也衬托出下段"医反下之"之误。

"胃中空虚"，指下后里虚；"客气动膈"，即水热内陷而扰动胸膈；"短气躁烦"，指邪热内陷里有所结，内有阻隔而短气躁烦；"心中懊憹"，即心中烦恼不可名状。这些都是表邪内陷为证的另一种反映，它既不是结胸证，也不是黄疸证，而是栀子豉汤证。

〈按〉据本条，下后变证有三：一是外邪乘虚内入，客气动膈而短气躁烦、心中懊憹之栀子豉汤证；二是外邪内陷，水热结于胸下，硬满而痛的大陷胸汤证；三是下后水热内陷而未结实，但头汗出、小便不利的黄疸证，茵陈蒿汤证是也。

结胸既因误下，复以大陷胸汤峻下之，何也？盖误下后水热互结，化为恶涎有形之物，非无形之热，不下待何！

> **大陷胸汤方**
>
> 大黄（去皮）六两，芒硝一升，甘遂一钱匕。
>
> 上三味，以水六升，先煮取二升，去滓，内芒硝，煮一两沸，内甘遂末，温服一升，得快利，止后服。

〈**方解**〉甘遂，苦寒泻下药。峻下逐饮，利水道，治胸满，肿痛，咳嗽短气，或小便难。去热以石膏、芒硝为最，后者兼泻实，在本方中用其下热去水，故选之。大陷胸汤证为重证，用之必须当其时，或早，或晚均不宜（参考137、138条）。

本方为实热水饮结胸之主方，其他胸背痛剧、留饮而肩背凝滞者用之亦效。

**140. 伤寒六七日**①**，结胸热实**②**，脉沉而紧**③**，心下痛，按之石硬者**④**，大陷胸汤主之。**

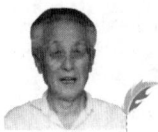

**【释】**伤寒六七日，常为病传于里的时期。若表证已罢而里热亦实，患结胸心下痛，按之石硬者，可以大陷胸汤主之。脉沉而紧，为热实于里的脉应。

胡希恕
临床大家解伤寒

**【按】**病传于里而热实者，为阳明病，如何得结胸？盖其人素有水湿，非唯太阳病下早之故也。

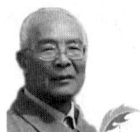

〈**注**〉提要：大陷胸汤证之二。本条和下条为不因误下而自作结胸者，可见陷胸证不一定均由太阳病误下而来。

段治钧
伤寒临床释疑录

①"伤寒六七日"，常为表邪传里之期。

②"结胸热实"，是表证已罢，既有结胸证，又有里（胃肠）热而实。胃实者，大便不通也。

③"脉沉而紧"，结胸无表证，故脉沉而不浮。紧为邪盛之应，主寒，主宿食，此处为水热结胸之脉象。

④ "心下痛，按之石硬者"，按现代医理，结胸为胸导管中淋巴液壅结而发的炎症，故按之甚硬。心下为邪结的部位，按之痛，不按亦痛，是结胸的主证。

以上脉证，"大陷胸汤主之"。

〈按〉上条言脉迟，本条言脉沉，又言脉浮大不可下，可见结胸证可下者，脉必不浮。若小陷胸汤证脉浮滑者，乃可以和解剂治之。

**141.** 伤寒十余日，热结在里，复往来寒热者，与大柴胡汤①；但结胸，无大热者，此为水结在胸胁也，但头微汗出者，大陷胸汤主之②。

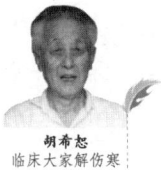

**【释】** 伤寒十余日，热已结于里，转属阳明病；往来寒热者，柴胡证还未罢。此乃少阳阳明的并病，故宜与大柴胡汤。但结胸而不见往来寒热者，不但热结于里，亦为水结在胸胁也。气不得旁通则头汗出，大陷胸汤主之。

胡希恕
临床大家解伤寒

**【按】** 此述少阳转属阳明，热结于里的两种病变：一热结于里而复往来寒热，一热与水结于胸胁而表无大热，头汗出。因结胸证与大柴胡汤证颇类似，且日期又是在伤寒十余日之时，医者最易误认，特此提出详辨。

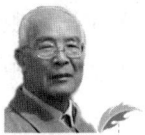

〈注〉提要：大陷胸汤证之三。本条亦不因误下而自作结胸者。

① "伤寒十余日"，乃为太阳表邪传里之期，不待误下，热已内传，故曰"热结在里"；"复往来寒热者"，又有往来寒热。此少阳阳明并病，即由少阳传阳明而少阳证未罢，所以"与大柴胡汤"。其证若有胸胁苦满、心下急，则更易鉴别。

段治钧
伤寒临床释疑录

② "但结胸，无大热者"，言热在里而与水相结，为证表现不是胸胁苦满、心下急，而是心下硬满而痛；其热入里结实，反而外无大热；故曰"此为水结在胸胁也"。因里已结实，气不旁达，故"但头微汗出"而身无汗。故以大陷胸主之。

〈按〉上条论热实，本条论水结，互相印证，旨在说明结胸证非唯热、

辨太阳病脉证并治（下）

唯水也，而是既有热又有水也。

**142.** 太阳病，重发汗而复下之<sup>①</sup>，不大便五六日，舌上燥而渴，日晡所小有潮热<sup>②</sup>，从心下至少腹硬满而痛不可近者，大陷胸汤主之<sup>③</sup>。

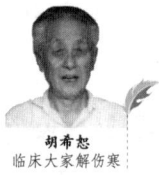

**【释】** 太阳病，重发汗而复下之，津液大量亡失，因使邪热内结，故不大便五六日。舌上燥而渴是里热盛。日晡所小有潮热，则里已实。从心下至少腹硬满而痛不可近者，则结胸的为证悉具，以大陷胸汤主之。

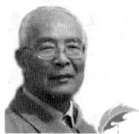

〈注〉提要：大陷胸汤证之四。上条是大柴胡汤证与大陷胸汤证之鉴别，本条是阳明证与结胸证之分辨。本证为结胸兼见胃家实者。

① "太阳病，重发汗而复下之"，重（zhòng）发汗，即大发其汗。太阳病即使发汗亦不可太过，过则病常不解。医者不善发汗之法，而又下之，致使津液大量亡失而热结于里。

② "不大便五六日，舌上燥而渴，日晡所小有潮热"，此属胃家实的阳明证。阳明病蒸蒸发热如潮，结胸证外无大热。此傍晚小有潮热而热不重。

③ "从心下至少腹硬满而痛不可近者"，心下至少腹硬满，谓所结面积之大；痛不可近，谓疼痛之剧；此为结胸的一等重证，是本条的主证。阳明病虽属可下之证，但里热与痰饮内结，必用陷胸汤，令胸胁（心下）以致少腹（胃肠）涤荡无余，方无遗憾。若但下肠胃结热，而遗胸上痰饮，则邪不能净尽而病不瘥矣。

〈按〉由141、142条可见，结胸亦为阳明类变证，既有结胸，又兼阳明病，则径取大陷胸汤治之，这是依主证而采取的必要方法。

大陷胸汤主治：短气烦躁，心中懊憹，心下硬痛者；心下痛，按之石硬者；但结胸无大热，头上汗出者；舌上燥渴，小有潮热，自心下至少腹硬满而痛不可近者。凡病机属热邪水毒结聚为实者，可放胆用之。

**143.** 小结胸病，正在心下，按之则痛<sup>①</sup>，脉浮滑者<sup>②</sup>，小陷胸汤主之<sup>③</sup>。

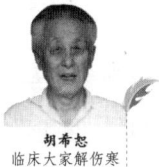

胡希恕
临床大家解伤寒

【释】小结胸病，其所结面积不大，且正在心下，痛感亦较轻，按之乃痛，不按则不痛，所结程度亦浅，故脉不沉紧而浮滑，以小陷胸汤主之。

【按】小陷胸病虽亦由于水热互结所致，但其结既轻又不实，故只以解凝、除热、逐饮等药配合的小陷胸汤主之。若妄施大陷胸汤的猛攻，必致下利不止之祸。大结胸病，若以小陷胸汤治，亦足以误人于死。所谓证有轻重，方分大小者是也。

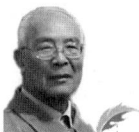

段治钧
伤寒临床释疑录

〈注〉提要：小陷胸汤证。

① "小结胸病，正在心下，按之则痛"，上条病变部位从心下至少腹（连及胸胁），面积较大，故谓大陷胸病；本条病变部位正在心下，较上条面积为小，故称小结胸病。上条曰痛不可近，是不得按亦痛；本条曰按之则痛，较上痛感亦轻。这是大小陷胸汤证之区别。

② "脉浮滑者"，滑为血行畅利太过之脉，为邪盛热实，血气奔腾之象，故主邪实热盛。大陷胸汤证因病重结深，其脉沉紧或沉迟；小陷胸汤证因病轻结浅，其结未实，故脉浮滑（参考140条〈按〉）。

③ "小陷胸汤主之"，小陷胸汤乃和解之剂，非下法也。

〈按〉大小陷胸汤证易辨，但小结胸证与痞证颇类似，因同在心下，痛均不甚。夫小结胸属水（热），痞证属气。两证均属胃部的炎症，唯小结胸证多黏液耳，由此不难辨识。

**小陷胸汤方**

黄连一两，半夏（洗）半升，栝蒌实一枚。

上三味，以水六升，先煮瓜蒌，取三升，去滓，内诸药，煮取二升，去滓，分温三服。

辨太阳病脉证并治（下）

〈方解〉瓜蒌，苦寒。消炎、滋润性解凝药。消炎消肿，镇静润燥，化痰解拘挛。用于胸痹痰饮、心肺源性喘咳、胸痛及口干、消渴、组织枯燥之柔痉。

本方以半夏下气逐水，黄连解热消炎，瓜蒌消炎解凝，为逐饮去热之剂。

〈按〉本方治胃炎多黏液者。黏液为水饮之一，古称痰饮，东医称水毒，今医称痰。结核性腹膜炎、肺及淋巴结结核等用小柴胡汤、四逆散、黄解丸及本方屡得全效。

**144. 太阳病二三日**[①]**，不能卧，但欲起，心下必结，脉微弱者，此本有寒分也**[②]**。反下之，若利止，必作结胸**[③]**；未止者，四日复下之，此作协热利也**[④]**。**

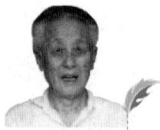

胡希恕
临床大家解伤寒

【释】《医宗金鉴》谓：四日复下之，之当是利字。上文利未止，岂有复下之理乎，细玩自知，是必传写之误。此说甚是，故从之。

太阳病才二三日，以胃有饮，故不能卧，但欲起，其心下亦必结，脉微弱即胃虚停饮之应。此本有寒分也，谓其人本有寒饮，今患太阳病，故有以上为证。医不知心下结为寒饮，而反下之，则必使表邪内陷，与水饮相结而作结胸，结胸则利必止。若未止，四日复下利者，则是胃弱易动而为协热利了。

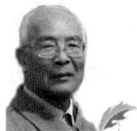

段治钧
伤寒临床释疑录

〈注〉提要：本有寒饮的人患太阳病，以表有热，内有饮，医反下之，变证有二：利止为结胸，利不止为协热利。

① "太阳病，二三日"，表邪未解之时，当有表热。

② 内有水饮，躺下后，水饮逆迫，呼吸不畅，故"不能卧，但欲起"。"心下必结"，即心下有结滞感，实即水结心下。"脉微弱者"，因水饮内结，虽有表证，脉亦不浮大，反显微弱，可见水饮证必现阴脉也。"此本有寒分也"，这是解释上述为证所以然的自注句，寒分即指痰饮。此时

还没有误下，热邪未入内，未致结胸。本句主述水饮病的脉证。

③"反下之"，医不知心下所结为水饮，而反下之。"若利止"，下后本有下利，若水热已内结，则利止（反过来说，利止是水热内结的明证）。表热内陷与水相结，故"必作结胸"。

④如果若利"未止者，四日复下之"，意即误下之后，利遂不止（二三日吃的泻药，至第四日利还未止），表明内陷之热没有与水饮相结留于胸胁，故不作结胸；而是其热直入肠中而下利，这就是"此作协热利也"（挟表热内陷而下利）。这与桂枝人参汤证"太阳病，外证未解而数下之，遂协热而利，利下不止，心下痞硬，表里不解"的机理相同（可参 169 条）。

**145. 太阳病，下之，其脉促，不结胸者，此为欲解也**①**。脉浮者，必结胸；脉紧者，必咽痛；脉结者，必两胁拘急；脉细数者，头痛未止；脉沉紧者，必欲呕；脉沉滑者，协热利；脉浮滑者，必下血**②**。**

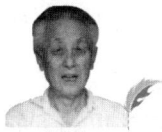

**胡希恕**
临床大家解伤寒

【释】寸浮关以下沉为促脉。太阳病误下之，诊其脉促，若不结胸者，则邪未内陷，病仍在外，易愈，故谓为此欲解也。

【按】太阳病误下虽可致结胸，但并非必致结胸。结胸则脉促，但促脉亦不定是结胸病。具体脉证当具体分析，若片面看问题，十有九误，细玩文义至此已足。

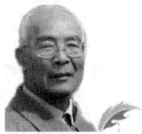

**段治钧**
伤寒临床释疑录

〈注〉提要：太阳病下之，幸而未致结胸者。

①"太阳病，下之"为非法治疗。"其脉促"，寸浮而关以下沉也，主表未解。脉促而"不结胸者"，是邪未因下而内陷，病仍在表，比较容易治疗，故曰"此为欲解也"（参见 22 条促脉）。

②自"脉浮者，必结胸……脉浮滑者，必下血"，是以脉定证，显与仲景辨证施治精神相违，不足为法。叔和以《脉经》炫世，或出其手亦未可知。姑置之不释。

**146.** 病在阳，应以汗解之①；反以冷水潠之，若灌之，其热被劫不得去，弥更益烦，肉上粟起②。意欲饮水，反不渴者，服文蛤散③；若不差者，与五苓散④。

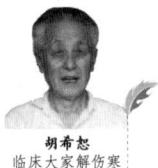

**【释】** 病在太阳，本当发汗解之，而医反以冷水潠之。若灌之，则表热为冷水所却，而热不得随汗外越，故其人更烦。皮肤因受冷水刺激而粟起。烦热不除，故意欲饮水，胃中无热，故反不渴，应予文蛤汤解表除烦。服药后若烦热不解而渴意不止者，与五苓散（更当有小便不利）。

**【按】** 细玩"其热被劫不得去，弥更益烦"句，类似大青龙汤不汗出而烦躁的表不解证，亦需汗解，予文蛤汤才是药证相应。

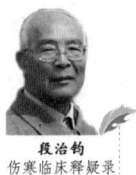

〈注〉提要：冷水劫热变证。

① "病在阳，应以汗解之"，即病在太阳，本当以发汗法解之。

② "反以冷水潠之，若灌之"，反字警示不该以如下的方法治疗。潠（xùn），用水喷洒病人体表。灌，用冷水浇身。二者均是古代退热的方法，较现代的冷敷激烈。冷敷法或可一试，此法万不可用也。潠、灌之后"其热被劫不得去"，表热虽被劫，但汗更不出，病不得去。"弥更益烦，肉上粟起"，体表被冷水刺激，汗孔闭塞，故肉上粟起，即俗谓起鸡皮疙瘩。邪热无有出路，故不汗出而烦躁，其烦热必更甚于用水之前矣。

③ "意欲饮水"，是因烦热不除而口干舌燥；"反不渴者"，胃中无热（无里热）或胃有停水之故。此证类似于大青龙汤不汗出烦躁者，但较之为轻。"服文蛤散"，当是服《金匮要略》文蛤汤之误，应改之。因为文蛤汤才与此药证相应，其传抄之误甚明，于〈按〉中再述之。

④ "若不差者"，即服上药后仍不好。与字有斟酌之意，视其表不解当有烦热之证，若渴而小便不利，当"与五苓散"治之。

---

**文蛤汤方**

文蛤五两，麻黄、甘草、生姜各三两，生石膏五两，杏仁五十个，大枣十二枚。

上七味，以水六升，煮取二升，温服一升，汗出即愈。

---

〈**方解**〉文蛤，即海蛤之有花纹者，咸平，收敛药。止烦渴，利小便，化痰饮，软坚。用于咳逆胸痛，腰痛胁急，恶疮五痔，女子崩漏。功效略同于牡蛎。后世之文蛤指五倍子，虽解渴作用较强，且可用于贴肚脐止大汗，但绝不可用于本证。

本方为麻杏石甘汤与越婢汤合用，另加止渴的文蛤，治以上两方的合并证而见烦渴者。此渴为表不解，烦热不除所致，不定是真想喝水，经文中以"意欲饮水"形容之，意欲二字有隐情哉！本方又像大青龙汤，但无身疼痛，故不加桂枝。

本方现在应用很少。由方后"汗出即愈"四字可知，本方为发汗剂无疑。

---

**附　文蛤散方**

文蛤五两。

上一味，杵为散，以沸汤五合，和服方寸匕。

---

〈**按**〉文蛤汤，《伤寒论》中无此方，《金匮要略·呕吐哕下利病脉证并治第十七》中有"吐后，渴欲得水而贪饮者，文蛤汤主之。兼主微风，脉紧头痛"的经文，吐后渴欲得水而贪饮者，岂有复用发汗剂的道理？此宜文蛤散以止渴可知。此处的文蛤汤当是文蛤散。与本条选方正好对调才对。

仲景书原名《伤寒杂病论》，而无《伤寒论》《金匮要略》之分，经王叔和手乃分为二，可能误将《伤寒论》的文蛤汤与《金匮要略》的文蛤散抄写颠倒，今并录二方以供参考。

**147.** 寒实结胸，无热证者①，与三物小陷胸汤，白散亦可服②。

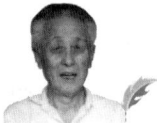

【释】寒实结胸者，即寒饮凝结成实的结胸证，因无表里一切热证，故可与三物白散温下其寒饮。

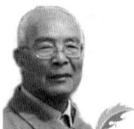

〈注〉① "寒实结胸"，寒，对热；实，指病邪实；结胸，结滞于胸中，不是前面提到的结胸病；就是说胸膈间素有痰涎，邪气内陷，相搏而为寒性的实证。水饮痰涎性寒，尚未被热化，故 "无热证"。治法当以温下为宜。

② "与三物小陷胸汤，白散亦可服"，小陷胸汤中瓜蒌、黄连皆为性寒之药，治热不治寒，岂可治寒实结胸乎？其中必有错简。所接后句即 "白散亦可服"，可见此全句当是三物白散之误，宜改。

因有 "小陷胸汤" 四字，有注家谓此结胸实证，若为热实相结者与小陷胸汤，若为寒实相结者与白散，二方药物组成均为三物。从辨证来讲此说亦可从，予参考。

〈按〉此寒实结胸或有膈痛、心下硬等症，亦阴寒实证之类也。

本条与上条原为一条，玩其文义前后不相属，故胡老分两条解之。

---

**三物白散方**

桔硬三分，巴豆（去皮心，熬黑，研如脂）一分，贝母三分。

上三味，为散，内巴豆，更于臼中杵之，以白饮和服。强人半钱匕，羸者减之，病在膈上必吐，在膈下必利，不利，进热粥一杯，利过不止，进冷粥一杯。

---

〈方解〉本方治寒毒在胸膈，或吐下为脓汁者。

桔梗，苦辛，微温，刺激性祛痰宣畅药。解凝祛痰，开提气血，除胸膈滞气，散寒邪，排脓血。治胸痛如刺，浊唾脓血痰，或咽中肿痛者。

巴豆，辛温，有毒，泻下（峻下）药。下食水毒，除胸腹结毒，利水谷道，杀虫堕胎，消痰排脓，去脏腑停寒。治恶疮息肉，顽固便秘，心腹卒痛，腹大实满而无里热，或肢厥者。本品含巴豆油，为泻下药之峻烈者，不可轻用，亦不可量大，切切慎之。

贝母，辛寒平，祛痰药。清润镇咳，除郁结痰饮。治胸膈痰结，咳嗽。

〈按〉古之一两为四分，合近代之一钱（现代 3 克）。今巴豆用一分，乃一钱的四分之一，合 1 克不到，可见用量之微，毒性之大。寒痰凝聚，以桔梗、贝母配合热药下之亦可，不必定用巴豆。

自 135 条至此共 13 条，皆论结胸一类证治。

**148.** 太阳与少阳并病①，头项强痛，或眩冒，时如结胸，心下痞硬者②，当刺大椎第一间肺俞、肝俞，慎不可发汗③；发汗则谵语、脉弦④。五六日谵语不止，当刺期门⑤。

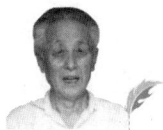

胡希恕
临床大家解伤寒

【释】本条太阳少阳并病，头项强痛，太阳病明显，以乍传少阳，故或眩冒，时如结胸，心下痞硬。少阳病或出或没，时有时无，不固定。若医者粗心，最易误汗，因出针刺治法。未用汗法之前，当刺大椎、肺俞、肝俞，泻胸中五脏之热。若发汗谵语而脉弦，当刺期门以泻胸中实热。

【按】太少并病，治取少阳为定法，古时每用刺法。本条为病乍传少阳，故太阳病较为明显。此或为叔和文字，非经文亦未可知。惟时如结胸、心下痞硬，不可发汗为定法，当记。依太少并病治从少阳的规律，此证有用柴胡桂枝汤的机会。汗后发谵语，有用大柴胡汤的机会，不可不知。

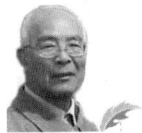

段治钧
伤寒临床释疑录

〈注〉①"太阳与少阳并病"，指太阳病内传少阳，而太阳病证还未罢者。

②"头项强痛"，为太阳证；"或眩冒，时如结胸，心下痞硬"，为少阳证。因乍并于少阳，少阳证不固定，时隐时现，故曰"或""时如"。时如结胸，但不是结胸证。心下当胃部，心下痞硬是因胃虚为邪气所凑，而非结实的实证，故时如结胸。

③"当刺大椎第一间肺俞、肝俞"，先用刺法刺肺俞、肝俞穴。肺俞在

第三胸椎棘突旁开1.5寸，调补肺气、补虚清热。肝俞在第九胸椎下，各去脊中1.5寸，散发肝脏之热，疏肝利胆。"慎不可发汗"，二阳并病，少阳病在，不可汗、吐、下，此为定法。

④ "发汗则谵语，脉弦"，若误发其汗，则伤津益热虚其胃。两阳之邪乘虚而入，则发谵语、脉弦。

⑤ "五六日谵语不止"，若脉洪大，为胃家实，可以下法。今脉弦，不可下，故"当刺期门"，以泻胸中实热。期门，肝经募穴，在乳头直下，第六肋间隙，前正中线旁开4寸。

〈按〉书中针刺之法，均属针灸经络学说，可能在当时为医家之常识，故只言穴位不言其他有关知识，有其自成的理论体系，不可与仲景六经八纲辨证的理论体系相混淆。

**149.** 妇人中风，发热恶寒①，经水适来，得之七八日②，热除而脉迟身凉，胸胁下满，如结胸状，谵语者，此为热入血室也③。当刺期门，随其实而取之④。

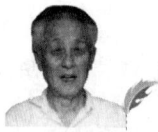

**【释】** 妇人患太阳中风证而发热恶寒。七八日常为病传少阳时期，而经水于此时适来，邪热即乘经行血室之虚而入，因而外热除，脉迟身凉，但胸胁下满，如结胸状。谵语者，乃瘀热逆迫于上，为热入血室所致也。当刺期门，随其实而泄之，意思是说虽热入血室，但实于胁下，应就实处以泄之。

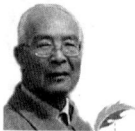

胡希恕
临床大家解伤寒

〈注〉提要：本条为状如结胸的热入血室证。

① "妇人中风，发热恶寒"，即妇人患太阳中风证，以"发热恶寒"代表之，亦简文也。

② "经水适来，得之七八日"句，应为得之七八日，经水适来的倒装。中风七八日，常为传半表半里或传里的时期，妇人正赶上月经来潮，血虚之时，外邪易乘虚而入里或半表半里，这里是邪热乘虚而入血室，属半表半里。

段治钧
伤寒临床释疑录

③ "热除而脉迟身凉"，病已传变，热除指外热已除，脉由数变迟，体表温度也下降而身凉。但这不是病愈，而是其热乘虚入内与血结，才有其后的症状。肝血不行，故"胸胁下满，如结胸状"，但不是结胸证；"谵语者"，与151条的"暮则谵语"不同，这是白天也说胡话，乃瘀热在下、上冲头脑所致，而非胃家实。"此为热入血室"，血室者，子宫也。这种瘀血（也称血毒）的为证表现也是多种多样，本条只表现为胸胁下满、如结胸壮、谵语，乃少阳、阳明并病。

④ "当刺期门"，泄肝经邪热以疏解胸膈之苦。"随其实而取之"，随证之实而治以泻法。

〈按〉热入血室，其血必结，腹诊自两肋弓下沿同侧直腹筋至下腹呈紧满拘急状。

此证可选小柴胡汤合桃核承气汤，或合桂枝茯苓丸，或合桂枝茯苓丸加大黄、生石膏，依可下不可下的证候选用之。

**150.** **妇人中风七八日，续得寒热，发作有时，经水适断者**①**，此为热入血室，其血必结，故使如疟状。发作有时，小柴胡汤主之**②**。**

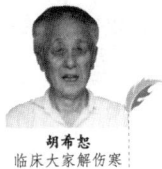

【释】妇人中风，于七八日发热恶寒后续得往来寒热、发作有时，经水亦于此时中断，此为热入血室。血因热结而中断，故使寒热如疟状，发作有时也。宜小柴胡汤主之。

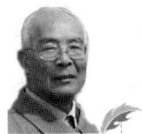

胡希恕
临床大家解伤寒

段治钧
伤寒临床释疑录

〈注〉① "妇人中风七八日"，妇人患太阳中风证，开始有发热恶寒的表证。七八日乃常传少阳之期，这时候表证之发热恶寒已过，但又"续得寒热，发作有时"的证候。寒热、发作有时，指定时的寒热往来，如疟状，这是小柴胡汤证。"经水适断"，不是月经恰好完结，而是因热入半表半里而经断也。

② "此为热入血室"，即指上述的为证表现。其所以发作定时往来寒热如疟状的证候，原因就是"其血必结"，其结为邪遏血道，滞涩不通，而非瘀血结于此也，故以"小柴胡汤主之"，而不用祛瘀剂。

〈按〉恶寒发热如疟状为麻桂各半汤证，往来寒热如疟状为小柴胡汤证。

此非血瘀之结，如为血瘀之结，则贫血性的当合归芍药散，实证较重的当合桂枝茯苓丸。

**151.** 妇人伤寒，发热，经水适来①，昼日明了，暮则谵语，如见鬼状，此为热入血室②。勿犯胃气及上二焦③，必自愈④。

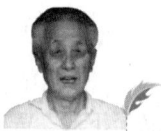

【释】妇人伤寒发热者，谓妇人患太阳伤寒证而发热也。此时经水适来，昼日明了如平人，只暮则谵语，如见鬼状，为热入血室证。勿犯胃气及上二焦者，乃告诫医者不要妄施汗下。经既未断，又无余证，不似前两条。若邪随经去，则暮间谵语亦止，故必自愈。

【按】妇人患太阳病时经水适来，在表的邪热往往乘血室（即子宫）经行之虚而入。若邪热随经水而解，病亦自解。此与因衄血而病自愈的道理同，本条所述即是。亦有邪热较重者，虽热入血室，表似已解，但反见其他突出症状者，则非自愈象，仍宜随症治之，第149条即属此例。若热入血室，血与热结致经水中断者，已绝无自愈之理，必须治疗，上条所述即其一例。由于为只见往来寒热的轻证，因而与小柴胡汤。若重证，则必须祛瘀。此病多现柴胡证，故大柴胡汤与桂枝茯苓丸或桃核承气汤的合方最常用。今附一例以供参考。

友人徐又忱一日早来邀，谓其爱人病危，往视其人如狂，见人见物均呼鬼怪。诊脉弦大数急，汗出如流，问知原在经期患重感，嗣经忽断，因即发狂，不食不眠，今已三日。当告患家，此为热入血室，服药可愈，即拟大柴胡汤合桃核承气汤加石膏，服后遂愈。

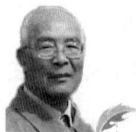

〈注〉提要：热入血室的自愈证。

① "妇人伤寒，发热，经水适来"，妇人患太阳伤寒而发热，始则其热在表。外证在而经水适来，外邪可随血下而解，亦可乘血虚而入里。本条条属前者，149条属后者。

② "昼日明了，暮则谵语，如见鬼状"，白天明了如平人，夜晚则说胡话，如见鬼状。此谵语只是说胡话而已，无其他症状。其非阳明胃燥，乃邪陷血室影响脑系，"此为热入血室"，下病及上。此时不要惊慌而乱用药，应谨慎观察有无其他变证发生。

③ "勿犯胃气及上二焦"，指勿用下法而伤中焦，勿用解表剂而犯上焦。就是不可汗下的意思。

④ "必自愈"，此为可遇不可期之意，非不用药也。用药之法，唯当和解之。

〈按〉149、150、151 三条，析其异同：149、150 条言"妇人中风"，本条言"妇人伤寒"，但无论中风或伤寒，均示太阳病；149 条和本条，言"经水适来"，150 条言"经水适断"，无论经水适来、适断，均为热入血室；有自愈证，有治愈证，自愈证如本条，治愈证如上条。

**152.** 伤寒六七日，发热微恶寒，支节烦疼①，微呕，心下支结②，外证未去者，柴胡桂枝汤主之。

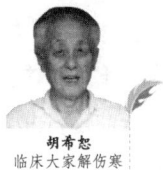

【释】支节烦疼即四肢关节剧痛。心下支结，即心下两侧有结滞不快感，乃胸胁苦满的轻微者。伤寒六七日以内传少阳为常，今微呕，心下支结，则少阳柴胡证具。仍发热，微恶寒，肢节烦疼，太阳外证未去也，柴胡桂枝汤主之。

胡希恕
临床大家解伤寒

【按】此为太阳少阳并病，故以小柴胡汤、桂枝汤合方治之。由肢节烦疼观之，本方可用于急性关节炎甚明。

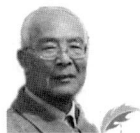

〈注〉① "伤寒六七日"，始发太阳伤寒，六七日多为传半表半里之期。"发热微恶寒，支节烦疼"，是太阳外证未去。支，同肢。肢节烦疼，即因肢节痛而烦。观此句则桂枝汤证具。

段治钧
伤寒临床释疑录

② "微呕，心下支结"，微呕即心烦喜呕；支为侧的意思，心下支结即心下两侧结滞胀闷不舒。此句为小柴胡汤证。

辨太阳病脉证并治（下）

病传少阳，而外证未去，故以"柴胡桂枝汤主之"。

〈按〉大柴胡汤为少阳阳明并病的主方，此为太阳少阳并病，故以柴胡桂枝汤主之。少阳病虽禁汗下，但若并病，可合方治之，此为定法。

---

**柴胡桂枝汤方**

桂枝（去皮）一两半，黄芩一两半，人参一两半，甘草（炙）一两，半夏（洗）二合半，芍药一两半，大枣（擘）六枚，生姜（切）一两半，柴胡四两。

上九味，以水七升，煮取三升，去滓，温服一升。本云人参汤，作如桂枝法，加半夏、柴胡、黄芩，复如柴胡法，今用人参作半剂。

---

**153.** 伤寒五六日，已发汗而复下之[①]，胸胁满微结，小便不利，渴而不呕，但头汗出，往来寒热，心烦者[②]，此为未解也[③]，柴胡桂枝干姜汤主之[④]。

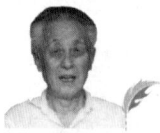

胡希恕
临床大家解伤寒

【释】伤寒虽已发汗，若表不解，仍宜桂枝汤更汗以解之。五六日为传少阳病的时期，而医复下之，使外邪内陷，故不但出现柴胡证的胸胁满，而且兼有微结、往来寒热、心烦等。津液大量亡失，故小便不利而渴。胃中无饮，故不呕。热伴气上冲，故头汗出。下后有气上冲，其表未解可知。凡此宜柴胡桂枝干姜汤。

【按】胸胁满，微结，即柴胡证胸胁苦满而有微结状。微结是对照结胸的实结说的，在胁下而不在心下。本条微结，上条支结，意同，均胸胁苦满之症。

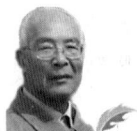

段治钧
伤寒临床释疑录

〈注〉① "伤寒五六日"，病传半表半里之期。"已发汗而复下之"，始病在表，若已发汗而表未解，依法当予桂枝汤，而医非法复下之，于是发作其后的变证，"复"字大有贬义。本条诸证与误下有关，但不是说当与桂枝汤的病证一经误下，外邪必内陷而入少阳。本条误下邪陷少阳，是因为伤寒五六日正为病传少阳的时期，也是人的体质有差异。读仲景书必于字里行间细心揣摩才能得其真意，此又一证明。

②误下后的六证，可分三组析之："胸胁满微结""往来寒热，心烦者"，为少阳证。微结者，结滞胀闷不舒，也是在两侧胁下，结而不重的意思。心烦，是邪热内陷的结果。本条方证主要以"微结"立论，胡老讲课曾释曰："此胸胁满微结有二义——既较少阳兼里实的大柴胡汤证的热结甚微；又较水热结实在胸胁、但头微汗出的大陷胸汤证之水结亦甚微也。据我的经验，有本方证者，肩背胸胁多胀痛，大便多干燥。"甚宜参考。

"小便不利""但头汗出"，这是发汗而复下之，津液大量亡失，误下之后又有气上冲的缘故。气上冲、津不足，故小便不利；热伴气上冲，又津液不足，故只作头汗而身无汗。由此可知，气上冲的症状也是多种多样，不仅指有感觉之气耳，宜细辨之。另外，须注意下后气上冲，表不解也（参见22条注①）。

"渴而不呕"，虽然津液损伤，但此渴尚不是胃中干的大渴引饮，一因水不气化，二因邪热内陷少阳。此证不用五苓散，是因为主要矛盾不在渴而小便不利，而在于太少并病。不呕，以胃中无饮也。

③"此为未解也"，未解指表未解，多少还有表证在。与上析综观之，此为下后转太阳少阳并病也。

〈按〉凡结在心下之病，硬满而痛，不可近，大陷胸汤证；硬满不痛，按之痛，小陷胸汤证；胀满不痛，或按之虽微痛而喜按，为痞证；硬满较微，按之痛或不痛，支结也。

---

**柴胡桂枝干姜汤方**

柴胡半斤，桂枝（去皮）三两，干姜二两，瓜蒌根四两，黄芩三两，牡蛎（熬）二两，甘草（炙）二两。

上七味，以水一斗二升，煮取六升，去滓，再煎取三升，温服一升，三服。初服微烦，复服汗出便愈。

---

〈方解〉瓜蒌根，苦寒，滋润强壮药。润枯，下火解热，止燥渴（虚热

口渴），解痉镇咳（附：全瓜蒌，苦寒，缓和性祛痰药，兼有清凉作用。宽胸化痰，消肿滑肠，主胸痹气塞，短气胁痛，口渴便秘等。宽胸用瓜蒌实）。

瓜蒌根类于石膏而有虚实之分。麦冬亦治虚热，但以镇咳为主，止渴为客。地黄亦治渴，但以血证为主。

本方复津助阳，治表不解而有柴胡证，见气上冲、渴而小便不利、胃无停饮者。

〈按〉本方与小柴胡汤的比较：不虚，故无人参；不呕，故无半夏；有渴、微结，故用牡蛎、瓜蒌根。方中含桂枝甘草汤，故治气上冲。

本方善治疟疾寒多热少者，并治无名低热而符合本方病机者，又治大便干，其理宜深入研究。冯世纶教授认为本方证属厥阴，供参考。

**154.** 伤寒五六日，头汗出，微恶寒，手足冷，心下满，口不欲食，大便硬，脉细者，此为阳微结，必有表，复有里也；脉沉，亦在里也①。汗出，为阳微，假令纯阴结，不得复有外证，悉入在里，此为半在里半在外也②。脉虽沉紧（当是沉细，宜改之），不得为少阴病，所以然者，阴不得有汗，今头汗出，故知非少阴也③。可与小柴胡汤；设不了了者，得屎而解④。

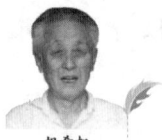

胡希恕
临床大家解伤寒

【释】头汗出，微恶寒，太阳的表证未罢。心下满，口不欲食，大便硬，则里已结甚明。津虚血少则脉细，不充于四末则手足冷。此乃津液内竭而致的阳明微结证，所以必有表（头汗出，微恶寒）复有里（心下满，口不欲食，大便硬）也。虽脉沉为在里之应，以汗出，可知其为阳微结。假令为纯阴结的寒实证，则不复有外证，应悉入在里。以上乃半在里半在外，故肯定不是纯阴结。脉沉紧（应为沉细）亦不得认为是少阴病，所以然者，阴不得有头汗出。今头汗出乃热亢之候，故知非少阴。

津液内竭的阳微结，汗下均非所宜，只可与小柴胡汤通其津液，和其表里。设服药后大便硬，仍不了了者，可少与调胃承气汤，得屎即解矣。

【按】心下满，口不欲食，大便硬，此为里有实结，人所易知。同时又有微恶寒，手足冷而脉沉细，最易误为纯阴结（暗指前之寒实结胸证）。只有头汗出一症属阳不属阴，加之微恶寒，则知为表未解，既有表复有里，肯定为属阳明的微结证。阳微结者，即还未至热实于里的胃家实也。

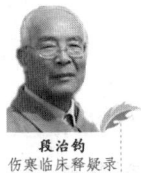

〈注〉提要：三阳并病阳微结证。

①"伤寒五六日"，同上条，病由表入半表半里之期，小柴胡汤及大柴胡汤证多见。

"头汗出，微恶寒"，乃太阳证未罢的表现。头汗出，有热而气上冲、又津液不足的缘故。

气血不充四末则"手足冷"，但手足虽冷而未至厥逆；津血不足则"脉细"。看似少阴证，因有头汗出，则不是。这个脉证在本条的意义，在于说明后文大便硬的阳微结证，是由这种津液内竭所致。后面还倒叙这不是少阴病的道理。

"心下满，口不欲食"，是少阳证。小柴胡汤证，心下满；大柴胡汤证，心下急。口不欲食，即默默不欲饮食的互词。

"大便硬"是里证，"脉沉"亦主里。"此为阳微结"，微结即里面微有结滞，但是这个微结是阳结还是阴结（寒实结滞），需当细辨。但论中先即指明"此为阳微结"，即阳明微有结滞。后文又进一步倒叙说明这个微结是阳微结的道理。并总结说明以上所析诸证为"必有表，复有里也"，即知这是邪在少阳、有表复有里且内有微结的三阳并病。

②此段倒叙上述大便硬为阳明微结而非阴结的道理。"汗出"指上述的"头汗出"，"为阳微"即上述的津液不足，那么这种津液不足或虚竭所致的里有结滞，则为阳微结；再者，假令是"纯阴结"的寒实证，则"不得复有外证，悉入于里"，而本条所论既有表证又有半表半里证，而"此为半在里半在外也"，故知其为阳微结而非纯阴结也。

③此段倒叙上述手足冷、脉细，不是少阴病的道理。"脉虽沉细，不得为少阴病"者，就是因有汗出一症在，这汗出亦指上述之头汗出。以自注句释之曰"所以然者，阴不得有汗，今头汗出，故知非少阴也"。

④"可与小柴胡汤；设不了了者，得屎而解"，第一段的三阳并病的阳

段治钧
伤寒临床释疑录

169

辨太阳病脉证并治（下）

微结，并不是里有大热，乃津虚致结，所以"可与小柴胡汤"，仍遵三阳并病治从少阳之旨；小柴胡汤亦可通大便，但只治微结，经文有"上焦得通，津液得下"的明示。内结重，得用大柴胡汤或调胃承气汤。假如服小柴胡汤而结仍不去，通大便则解。

〈按〉以上两条都从微结证入手，给柴胡证的微结立论。

**155.** 伤寒五六日[①]，呕而发热者，柴胡汤证具[②]，而以他药下之，柴胡证仍在者，复与柴胡汤，此虽已下之，不为逆[③]。必蒸蒸而振，却发热汗出而解[④]。若心下满而硬痛者，此为结胸也，大陷胸汤主之[⑤]。但满而不痛者，此为痞，柴胡不中与之，宜半夏泻心汤[⑥]。

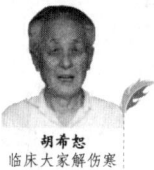

【释】伤寒五六日，病传少阳。呕而发热者，则柴胡证已备。医误以他药下之，下后柴胡证仍在者，复可与柴胡汤。此虽已下之，亦不为施治之逆，其人必蒸蒸而振，却汗出而解。若下之后心下满而硬痛者，此已因误下而成结胸证，宜大陷胸汤主之。若下之后但心下满而不痛者，此因误下而致的痞证，柴胡不中与之，宜与半夏泻心汤。

【按】柴胡汤证结于胁下，故胸胁苦满；大陷胸汤证结于心下，故心下硬痛；半夏泻心汤证虽亦结于心下，但满而不痛。此为三者主要鉴别点，对于辨证至关重要，须熟记。

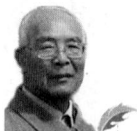

段治钧
伤寒临床释疑录

〈注〉提要：陷胸汤证亦可由半表半里证误下而致。

① "伤寒五六日"，意同上两条，病传少阳之期。

② "呕而发热"，呕，指心烦喜呕。发热，即往来寒热。只若有此，则"柴胡汤证俱"。

③呕而发热，柴胡汤证已具，本应以小柴胡汤治之，医者不查"而以他药下之"。若幸而未因下治坏，"柴胡证仍在者"，当仍以柴胡汤治之，证不变方亦不变也，"此虽已下之，不为逆"。

④ "必蒸蒸而振，却发热汗出而解"，是服小柴胡汤后病解之前的反

应。体虚病久或误治后正气已衰常有此瞑眩的反应。遇有此情，不可再乱投药物。

⑤其人有水气，因误下，热入与水结，"若心下满而硬痛者，此为结胸也"，这是少阳病误下而成结胸证，则以"大陷胸汤主之"。

⑥若上之少阳病误下后，"但满而不痛者，此为痞"，痞（在这儿应是痞硬，胃虚邪凑所致），就是只觉心下痞塞不通、发堵、觉满而不痛。此与结胸证完全是两回事，不可误诊。痞，亦因误下所致，其治绝不可与大陷胸汤；它也不是小柴胡汤证，故"柴胡不中与之"，柴胡汤亦不可用。"宜半夏泻心汤"，即此时唯有泻心汤才是。

〈按〉柴胡剂之胸胁苦满是因胀满而不舒，即以满而苦，虽有时见于心下，但不主于心下。大柴胡汤证虽有心下急，必另有胸胁苦满，位置以肋下两侧为主。

痞证位置正在心下。结胸证范围颇广，严重时从胸至腹。

痞证心下满而不硬，有时痛，但无压痛，也不拒按；结胸乃水热互结，心下满而硬痛。

痞证分两种：一是心下痞，因下而热陷，乃炎性的心下痞，黄芩、黄连主之；一是心下痞硬，自觉胀满不舒，初按之手下有抵抗，但不拒按，反以按为舒，乃胃虚邪凑，人参主之。

泻心汤证者，热邪挟饮，尚未成实，本于胃虚，与实热入胃不同，故以清热涤饮为治。半夏泻心汤证有呕而肠鸣，其病在肠胃。

辨太阳病脉证并治（下）

---

**半夏泻心汤方**

半夏（洗）半升，黄芩、干姜、人参、甘草（炙）各三两，黄连一两，大枣（擘）十二枚。

上七味，以水一斗，煮取六升，去滓，再煎取三升，温服一升，日三服。

---

〈方解〉半夏泻心汤证病位、病机已如上述。因本于胃虚，故治以干姜、人参、甘草、大枣；热陷心下，故治以黄芩、黄连；热邪挟饮而未成实，故主以半夏。此治客邪内饮，为呕利、肠鸣、心下痞硬的主治方。

**156.太阳少阳并病，而反下之，成结胸**①**。心下硬，下利不止，水浆不下，其人心烦**②**。**

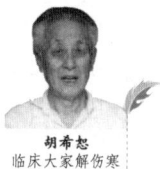

**胡希恕**
临床大家解伤寒

【释】太阳病不可下，少阳病更不可下，今二阳并病而反下之，邪乘虚入里。实于上而成结胸，故心下硬痛；虚于下则下利不止；中伤其胃，故水浆不下，其人心烦。

【按】此为误下太阳少阳并病的坏病，邪实正虚，攻补两难，亦难治之证，未出方。

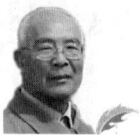

**段治钧**
伤寒临床释疑录

〈注〉①"太阳少阳并病"，未出为证表现，此简言也。太阳少阳并病，二阳均不可下，下之为非法治疗，当治从少阳。"而反下之，成结胸"，不当下而下，故成结胸证。

②成结胸后，症的表现是"心下硬，下利不止，水浆不下，其人心烦"。下后热与水结实，故心下硬，当有疼痛。下利不止，要在不止二字，其虚可知，故不能攻邪，虽有结胸证，亦不可以陷胸汤攻之。水浆不下，其人心烦，乃柴胡证误下大伤其胃的结果。

〈按〉结胸见于上，下利见于下，水浆不入、心烦见于中，不是三种病，乃结胸证上实下虚并见者，属难治之证。从本条可知，当下不下则贻误时机，不当下而下更属非法。治病当护其胃气为要，医者岂可轻心乎！

**157.脉浮而紧，而复下之**①**，紧反入里，则作痞**②**。按之自濡，但气痞耳**③**。**

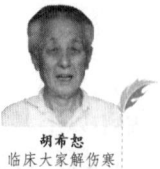

**胡希恕**
临床大家解伤寒

【释】太阳病，邪实于表则脉浮而紧，法当发汗，而医复下之，遂使表邪内陷，未成结胸而成心下痞。此为胃虚邪凑，按之不硬而自濡，以内无结实，但气痞尔。

〈注〉①"脉浮而紧"，表证之脉，不可用下法；"而复下之"，下之为逆治。

②因为误下的缘故，"紧反入里"，这个紧字，当作邪字来看，即表邪因下而入于里的意思。"则作痞"，因误下邪入于胃而觉发堵、痞塞不通。

③ "按之自濡，但气痞耳"，濡，软也。这是相对大陷胸汤的石硬而言，细按之仍觉有抵抗，而非完全虚软如绵。气痞，此气非呼吸之气，乃无形之邪的意思，区别于阳证因下胃虚邪凑的痞硬和阴证因下而成的痞块。

〈按〉其人内有停饮，误下后，热与饮结则成结胸；其人内无饮邪，误下之，则损伤其胃，因作痞证。

**158.** 太阳中风，下利呕逆，表解者，乃可攻之①。其人漐漐汗出，发作有时，头痛；心下痞，硬满，引胁下痛，干呕短气②。汗出不恶寒者，此表解里未和也，十枣汤主之③。

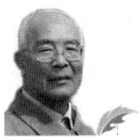

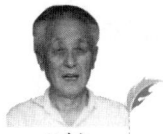

段治钧
伤寒临床释疑录

【释】此述素有痰饮的病人，因外感激动里饮，太阳阳明合病，同时发作悬饮内痛。由于文辞错杂，把发汗前后的证候穿插在一起，更不易理解，以前注家亦多有误，因不吝词费，就原文分析如下。

胡希恕
临床大家解伤寒

既言太阳中风，当然必有表证，而条文中只有头痛一症。由末句"汗出不恶寒者，此表解里未和也"观之，原证必有无汗、恶寒，但又有下利呕逆，乃阳明里证。这是太阳阳明合病的葛根加半夏汤证，同时还有心下痞、硬满、引胁下痛的悬饮证，是水饮在里。

以是则发汗前的证候包括：头痛、无汗、恶寒、下利呕逆、心下痞、硬满、引胁下痛、短气。先以葛根加半夏汤使其表解，呕吐下利已。

发汗后，其人漐漐汗出，发作有时，头痛，心下痞，硬满，引胁下痛，干呕短气，所谓"表解里未和"，纯属悬饮，以十枣汤治之，即文中"表解者乃可攻之"。

辨太阳病脉证并治（下）

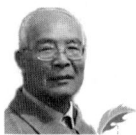

〈注〉① "太阳中风，下利呕逆"，既有太阳中风表证，又有下利、呕逆的里证，这是葛根加半夏汤证；葛根加半夏汤治太阳阳明合病不下利、但呕，或既下利而呕者（参见32、33条）。"表解者乃可攻之"是插入语，提示表不解者不可攻里也。这个攻里指攻下在里的水饮。

② "其人漐漐（音在 zhé）汗出，发作有时，头痛；心下痞，硬满，引胁下痛，干呕短气"，这是指服了葛根加半夏汤后，上句的为证已解，但原来与其同时存在的水饮证尚未除的为证表现。其中，漐漐汗出似表，但因发作有时，则非表证；头痛似表，但因已不恶寒，则非表证；此乃水结之证也。其中，心下痞，硬满、引胁下痛、干呕短气，此水饮病中的悬饮证也（可参见《金匮要略》咳嗽痰饮病第2条）。

③ "汗出不恶寒者，此表解里未和也，十枣汤主之"，上述为证，因为有汗出不恶寒，说明表已解；但其他水饮证，特别是悬饮证仍在，说明里未和；治此悬饮证以"十枣汤主之"。注意十枣汤必在表解之后乃可用之。

---

**十枣汤方**

芫花（熬），甘遂，大戟。

上三味，等分，各别杵为散，以水一升半，先煮大枣肥者十枚，取八合，去滓，内药末。强人服一钱匕（现代的一钱），羸人服半钱匕。温服之，平旦服，若下少病不除者，明日更服，加半钱，得快下利后，糜粥自养。

---

〈方解〉大戟，苦辛，甘寒，有毒，峻泻逐水药。逐水饮肿满，化坚积，通二便。主水湿痰饮停留胸胁间，脘腹胁痛。

芫花，辛咸，寒，有毒，峻泻逐水药。功能主治与大戟略同，虚人禁用。

三味合用，攻逐水饮力极强，所以重用大枣制其猛烈，兼以安中。去病而不使正伤，此用毒攻病之良法。以一斤半大枣煮糜，以汤煎药（上药各二钱），治胸水效良，但仅用于实证。

〈按〉十枣汤乃表解、里水不和悬饮之主方。诸水为患见证很多：水毒走皮毛而为汗；上冲而呕逆或头痛眩冒；下走胃肠为利；聚脘胁而心下痞硬满、引胁下痛；水热结于胸、心下则结胸；停于胃则心悸、短气；宜各选适应之方治之。

本证属水饮之邪留于中焦，表证既罢，非汗所宜；里饮充斥，非渗利能治；必决渎大开，一举平水气方可。

小青龙汤、五苓散治表未解而不可攻里之饮证；十枣汤治表已解而心下痞硬、胁痛的悬饮证；桂枝去芍药加苓术汤治表未解而心下满微痛。读者可于此之间详玩而受益焉。

**159. 太阳病，医发汗，遂发热恶寒，因复下之，心下痞①。表里俱虚，阴阳气并竭，无阳则阴独②。复加烧针，因胸烦，面色青黄，肤𥆧者，难治③。今色微黄，手足温者，易愈④。**

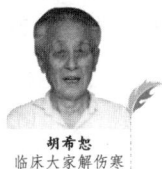

【释】本太阳病桂枝汤证，医误以麻黄汤发其汗，遂更使发热恶寒。发热恶寒病仍在外，不知用桂枝汤以解外而复下之，因使外邪内陷成心下痞。既误汗以虚其表，又误下以虚其里，故谓表里俱虚。汗下亡津液，因使阴荣阳卫并虚竭，精气虚竭而邪气独留，故谓无阳则阴独。复加烧针，火邪内攻，因而胸烦。胃气已败则面色青黄，肌肤失精气营养则𥆧动不宁，故为难治。今幸面色微黄，胃未致败坏，手足还温，气血复充四末，故易愈。

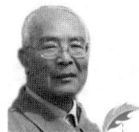

〈注〉①"太阳病，医发汗，遂发热恶寒"，太阳病本应以汗法治之，发汗后本应热去恶寒退，何以更使发热恶寒呢？这是发汗方法不对（本桂枝汤证而以麻黄汤发汗）的缘故。"遂"字有贬意。"因复下之，心下痞"，汗不得法，已误于先，今又用下法误于后，"复"字颇有惋叹之意。心下痞塞不通，责之于误下也。

②发汗虚其表，下之虚其里，故曰"表里俱虚"。"阴阳气并竭"，这里的阴阳指荣卫，因汗下不当而荣卫俱伤。"无阳则阴独"的阳指正气，阴指

邪气，即正气伤而邪气留的意思。

③"复加烧针"，医者不悟，更用烧针劫汗之法，一误、再误、更误，终成坏病。因此正气更虚，邪气益盛，故"胸烦"；胃气衰败，故"面色青黄"；肤失营养到极致而"肤眴"，即肌肤抖动；如此大亡其阳，当有手足冷。其"难治"可知矣！

④上述误治后的坏病，如果为证反应不是那么重，而是"今色微黄，手足温者"，即面色不是青黄而是微黄，说明胃气未衰败；不是手足冷而是手足温，说明气血还能充其四肢末端；这种情况则"易愈"。

〈按〉本条为一再误治的后果，桂枝去芍药加龙骨牡蛎汤或有用之机会，若陷于阴证可选用附子剂。

**160.** 心下痞①，按之濡②，其脉关上浮者③，大黄黄连泻心汤主之。

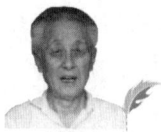

**【释】**心下痞按之濡，即前所谓"但气痞耳"（157条），无实质性东西，胃内是空的。其脉关上浮为胃有热，故大黄黄连泻心汤主之。

**【按】**心下痞，按之濡，并非说濡软如按棉，乃与结胸证的硬满比较之词。若真濡软如按棉，无抵抗，则乃里虚之候，绝非本方所宜。

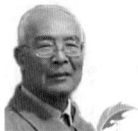

胡希恕
临床大家解伤寒

〈注〉①"心下痞"，心下，正当胃部。痞，即痞塞不通，上下不通畅而发堵，是自觉症状。

②"按之濡"，濡（rú），濡软、迟滞、停留的意思，是他觉症状。按之腹壁虽濡软，但深按则不濡，有抵抗。

段治钧
伤寒临床释疑录

③"其脉关上浮者"，浮脉，在此不是主表而是主热。关上浮，即中焦有热。

这种心下痞以"大黄黄连泻心汤主之"，泻心者，泻中焦胃热也。

---

**大黄黄连泻心汤方**

大黄二两，黄连一两。

上两味，以麻沸汤（即滚开水）二升渍之，须臾（时间勿长）后去滓，分温再服。

---

〈**方解**〉《金匮要略·惊悸吐衄下血篇》"泻心汤"（也叫三黄泻心汤），由大黄、黄连、黄芩组成，功能泻火去热，古人以心主火，故以泻心汤名之。本方即泻心汤去黄芩，故名之为"大黄黄连泻心汤"，且煎法亦与泻心汤不同，此方所治重在胃热，烦热轻而大便秘结不甚者。

〈**按**〉本条煎药方法很重要，因不欲大泻下，故渍之。有谓大黄愈生力愈大，多煮则无力，谬也。另有煎法，大黄，沸水泡，去滓，以汤煎余药，亦佳。总之，不欲大泻下者则大黄不可久煮。

吾多以本方合黄芩，如本方之煎法，不怎么泻，专能下火，小儿衄血、吐血相当好使，鼻衄、牙宣、高血压亦可用。诸血证有热者均宜，尤其上半身充血者佳。

大黄为涤荡祛毒药。伍甘遂而下水，如大陷胸汤；伍黄芩、黄连则下火，如本方；伍健胃药则消食，如大黄橘皮汤；伍虻虫、水蛭则祛瘀，如大黄䗪虫丸。

## 161. 心下痞，而复恶寒汗出者①，附子泻心汤主之②。

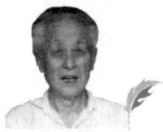

胡希恕
临床大家解伤寒

【**释**】若上条的心下痞证，其人无热而复恶寒汗出者，则已半陷于阴寒虚证，故附子泻心汤主之。

【**按**】邪热内陷则心下痞，正气沉衰则恶寒而汗出，以三黄泻心汤去邪除痞，加附子扶正固虚，乃攻补兼施之法。恶寒汗出有似表未解的桂枝汤证，但桂枝汤证恶寒轻而汗出少，且必发热。此则恶寒甚而汗出多，且无发热，临证必须详辨。

〈注〉提要：泻心汤证而兼阴寒虚的证治。

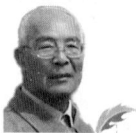

段治钧
伤寒临床释疑录

① "心下痞"，即上条的心下痞证。上条有热，而本条无热。"而复恶寒汗出者"，复，作"又"讲，既有三黄泻心汤的心下痞证，又有恶寒重、汗出多（是虚汗）而无热的阴寒证。

②此为阴阳参半的证候，故以"附子泻心汤主之"。

〈按〉桂枝汤证的恶寒是表有热，本证为阴证的恶寒，其人感到从内往外冷。

像本条这样阴阳参半的证候，少见。阴虚体弱、全身功能衰退而有心下痞者最宜本方。

---

**附子泻心汤方**

大黄二两，黄连一两，黄芩一两，炮附子（去皮，破，别煮取汁）一枚。

上四味，切三味，以麻沸汤二升渍之，须臾后，去滓，内附子汁，分温再服。

---

〈方解〉此于泻心汤内加附子，而又用大黄黄连泻心汤的煎法，故治泻心汤证而半陷于阴虚证者。

〈按〉黄芩清热，治心下痞，炮附子扶正固虚。不用生附子，未见逆冷而无需回阳救逆也。

**162.** 本已下之，故心下痞，与泻心汤，痞不解①。其人渴而口燥烦，小便不利者，五苓散主之②。

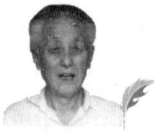

胡希恕
临床大家解伤寒

【释】太阳病误下，故心下痞，但与泻心汤又痞不解。审其人渴欲饮水而口燥烦，并小便不利，知为水气逆于心下，故非泻心汤所治，宜五苓散主之。

【按】此为误下里有水气的太阳病，表不解则水伴冲气而上逆，故心下痞。渴而口燥烦，小便不利，为五苓散证，故与三黄泻心汤则不治。

〈注〉提要：本条论治水饮造成之心下痞。

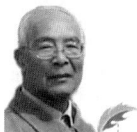

① "本已下之，故心下痞，与泻心汤，痞不解"，意即这个心下痞本于误下而成，但服泻心汤无效。言外之意，心下痞不见得都是三黄泻心汤证，也有因停饮而致的，非热病也。其人有停饮，因误下激动里饮上冲，饮结于心下而成痞证。可与71、72、74条互参。

②下后胃虚，邪之所凑而为心下痞，水停不行则"小便不利"，水不化气则"其人渴"，因渴得厉害"而口燥烦"，即口燥而烦者，此为五苓散证，故以"五苓散主之"。

〈按〉素有里饮的人，汗下都易激动里饮而生变证，故不同时治饮，病必不解。

**163. 伤寒汗出解之后**①，**胃中不和，心下痞硬**②，**干噫食臭**③，**胁下有水气**④，**腹中雷鸣下利者，生姜泻心汤主之**⑤。

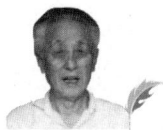

【释】伤寒发汗表解后，原有胃中不和的宿饮发作。胃虚则水气上逆，故心下痞硬，干噫食臭。肠中有水气，故腹中雷鸣而下利，宜生姜泻心汤主之。

【按】此述心下痞亦有不因误下而致者。素有里饮，往往因外感诱使而发作，不仅胃中不和也。其人里有宿饮，外感时因体液循环发生障碍，发汗以激动里饮，也会较厉害。

〈注〉提要：胃虚停饮，干噫食臭，肠鸣下利的证治。

① "伤寒汗出解之后"，太阳伤寒证，发汗后外邪已解。因其人宿有里饮，汗后亡津，胃中空虚，邪（素饮）必凑之。

② "胃中不和"，指素日胃虚消化不良，或有停饮。"心下痞硬"是虚证，邪之所凑，其气必虚，因虚所以消化不良，或因虚而饮聚；痞而不通则硬；此乃人参证。

③ "干噫食臭"，噫（yì），即嗳气，就是打呃，中焦失和之故。食臭，

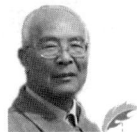

即伤食酸臭味。干噫食臭，即嗳气而泛酸臭伤食味，乃胃虚不能正常消化食水的缘故。

④ "胁下有水气"，胁下，实为心下。胁下有水气、胃肠中有水气，都是饮邪。

⑤ "腹中雷鸣下利者"，肠中有不消化之水，水气相击噜噜作响而下利。因以干噫食臭为主证，胃内嘈杂泛酸，故以"生姜泻心汤主之"。

〈按〉书中湿、饮、痰，三岐一源，皆人体水液代谢不良的病理产物，轻如雾露者为湿，清稀者为饮，黏稠者为痰，即中医常说的水毒。

---

### 生姜泻心汤方

生姜四两，甘草（炙）三两，人参三两，干姜一两，黄芩三两，半夏（洗）半升，黄连一两，大枣（擘）十二枚。

上八味，以水一斗，煮取六升，去滓，再煎取三升，温服一升，日三服。

---

180

〈方解〉生姜主治干噫食臭。此为半夏泻心汤（155条）减干姜量，加生姜。本方偏于治呕，以心下痞硬、干噫食臭、雷鸣下利为主证，略区别于半夏泻心汤证，但胃虚的病机是相同的，故都用人参。温中去水有半夏、干姜（本方又加生姜），健胃有生姜、大枣、人参，消炎去痞用黄芩、黄连。

〈按〉本方服后往往有瞑眩，即本治呕吐，用药后反大呕大吐，但过后必愈。

一般下利无腹中雷鸣者，用本方效不佳。若以炎症为主而下利者，非胃肠水饮之变，效亦不佳。

三黄泻心汤的心下痞，乃心下痞满不舒，是因下后热邪客胃所致；162条的心下痞，是因下饮停，显五苓散证；本条是心下痞硬，乃胃虚停饮所致。可见心下痞硬和心下痞满是有虚实不同的。

**164.** 伤寒中风，医反下之，其人下利，日数十行，谷不化①，腹中雷鸣②，心下痞硬而满③，干呕心烦不得安④。医见心下痞，谓病不尽，复下之，其痞益甚⑤。此非结热，但以胃中虚，客气上逆，故使硬也⑥。甘草泻心汤主之。

【释】伤寒或中风均宜汗不宜下，而医反下之，虚其里，因使下利日数十行。水走肠中，则声如雷鸣。外邪（表热）内饮乘下后胃虚而上逆，故心下痞硬而满，干呕心烦不得安。医见心下痞，谓病不尽，因复下之，则胃益虚，痞硬益甚。此非结热之痞（亦非寒结），乃因胃中虚，客气上逆而使心下硬，不可攻下，宜甘草泻心汤主之。

【按】此与上方均是半夏泻心汤的加减方，所主亦大同小异。急性胃肠炎多见此方证，适证选用均有良效，读者试之。

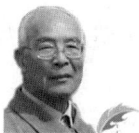

〈注〉提要：胃虚饮聚，下利无度的证治。

① "伤寒中风，医反下之"，无论太阳伤寒或中风，应汗不应下，下之为逆，故曰 "反"。"其人下利，日数十行，谷不化"，因非法治疗造成下利无度，不等食物消化即下，言其快，亦急迫证也。

② "腹中雷鸣"，水走肠道，水气相激而辘辘作响，以雷鸣形容之。

③ "心下痞硬而满"，心下（当胃部）痞塞不通，按之硬（有抵抗）而胀满。意同心下痞硬。

④ "干呕心烦不得安"，胃虚停饮，水气上逆则干呕（想吐又吐不出来，有声而无物），因呕的难受而心烦，因心烦而不得安也。

⑤ "医见心下痞" 不除，误判 "谓病不尽"，又错误的 "复下之"，病不但不愈而 "其痞益甚"。这纯是因误判误治造成的不良后果。此心下痞，既不同于热实于里的胃家实，又不同于水热相结的结胸证，何得用下法？竟复下之！胃益虚而痞益甚也。

⑥造成其痞益甚的原因，论中亦自注曰，"此非结热"，即这不是热结于里而成痞，指并非承气汤证、大黄黄连泻心汤证的热结。此乃 "但以胃中虚，客气上逆，故使硬也"，即胃虚饮逆（邪凑）所成的心下痞硬，属虚，是用人参的指征。这种心下痞硬是不应该用下法的。

医误下之、复下之，则胃更虚，外邪内饮乘虚而入胃，因而痞硬更甚。又因下利无度而急迫，故以 "甘草泻心汤主之"。

辨太阳病脉证并治（下）

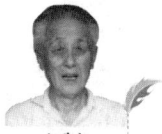

胡希恕
临床大家解伤寒

段治钧
伤寒临床释疑录

---

**甘草泻心汤方**

甘草（炙）四两，人参三两，干姜三两，黄芩三两，半夏（洗）半升，黄连一两，大枣（擘）十二枚。

上七味，以水一斗，煮取六升，去滓，再煎取三升，温服一升，日三服。

---

〈**方解**〉本方乃半夏泻心汤增加甘草用量，针对心烦不得安、下利数十行，以缓急迫也。甘草安中而偏于补虚。本方亦可看作理中汤加黄芩、黄连，虽无白术，但有半夏，意同。口干时可加生石膏。

〈**按**〉本方主治中虚下利有热者。本条不只论甘草泻心汤证，而且是为以上两条心下痞硬证做小结。

半夏泻心汤（155条）治饮盛，因下而心下痞（硬）者，有呕而肠鸣下利；生姜泻心汤在此基础上又主治干噫食臭者；甘草泻心汤主虚极下利无度者。三泻心汤共有症状，即呕、利、心下痞硬、腹中雷鸣，病机都是胃虚邪（饮）凑，三者心下痞硬都是用人参的指征。

半夏泻心汤用干姜三两，偏于健胃；生姜泻心汤用干姜一两，加生姜四两，偏于吞酸嘈杂、干噫食臭；甘草泻心汤用干姜三两，甘草加至四两，偏于补虚、缓急迫。这是三者的区别，临证亦当详辨。

甘草泻心汤对于胃神经官能症、口腔溃疡、蚀喉、蚀阴等多有效。适证需加石膏或生地黄。日本汉方家有以其治梦游症及凭依证的案例，理应进一步研究。

相关方证比较：大柴胡汤治结实而热者，泻心汤治痞满不硬、热邪所凑者，大黄黄连泻心汤治中焦胃热心下痞者，附子泻心汤治三黄泻心汤证而半陷阴证者，其病机均不同于半夏、生姜、甘草三泻心汤。读者反复推敲，自能入扣矣。

**165.** 伤寒服汤药，下利不止，心下痞硬①。服泻心汤已，复以他药下之，利不止②。医以理中与之，利益甚；理中者，理中焦，此利在下焦，赤石脂禹余粮汤主之③。复不止者，当利其小便④。

【释】伤寒证误以他药下之，致胃虚邪陷，故下利不止，心下痞硬。服

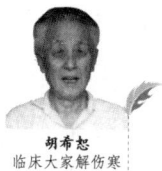

胡希恕
临床大家解伤寒

泻心汤已当是服甘草泻心汤之后。本已对证，但医者心急，不待药效而又以他药下之，利遂不止。以理中与之，则利反益甚。盖理中者理中焦，此利由于连续误下使下焦虚衰，以致不能自禁止，宜赤石脂禹余粮汤主之。若利不止者，当利其小便，使水谷别即治矣。利小便之方当适证选五苓散或真武汤类。

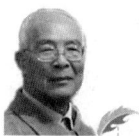

段治钧
伤寒临床释疑录

〈注〉提要：肠虚不收，久利滑泄之下焦利的证治。

①"伤寒服汤药，下利不止，心下痞硬"，始病为太阳伤寒，但医者误用他药下之，所以出现下利不止、心下痞硬的甘草泻心汤证。

②"服泻心汤已，复以他药下之，利不止"，对上证予服甘草泻心汤后，医者因心急不待药效而复以他药下之，遂造成下利更不止。这个下利不止，乃反复用泻下药造成肠不收敛的滑泄之证，既非虚热，亦非虚寒。

③"医以理中与之，利益甚"，医者不明上述利下不止之由，以为是中焦虚寒，与理中汤或理中丸治之，利更甚。"理中者，理中焦，此利在下焦"，这是自注说明与理中不效利益甚的原因。理中汤（丸）的药物组成为人参、干姜、白术、甘草，主治中焦胃虚寒水饮盛、胃及小肠吸收不佳的下利。而此时之利在下焦，药不对证，所以无效。下焦之利乃久利或反复吃泻药造成肠虚滑泄不收，法当收敛固肠，故其后曰"赤石脂禹余粮汤主之"。

④"复不止者，当利其小便"。收敛固肠后利仍不止者，水谷不别的缘故，当利小便，这是中医调理水谷不别、使水走前阴的方法。

---

**赤石脂禹余粮汤方**

赤石脂（碎）二斤，太乙禹余粮（碎）一斤。

上两味，以水六升，煮取二升，去滓，分温三服。

---

〈方解〉赤石脂，甘酸大温，黏性收敛药。止血止泻，明目益精。主腹痛，下利脓血，崩漏，痛在少腹而无里热者。久泻不止可用，有热、新利者

不可用。

禹余粮，甘涩寒，收敛药。涩肠固脱。主下利血崩，脉无力，大便如脓者，治咳。实证禁用。

二药均有收敛、止血、止利作用，合之为方，故治下利虚滑而久不止者。

凡治痢疾、肠炎之下利，开始不可专于止利，而需洁净腑，用泻药机会较多，很少用此方。

〈按〉凡水泻之证皆肠中水分过多，发汗、利小便都是其治法，但需适证选方用药。误下后利不止，寒热不调者，宜甘草泻心汤；胃虚寒者，宜理中类；下焦滑脱者，宜赤石脂禹余粮汤；水道失职者，与五苓散类。不可执一也。

**166.** 伤寒吐下后，发汗①，虚烦，脉甚微②，八九日心下痞硬，胁下痛，气上冲咽喉，眩冒，经脉动惕者③，久而成痿④。

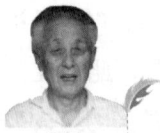

胡希恕
临床大家解伤寒

【释】太阳伤寒吐下本属误治，若表不解则气上冲，其人心下素有饮邪，更伴饮逆诸证（即苓桂术甘汤的前三证）。此再发其汗，更属误治，徒亡津液，病必不除。其人虚烦脉甚微，即津血亡失的结果。经此吐、下、汗连续误治，中气（胃气）为虚，客邪挟饮而上逆，故心下痞硬、胁下痛（水气攻冲）。血虚又复饮逆，故其人眩冒（参见158条〈按〉）。表不解，则气上冲咽喉。经脉动惕者，"发汗则动经，身为振振摇"的互词。此病久不治，必肢体失用而成痿。

【按】此乃67条苓桂术甘汤证的重出，于发汗后的变证又详加说明，并提出久而成痿。水毒为害以至于此，又哪得轻视之？本条应放在苓桂术甘汤条之后。

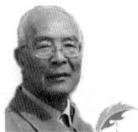

段治钧
伤寒临床释疑录

〈注〉提要：太阳伤寒吐、下、发汗误治后的变证。

① "伤寒吐下后，发汗"，太阳病伤寒证，吐下已是误治，复用汗法，更是误治，于是变证蜂起。

② "虚烦，脉甚微"，乃连续误治，津血亡失的结果。虚烦是水停热不去。

③ "八九日心下痞硬，胁下痛，气上冲咽喉，眩冒，经脉动惕者"，这就是 67 条苓桂术甘汤证 "心下痞硬，胁下痛"，病机同彼之心下逆满；"气上冲咽喉"，同彼之气上冲胸；"眩冒"，同彼之起则头眩；"经脉动惕"，同彼之 "发汗则动经，身为振振摇"。所以胡老【按】曰此即 67 条重出，而症状稍异。

④ "久而成痿"，坏病迁延日久，肢体痿废不用。

〈按〉本条乃吐、下、汗后津液虚竭，而局部尚有蓄水之证。脉外无阳，脉内无阴，初则动惕，久而成痿。本病治当首辨阴阳，阴证可选真武汤，阳证可选苓桂术甘汤。苓桂术甘汤证与本条病机相同而症状稍异，参见 67 条〈注〉。吐下后，彼为心下逆满、气上冲胸、起则头眩；此为心下痞硬、胁下痛、气上冲咽喉、眩冒。发汗后，彼为发汗则动经、身为振振摇；此为经脉动惕、虚烦。彼为脉沉紧（发汗前），此为脉甚微（发汗后）。

**167. 伤寒发汗，若吐若下**①，**解后**②，**心下痞硬，噫气不除者**③，**旋覆代赭汤主之。**

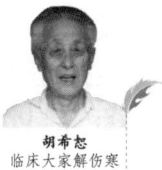

【释】伤寒证经过发汗或吐或下等治疗，病已解之后，原来即有的胃疾患又明显发作。心下痞硬，噫气不除者，为胃虚饮聚，宜旋覆代赭汤主之。

胡希恕
临床大家解伤寒

【按】此与前之生姜泻心汤同是素有痰疾，而不是汗吐下治疗所致。胃反、噎膈、气逆不降均可用本方，辨证准确则神效。十二指肠溃疡见心下痞硬、噫气频作者，于本方加乌贼骨、乳香、没药等有验，大便潜血加白及。

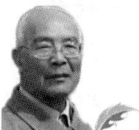

〈注〉提要：胃弱而伏饮为逆的证治。

① "伤寒发汗，若吐若下"，同上条，但亦略有不同。上条为吐下后复发汗，属逆治。本条为随病情变化汗、吐、

段治钧
伤寒临床释疑录

下，顺序以治。可互参。

②"解后"，因以上不是逆治，故太阳伤寒外证已解。

③"心下痞硬，噫气不除者"，心下痞硬的机理同前释。经汗吐下后，胃气虚弱，伏饮（宿有的痰饮）为逆，故心下痞硬，噫气不除。

此"旋覆代赭汤主之"。

〈按〉本方与生姜泻心汤类似。伤寒证好了，以前胃不和的宿疾重现。因无下利、肠鸣，故不用生姜泻心汤。本方与三泻心汤相比，共有心下痞硬，但三泻心汤重在肠鸣下利，本方重在噫气。与三黄泻心汤相比，本方治虚秘，三黄泻心汤治热秘，两者亦应鉴别。

本方证内无泻下药，反能治便秘，是旋覆花、代赭石下降之功，大便稀者勿用此方。若噫气而大便稀，用茯苓饮较好。噫气不除用本方必胃虚，以噫为苦。橘枳姜汤亦治噫气，属胃实，以噫为舒。

凡心下痞属虚者，均不可用下法，切记。

186

---

**旋覆代赭汤方**

旋覆花三两，人参二两，生姜五两，代赭石一两，甘草（炙）三两，半夏（洗）半升，大枣（擘）十二枚。

上七味，以水一斗，煮取六升，去滓，再煎取三升，温服一升，日三服。

---

〈**方解**〉旋覆花，咸温，有小毒，利尿健胃药。健胃消胀满，行水，降气（去结气）理血。主水肿呕逆，噫气痞塞，大便不利。凡有水毒致上述为证者，均可用之。

代赭石，苦寒，收敛药。补血止血，镇逆收敛，除五脏血脉中热。主气逆不降，反胃噫气。代赭石虽是收敛健胃药，但重用反而对胃不好。

〈**按**〉本方用人参、生姜、大枣、甘草与三泻心汤意同，都有心下痞硬的胃虚人参证。无下利，故不用黄芩、黄连。有噫气，故加旋覆花、代赭石。

**168.** 下后，不可更行桂枝汤①。若汗出而喘，无大热者②，可与麻黄杏仁石膏甘草汤③。

**【释】**下后表不解，依法当用桂枝汤。今下后汗出而喘，虽表未解，但以汗出多而喘剧，其为里热壅盛，而桂枝汤为里热所忌，故谓不可更行桂枝汤。无大热，谓外无大热，正因为热大半内陷，故表反无大热也。以麻杏石甘汤主之（此宜与63条互参）。

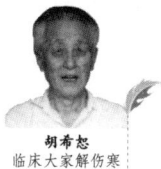

胡希恕
临床大家解伤寒

〈**注**〉提要：里热壅盛，汗出而喘的麻杏石甘汤证。

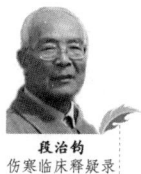

① "下后，不可更行桂枝汤"，可与63条"汗后不可更行桂枝汤"条互参。其要在里热、汗出而喘，千万不可以为用下法后就再也不能用桂枝汤了，后句才是不能使用桂枝汤的原因。

段治钧
伤寒临床释疑录

② "若汗出而喘，无大热者"，里热壅盛之汗，其汗出多、味重而黏，加强排热为主；表不解，气上冲而喘为客。注意仲景行文"汗出而喘"词序先后，有深意焉。无大热者，与承气汤证比较，其热内陷，外无大热，即不像承气汤证蒸蒸大热，而类似白虎汤的发热。汗出多也是外无大热原因之一。

③ "可与麻黄杏仁石膏甘草汤"，可与，有斟酌之意。与63条比较，彼为汗后里热盛，此为下后里热盛。

〈**按**〉桂枝加厚朴杏子汤是以桂枝汤证为主而有喘，故以桂枝汤为基础，加厚朴、杏仁治之。本方证因里热壅盛而喘，正是桂枝汤所忌。

喘证病因多端，执一方而治疗效必差。治喘当分寒、热、外邪、里实等，要在辨证。本条里未实，乃外邪入里，里热壅盛之喘。虽曰"汗出而喘"，只若里热盛，即无汗亦可用之，用时宜加大麻黄用量。论中谓"无大热者"，经验中既外有大热，只若病机相符，本方亦可用。

本方有用以治肺炎的机会，但要对证，不要以它为治肺炎的专用方。开始喘时可用，但不能连续用。一般不如柴胡加石膏汤或大青龙汤好使。中医主要在辨方证，因病名遣方，大失辨证施治的精神矣。风寒诱发的喘息有用之的机会，但不多。大便干者，当合大柴胡汤。

辨太阳病脉证并治（下）

**169.** 太阳病，外证未除，而数下之<sup>①</sup>，遂协热而利<sup>②</sup>，利下不止，心下痞硬<sup>③</sup>，表里不解者，桂枝人参汤主之<sup>④</sup>。

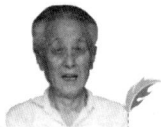

胡希恕
临床大家解伤寒

**【释】** 太阳病，外证还未除，医不知用桂枝汤解外而竟数下之，遂使里虚邪陷，因致协热（协外热）而利，利下不止。心下痞硬为胃虚邪乘，表里不解者，谓外证未除，复里虚而协热利也，桂枝人参汤主之。

**【按】** 此由于连续误下，遂致表里阴阳交错之证。

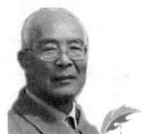

段治钧
伤寒临床释疑录

**188**

〈**注**〉提要：桂枝汤证经数下而成协热利的证治。

① "太阳病，外证未除，而数下之"，《伤寒论》中对桂枝汤证常曰外证，对麻黄汤证常曰表证。由外证未除，可知句首冠以太阳病者，乃桂枝汤证也；指桂枝汤证的头痛、身痛、气上冲等症还在。桂枝汤证不解，欲解外仍应予桂枝汤。今医不明，不但下之，而且是数下之，这是非法的治疗，故转属太阴，变成里虚的人参汤证了。

② "遂协热而利"，太阳病因误用下法，表热随泻下药内陷而作利也，名之为协热利，为病名。利有寒热两种，凡表热未罢者，皆为协热利。

③ "利下不止，心下痞硬"，其所以利不止，乃前句数下之的缘故；因利下不止，胃肠虚衰已甚，此利已转属太阴。胃虚邪凑，故心下痞硬。

④ "表里不解者，桂枝人参汤主之"，指外有桂枝汤证，里有下利不止的人参汤证，看作太阳太阴并病亦可，故以双解表里的"桂枝人参汤主之"。

---

**桂枝人参汤方**

桂枝（去皮）四两，甘草（炙）四两，白术三两，人参三两，干姜三两。

上五味，以水九升，先煮四味，取五升，内桂枝，煮取三升，去滓，温服一升，日再夜一服。

〈**方解**〉本方为桂枝甘草汤与人参汤的合方。人参汤理中，为治胃虚心下痞硬、下利之圣方，主虚寒下利，属太阴方剂。人参又是治心下痞硬的主药。桂枝甘草汤解外，以甘草量大，不但协人参、干姜补中，而且针对下利不止，缓急迫也。

桂枝后下，以芳香不耐久煮，挥发油殆尽则力逊矣。若以治冲气为主，则桂枝可久煮。日再夜一服，即白天吃两次，夜间再服一次。

〈**按**〉读本条勿因协热利的"热"字而误以为就是热利，若到利下不止、心下痞硬的程度，这是数下致胃肠虚寒的下利，当属太阴。真要是热陷于胃肠而下利，则非大黄、黄芩、黄连不可了。人参汤为太阴主方，本条又兼太阳证，故用本方。

本证易与桂枝加人参汤（62条新加汤）证相混淆。彼为桂枝汤证中气沉衰而未陷于阴者，无下利；本证为因数下而利不止，已转属太阴而外证未除者。

**170.伤寒大下后，复发汗，心下痞①，恶寒者，表未解也②。不可攻痞，当先解表，表解乃可攻痞③。解表宜桂枝汤，攻痞宜大黄黄连泻心汤④。**

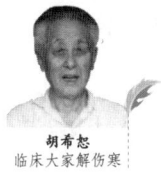

**胡希恕**
临床大家解伤寒

【**释**】伤寒应汗不宜下，医竟大下之。下后表不解，不宜麻黄汤发汗，而竟复发汗，一误再误，故心下痞。仍恶寒者，乃表未解，宜桂枝汤先解其表。表解后，再以大黄黄连泻心汤以攻其痞。

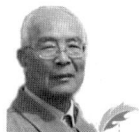

**段治钧**
伤寒临床释疑录

〈**注**〉提要：伤寒误下复汗后心下痞的证治。

①"伤寒大下后，复发汗，心下痞"，其情与166条同，始病太阳伤寒，先下又复发汗，此为逆治。但其后发生的变证，较166条轻。166条是误治后发为苓桂术甘汤证，本条是误治后发为表邪内陷的心下痞证（而不是痞硬）。这里的复发汗，指以麻黄汤发汗。

②"恶寒者"，指误治后表证的"恶寒"始终存在，故谓"表未解也"。综上观之，此为表里并病。

③《伤寒论》中表里并病，阳性病正气充盈者，治当先治表后治里；阴性病正气虚寒者，治当先治里后治表，此为定法。故曰"不可攻痞，当先解表，表解乃可攻痞"。

④因大下后，复发汗，津液已有所失，故"解表宜桂枝汤"；此心下痞亦因又下又汗，表热内陷于胃而痞，病机与160条相同，故"攻痞宜大黄黄连泻心汤"。

〈按〉本证当仍有发热，否则仅有恶寒而无发热，或虚寒，则为附子泻心汤证了。

**171. 伤寒发热①，汗出不解②，心下痞硬③，呕吐而下利者④，大柴胡汤主之⑤。**

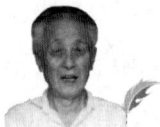

**胡希恕**
临床大家解伤寒

【释】伤寒发热，虽汗出而热不解，其人心下痞硬，呕吐而下利者，大柴胡汤主之。

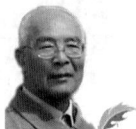

**段治钧**
伤寒临床释疑录

〈注〉提要：大柴胡汤证。

①"伤寒发热"，意即形似伤寒而只云发热，不云恶寒。若有恶寒发热且下利，即葛根汤证，当鉴别。

②"汗出不解"，指热不解、病不解，而非表不解，没有恶寒则表已解也。此情况常见，用药后不一定汗而病除。

③"心下痞硬"，此痞硬不因误下而致，故为实证，而非虚证。内有容物、拒按，这不是用人参的药证，相当于心下急之意。

④"呕吐而下利者"，呕吐为柴胡证，下利为里证；这是少阳病而近于里（阳明）的大柴胡汤证；106条大柴胡汤证为不大便或便干者，本条为有下利者。热证而下利，开始之治绝不可止利，仍需下之，急性痢疾常见。

⑤"大柴胡汤主之"，除以上所述，或有其他柴胡汤的为证。

〈按〉表证汗出而病不解，心下痞硬，乃邪传少阳的自发证，呕吐下利，又兼阳明，此从表直传半表半里及里，转变为少阳阳明的并病。心下痞硬为实结，非下后肠胃虚者可比，与人参所主的心下痞硬似是而实非。要点在呕而发热、下利或心下急结等。本条所述呕吐下利多见于急性胃肠炎及痢疾等。

下利之寒热虚实、是否可下，应参考：

①腹诊。腹硬满拒按，脐上热，为阳证，可下；不拒按而软，脐下清冷，为阴证，不可下。

②大便。焦黄热臭或下利纯青，或水中有小结块，皆阳证，可下；色淡黄，或白、青、灰黑，或完谷不化，或如米泔，不臭而腥，皆阴证，不可下。

③小便。赤涩，可下；清白不涩，不可下。

临证更宜参脉、舌、气息方可确诊。

**172. 病如桂枝证①，头不痛，项不强②，寸脉微浮③，胸中痞硬④，气上冲咽喉不得息者⑤，此为胸有寒也⑥。当吐之，宜瓜蒂散⑦。**

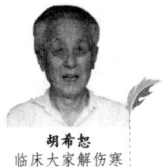

**胡希恕**
临床大家解伤寒

【释】病如桂枝证，指下述寸脉微浮，气上冲咽喉而言，但头不痛，项不强，则非太阳病，当然不同于桂枝汤证。寸脉微浮，为病有欲自上外越之机。胸中痞硬，为心下痞硬上迫于胸。气上冲咽喉不得息，即病从心下上迫，自觉有气上冲咽喉而呼吸困难。此为寒饮上逆于胸，故当吐之以顺应病势，宜瓜蒂散。

【按】寸脉微浮，胸中痞硬，气上冲咽喉不得息，是欲吐而不得吐。此时与瓜蒂散，即所谓顺势利导的治法，我谓是顺应机体祛病机制的原因疗法也。

**段治钧**
伤寒临床释疑录

〈注〉提要：寒实在胸的瓜蒂散证。

①"病如桂枝证"，指气上冲咽喉的症状如桂枝证。

②"头不痛，项不强"，暗示此非太阳表证，更非桂枝汤证。

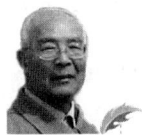

③"寸脉微浮",浮主表,但此非表证,乃病实于胸,有上无下。因病在上,故寸脉浮。由此可见,中医诊病不得单纯凭脉,必须脉证合参。

④"胸中痞硬",胸中指心下胃脘部,痞硬乃按之有抵抗,不濡软。

⑤"气上冲咽喉不得息者",不得息,形容呼吸困难。气上冲咽喉不得息者,病毒在胸,正气欲驱逐其由上越出之势,即心中嘈杂、欲吐又吐不出,懊恼难受的样子。

⑥"此为胸有寒也",胸有寒,即胃有寒饮、痰涎、宿食之类,俗谓停食着凉。

⑦"当吐之,宜瓜蒂散",病在上,病有由上外越之势,所以应顺其势,以吐法治之。

---

**瓜蒂散方**

瓜蒂(熬黄)一分,赤小豆一分,香豉一合。

上两味,分别捣筛,为散已,合治之。取一钱匕,以香豉一合,用热汤七合煮做稀糜,去滓,取汁合散,温顿服之。不吐者,少少加,得快吐乃止。诸亡血虚家,不可与瓜蒂散。

---

〈方解〉瓜蒂,苦寒,有毒,催吐药。功能催吐,去水,去湿热,消水肿。主胸中痞满,气逆上冲不得息。刺激黏膜力弱,夺取水分力强,为吐药之上乘。虽有毒,但服后不吸收,故无中毒之虞。用量不要超过4克。供参考。

赤小豆,甘酸平,利尿药。功能下水消肿,利小便,排脓血湿水,健脾胃。主体表黄肿、脚气、痈肿脓血。

豆豉,主治心中懊恼,并不致吐。俗谓豆豉为催吐药,误也。

〈按〉用汗、吐、下之法治病都要注意亡津液、亡血液之虞,尤其对失血者不可不慎。药后胃部不适者,以调胃承气汤善后。

**173.** 病胁下素有痞,连在脐旁,痛引少腹①,入阴筋者②,此名脏结,死③。

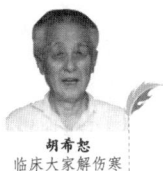

【释】胁下素有痞块的病，连于脐旁而痛引少腹，甚则痛入前阴，此名脏结，死不治。

【按】此颇似肝癌。所谓脏结者，大多指脏器肿瘤。当时还无治法，故书中无方。

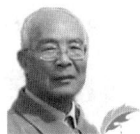

〈注〉①"病胁下素有痞，连在脐膀，痛引少腹"，痞指痞块，为宿疾。在脐旁可触及，且疼痛牵引至少腹部，可见其积聚大而深，性恶。

②"入阴筋者"，指疼痛加重，放射至阴部，为病恶性发展。

③"此名脏结，死"，脏结为病名，即阴证有痞块者，为死证。

〈按〉133条述脏结的脉证。134条谓脏结无阳证。135条谓病发于阳，下之为结胸，病发于阴，下之而为痞，即此类痞块。下不得法而有此恶果，医者可不慎欤！近世已知癌变原因复杂，非一误治可赅之也。这三条可与本条互参。

以上自155条到本条共19条，论痞、硬类的病，包括结胸、痞、脏结。

**174.** 伤寒若吐若下后①，七八日不解，热结在里②。表里俱热，时时恶风③，大渴，舌上干燥而烦，欲饮水数升者④，白虎加人参汤主之。

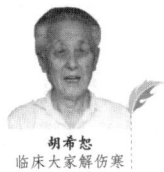

【释】伤寒病在表，若吐若下均属误治，故七八日不解，反使邪热内陷而热结于里。热极于里者必迫于外，因使表里俱热。身热则外寒，故时时恶风。大渴、舌上干燥而烦、欲饮水数升，宜以白虎加人参汤主之。

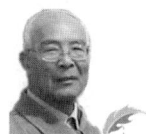

〈注〉①"伤寒若吐若下后"，始发为太阳伤寒的表证，伤寒若吐若下后，明示本条所述乃误治之后出现的变证。

②因误治，故"七八日不解"，指病不解。吐、下则邪热内陷，故"热结在里"，但尚未至承气汤证胃家实的程度。

辨太阳病脉证并治（下）

③ "表里俱热"，因热结在里、里热已甚；表热未去，所以仍"时时恶风"，即随着热的波动而时有恶风的感觉。

④ "大渴，舌上干燥而烦，欲饮水数升者"，热结在里，里热伤津则大渴、舌上干燥，因燥渴厉害而心烦，此为热烦，属阳证。胃中干则大渴引饮，欲饮水数升是形容渴的程度。这是本方证的辨证要点。若邪热内结下焦则无大渴，邪热散漫在中焦则渴，热愈炽则渴愈甚。可见，由渴亦能辨里热之深浅。口干舌燥是用石膏的标的之一，无渴亦可用。但热至大渴引饮的程度，只清热不行，必加人参健胃复津方可。

〈按〉白虎汤为治邪热传里而未至里实的主方，能清里热或表里俱热。其辨证要点为多热、多汗、口干舌燥，即后世谓热在气分，脉数大或浮滑者。此热虽在里但未至潮热，汗亦未至濈然而出，里热伤津则口干舌燥，虽有渴而不至大渴引饮。白虎汤证之辨提前于此，至其论时不再赘述也。

---

**白虎加人参汤方**

知母六两，石膏（碎）一斤，甘草（炙）二两，人参二两，粳米六合。

上五味，以水一斗，煮米熟汤成，去滓，温服一升，日三服。

---

〈方解〉此白虎汤原方加人参二两。白虎汤主里热。方中石膏、知母足以去热解烦，但行津液、解大渴则须人参。人参健胃生津，补益中气。保得一分胃气，即护得一分津液也。

〈按〉本条及下两条亦承痞硬而来。

人参之用包括：

①胃功能衰弱。理中汤、泻心汤之类也。

②强心复脉。茯苓四逆汤、炙甘草汤之类也。

③治伤津耗液。白虎加人参汤、竹叶石膏汤之类也。

三者皆以心下痞硬为候，本证亦当有此。

**175.** 伤寒无大热①，口燥渴，心烦，背微恶寒者②，白虎加人参汤主之。

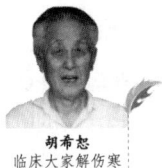

【释】伤寒表邪已尽陷于里，故外无大热，口燥渴而心烦，为里热津耗的确候。胃中热，则当胃的背部而微恶寒，宜白虎加人参汤主之。

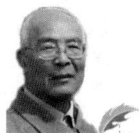

胡希恕
临床大家解伤寒

〈注〉① "伤寒无大热"，伤寒，意同上条。无大热，即外无大热，但不是无热的意思。热结于里，里热盛，体表也加快散热的速度，或因汗出，有时温度反不如无汗的麻黄汤、大青龙汤证为甚；里热而未实，亦不如承气汤证的潮热，故曰无大热。

段治钧
伤寒临床释疑录

② "口燥渴，心烦，背微恶寒者"，口干、口渴、心烦（甚至口苦）均为里热的反应。恶寒独见于背（相对胃部）且不甚，与太阳病的恶寒自异，非表寒证，当辨。因口燥渴，当有渴欲饮水之证。

此以 "白虎加人参汤主之"。

〈按〉上条之时时恶风（或恶寒），本条的背微恶寒，均不可看作太阳表证，再施以汗法。其辨证要点在于：胃有寒水，则背寒如掌大而口中和；胃有热，则背微恶寒而口渴。若身无大热、口中和、不渴、不烦而背恶寒，则为少阴病附子汤证。由此可见，读懂《伤寒论》要前后对比，反复咀嚼。

**176.** 伤寒脉浮，发热无汗，其表不解者，不可与白虎汤①。渴欲饮水无表证者，白虎加人参汤主之②。

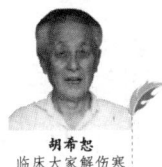

【释】伤寒脉浮，发热无汗，为表实，即有白虎汤证亦须先解表，其表不解者，不可与白虎汤。确无表证而渴欲饮水者，白虎加人参汤主之。

胡希恕
临床大家解伤寒

〈注〉提要：白虎汤的禁忌证和白虎加人参汤的主证。

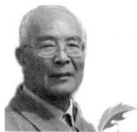

① "伤寒脉浮，发热无汗"，为太阳伤寒的主证。"其表不解者，不可与白虎汤"，阳性病仍需遵循先表后里之原则，须记。表不解还应包括恶寒、头痛、身痛等。列在本条为强调辨发热的表里，以与白虎汤证、白虎加人参汤证相鉴别。

② "渴欲饮水无表证者，白虎加人参汤主之"，确为里热伤津，其主证为渴欲饮水（口干舌燥当在其中），以白虎加人参汤主之。

〈按〉表不解者，不渴无汗，予麻黄汤；不渴已汗，予桂枝汤；不渴，无汗而烦躁，予大青龙汤；渴而小便不利，予五苓散；热多寒少，脉弱，予桂枝二越婢一汤。

辨浮脉：麻黄汤证脉浮紧，白虎汤证脉浮而洪大。单纯以脉定证，则不可取。

**177. 太阳少阳并病①，心下痞硬，颈项强而眩者②，当刺大椎、肺俞、肝俞③，慎勿下之④。**

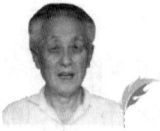

【释】太阳少阳并病，解见156条。心下痞硬为少阳证，颈强而眩亦属少阳证，项强则属太阳证（见31条）。此当刺大椎、肺俞、肝俞以祛二阳的邪热，慎不可下之。

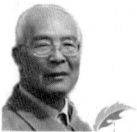

〈注〉提要：太阳少阳并病的刺法。

① "太阳少阳并病"，太阳病未罢而转属少阳，其解析和治则参考156条。

② "心下痞硬"，同163条，责在胃虚，不可下。"颈项强而眩者"，颈属少阳，项属太阳，其强均为外邪所干。眩者，眩晕之意，属少阳。诸证合参，故曰太阳少阳并病。

③ "当刺大椎、肺俞、肝俞"，用针疏通经络以解太阳少阳并病。

④ "慎勿下之"，太阳病不可下，少阳病亦不可下，太阳少阳并病尤不可下，这是一条非常重要的治疗原则，语气相当严肃，当谨记。

〈按〉本条特别强调太阳少阳并病勿犯汗、下的错误。在太阳、少阳证都不典型的情况下可用刺法，亦可选太阳少阳合方治之，如柴胡桂枝汤等。

**178. 太阳与少阳合病①，自下利者，与黄芩汤②；若呕者，黄芩加半夏生姜汤主之③。**

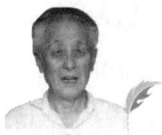

胡希恕
临床大家解伤寒

【释】太阳与少阳合病者，谓既有太阳病的头痛发热，又有少阳病的口苦咽干。若又自下利者，宜与黄芩汤；更加呕逆者，则黄芩加半夏生姜汤主之。

【按】此虽谓太阳少阳合病，实则是少阳病，热剧而腹痛者，本方有良效。恶心呕吐宜加半夏、生姜，里急后重加大黄。

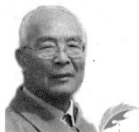

段治钧
伤寒临床释疑录

〈注〉提要：太阳少阳合病自下利的证治。

① "太阳与少阳合病"，本条因突出自下利的主证，故省去太阳病的头痛、发热，少阳病的口苦、咽干等症情，而以太阳少阳合病赅之。

② "自下利者，与黄芩汤"，此自下利为热证，以腹痛为重，包括时下的肠炎、痢疾等下利症状，尤以小儿痢疾多见。按方剂组成分析，本方证还当有心烦（见方解）。治从少阳，故与黄芩汤治之。

③ "若呕者，黄芩加半夏生姜汤主之"，上之太少合病，即有自下利而又呕者，主以黄芩加半夏生姜汤。

〈按〉上条与本条分别冠以"并病""合病"，在治则上是不同的，宜注意。并病势缓（有转属过程），故阳性病先表后里（有表证在不可下），阴性病先里后表；或兼治二经，如太阳少阳并病的柴胡桂枝汤证；少阳阳明并病的大柴胡汤证；表里并病的桂枝加芍药汤证等。合病者，数经之证同时发作，一般病势较急，抓住主要矛盾治从一经，如太阳阳明合病自下利者，主要矛盾在表，发汗则下利止，与葛根汤；太阳少阳合病自下利者，为在半表半里，宜和解，与黄芩汤；三阳合病主在阳明者，可与白虎汤（主用清热而非下法，故不犯忌）；或以合方治之。但若有少阳证在，只能重在和解，不

辨太阳病脉证并治（下）

可单独用汗下之法。

---

**黄芩汤方**

黄芩三两，芍药二两，甘草（炙）二两，大枣（擘）十二枚。

上四味，以水一升，煮取三升，去滓，温服一升，日再夜一服。

---

〈方解〉黄芩祛热解烦，芍药、甘草治腹痛挛急，大枣健胃祛水缓痛。此为治热烦、下利腹痛的祖方。大小柴胡汤、诸泻心汤、黄连阿胶汤等皆含本方，其治都有心烦，故前〈注〉中说当有心烦。对里急后重者，本方尚不足，应加大黄。如果痢疾热重（甚至排泄物都发烫），则当用白头翁汤了。

---

**黄芩加半夏生姜汤方**

黄芩三两，芍药二两，甘草（炙）二两，大枣（擘）十二枚，半夏（洗）半升，生姜（切）一两半。

上六味，以水一斗，煮取三升，去滓，温服一升，日再夜一服。

---

〈方解〉本方即黄芩汤加半夏半升，生姜三两，是为黄芩汤与小半夏汤合方，治黄芩汤证见呕逆者。煎服法同原方。

〈按〉本证的下利、胃不实不属阳明，肠不寒不属太阴，本方亦无解表之品，所以胡老【按】中说"实是少阳病"。本方是治半表半里的和解之剂。

**179. 伤寒①，胸中有热②，胃中有邪气③，腹中痛④，欲呕吐者⑤，黄连汤主之。**

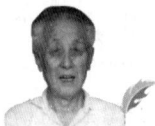

胡希恕
临床大家解伤寒

【释】胸中有热者，谓胸中觉热烦也。胃中有邪气者，谓胃中有水饮也。水和热刺激胃肠则腹中痛，冲逆于上则欲呕吐，黄连汤主之。

【按】本方亦半夏泻心汤类，其主治大同小异。由冠以伤寒观之，当为误下后的变证。

〈注〉提要：上热下寒（邪高痛下）的证治。

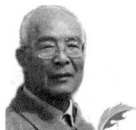

① "伤寒"，论中冠以伤寒二字者颇多，除太阳伤寒本证外，多表示疾病发展演变过程中或治疗不当而发生的一系列病变。当知其源求其本，随证治之，切不可草草。后文是误下后药变认证。

② "胸中有热"，言其热在上。热在胸中且重，必有烦，即热烦也，论中未述，亦当有之，且用此方以烦为盛，不可不知。

③ "胃中有邪气"，邪气即水饮，亦即上热下寒之寒。这两句中的上下是相对而言病位。

④ "腹中痛"，邪热与水气相激之故。

⑤ "欲呕吐"，上热下寒、邪高痛下的病理反应。呕吐为气上冲之症，可看作是表邪之余，也是本方用桂枝的原因。

此以"黄连汤主之"。

---

**黄连汤方**

黄连三两，甘草（炙）三两，干姜三两，桂枝（去皮）三两，人参二两，半夏（洗）半升，大枣（擘）十二枚。

上七味，以水一斗，煮取六升，去滓，再煎取三升，温服一升，日三服。

---

〈方解〉此半夏泻心汤去黄芩加桂枝。因上热较重，心烦突出，故加重黄连；因上冲呕吐，故加桂枝，亦治表邪之余。

〈按〉杂病呕而腹痛，苔滑润者，用之效如神。

伤寒表证，本不可用黄连汤，但误治引热入里，变证如斯则正当用。热烦，上焦用黄连，中焦用黄芩，下焦用黄柏，用药之常也。

本方亦治下利，当有心下痞硬，腹中雷鸣。凡腹中痛，欲吐，上热下寒，阳不得升，阴不得降者，皆可用之。本人经验，上寒下热亦可用。

段治钧
伤寒临床释疑录

辨太阳病脉证并治（下）

**180.** 伤寒八九日，风湿相搏①，身体疼烦，不能自转侧②，不呕，不渴③，脉浮虚而涩者④，桂枝附子汤主之⑤。若其人大便硬，小便自利者⑥，去桂加白术汤主之⑦。

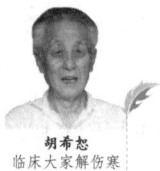

**胡希恕**
临床大家解伤寒

【释】平时多湿，又感风寒，则谓为风湿相搏。伤寒八九日，风湿相搏者，谓先患太阳伤寒，又发风湿相搏也。身体疼烦指身体剧烈疼痛，以至烦躁不宁，不能自转侧，动则痛益剧，以至不能自力转动。不呕为病未传少阳，不渴为未转阳明。脉浮为病在表，又虚而涩，则已陷于少阴，故宜桂枝附子汤主之。

若其人小便频利而致大便硬者，为津液亡失于里，不可汗解，故以去桂加白术汤主之。

【按】小便自利宜作小便频数解。白术、附子为伍，不但驱湿逐痹，亦治小便自利。此大便硬纯由小便自利所致，小便调则大便亦自畅。

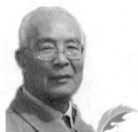

**段治钧**
伤寒临床释疑录

〈注〉提要：风湿相搏的证治。

① "伤寒八九日，风湿相搏"，始为太阳伤寒，八九日又续发风湿相搏证。相搏者，相搏结。其人若平时有湿，再受外感，最易使两者搏结。就其形象，类似伤寒无汗。

② "身体疼烦，不能自转侧"，全身疼痛剧烈。体疼属风，因疼而烦；不能自转侧属湿，因湿着而身重。湿在皮里（肌肉）而身重疼痛较剧，故翻身转动困难。

③ "不呕，不渴"，呕、渴，没有的症状而特提出，不是赘语，而是一种辨证的方法，论中多有，宜注意。不呕示未传少阳（无停饮），不渴示未传阳明（里无热）。

④ "脉浮虚而涩者"，风湿相搏，属表证，故有脉浮应之；脉无力为虚，主正虚无力抗邪。涩对滑，主血少。这是半陷于阴的脉象。

⑤ "桂枝附子汤主之"，桂枝附子汤，即桂枝汤去芍药而加附子。附子

是针对脉虚、身重疼重而设。

⑥ "若其人大便硬，小便自利者"，大便硬，非邪热入里之硬，乃因小便自利（在此宜作小便频数解）伤津。小便频数，乃欲小便而无力痛快排出，可使津伤而大便硬，故不用下法。里有湿者大便滑泄、小便不利，此其常。今小便频利、大便硬，知湿唯在表。

⑦ "去桂加白术汤主之"，有身体疼烦、不能自转侧的主证在，又有大便硬、小便自利（频数），是湿在体表，非桂枝附子汤所宜，主以去桂加白术汤。所以去桂者，因桂枝治冲气太过而小便不利者，今小便利或频数，故去之。去桂虽减弱了治身疼的药力，但加强了对病机的治疗，反力专效宏。加白术是为了加强利小便的力量，使小便调则大便硬亦解。

〈按〉《金匮要略》水气病篇曰："渴而下利，小便数者，皆不可发汗。"水湿郁于表，本宜汗以解之，但小便数者不可发汗，以防再伤津液，当记。从这个角度来看，若风湿相搏证小、便数而大便硬者，亦当去桂加白术。

治小便不利或小便频数，均应顺其病理机制调其小便，更要体会茯苓、白术、附子、桂枝，药物之间的配伍规律（见下条按）。

---

**桂枝附子汤方**

桂枝（去皮）四两，附子（炮，去皮，破）三枚，生姜（切）三两，大枣（擘）十二枚，甘草（炙）二两。

上五味，以水六升，煮取二升，去滓，分温三服。

---

〈方解〉此即桂枝去芍药加附子汤增加桂枝、附子的用量，与桂枝去芍药加附子汤只是分量不同。本方治风湿相搏，以祛湿、治痹痛为主。芍药酸寒，滋阴缓挛急，利肠道而不走小便。为祛湿，故减芍药；为治痹疼，故增加桂枝、附子用量。

〈按〉本方有治关节炎风湿相搏的机会，但治关节炎一般不用本方而用桂枝汤原方加白术、附子。单侧痛、骨刺，宜适量加大黄；恶风重者，加黄芪。

---

**去桂加白术汤方**

附子（炮，去皮，破）三枚，白术四两，生姜（切）三两，甘草（炙）二两，大枣（擘）十二枚。

---

煎服法同原方，初一服其人身如痹，半日许复服之，三服都尽，其人如冒状，勿怪。此以附子、白术并走皮内，逐水气未得尽，故使之耳。法当加桂枝四两，此本一方二法：以大便硬，小便自利，去桂枝也；以大便不硬，小便不利，当加桂枝。附子三枚恐多也，虚弱家及产妇宜减服之。

〈方解〉本方为桂枝附子汤去桂枝，加白术四两。

〈按〉两方均治风湿相搏，身体痛、关节炎、脉虚涩者。小便频利而大便硬者用后方。

**181.** 风湿相搏①，骨节疼烦②，掣痛不得屈伸③，近之则痛剧④，汗出短气，小便不利⑤，恶风不欲去衣⑥，或身微肿者⑦，甘草附子汤主之。

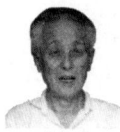

胡希恕
临床大家解伤寒

【释】骨节疼烦，掣痛不得屈伸，近之则痛剧，较上条之身体疼烦、不能自转侧者，不但痛剧而且急迫。小便不利，为内饮外湿的成因。里有微饮则短气。汗出恶风，邪虽在表，但无热。不欲去衣，则病已属阴。或身微肿，湿着更甚也，宜甘草附子汤主之。

【按】白术附子为逐寒湿、解痹痛的要药。上之桂枝附子汤证湿轻，故不用白术；此湿重，故用白术。寒湿重者痛亦重，寒湿轻者痛亦轻。前后互参，不难知经方辨证用药之严。

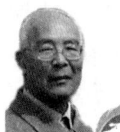

段治钧
伤寒临床释疑录

〈注〉提要：风湿相搏，呈桂枝甘草证，骨节疼烦而小便不利者。

① "风湿相搏"，如上条病机仍为水毒在表，但较之上

条病位更深，为证更重。

②"骨节疼烦"，上条身体疼烦，水毒在肌肤；此水毒显于骨节，因疼而烦。

③"掣痛不可屈伸"，较上条身体不能自转侧为重。掣痛者，抽掣性的疼痛。

④"近之则痛剧"，言疼痛的敏感，怕人靠近碰动，所以近之都觉得痛剧。以上三症均言本方证较桂枝附子汤证为重。

⑤"汗出短气，小便不利"，汗出者，表虚桂枝汤证。上条"伤寒八九日，风湿相搏"言病变的转属由来，此条未冠以"伤寒""中风"而有汗出，乃异曲同工，当是太阳表证可知。短气者，内有停饮，甚者咳喘肿满，引痛。小便不利，是内饮外湿的成因。

⑥"恶风不欲去衣"，示病已属阴。

⑦"身微肿"，乃湿甚于表。

综上之证，以甘草附子汤主之。

---

**甘草附子汤方**

甘草（炙）二两，炮附子（去皮，破）二枚，白术三两，桂枝（去皮）四两。

上四味，以水六升，煮取三升，去滓，温服一升，日三服。初服，得微汗则解，能食，汗出复烦者，将服五合，恐一升多者，宜服六七合为始。

---

〈方解〉本方为桂枝甘草汤加白术、附子，治桂枝甘草汤证而骨节疼烦、小便不利者。

甘草缓疼痛急迫；附子振沉衰，合白术逐寒湿、解痹痛；桂枝治冲气，合白术解小便不利，排除在表之水毒。

〈按〉风湿相搏、身重、体痛、骨节疼痛，气冲较重且小便不利者，用本方好使。白术附子共用祛表湿、逐水气，非健脾之用矣，药后如虫在皮下行。附子与生姜同用，去水毒。若小便不利，兼有心悸、结痛、惊悸、眩晕等，可茯苓、白术、附子三联用药。有气上冲，可茯苓、白术、附子、桂枝四联用药。茯苓、白术合用，既治小便不利，又治小便频数。白术、附子合用，治小便不利或小便频利（虚衰性）。桂枝、附子同用，解痹而治风湿拘挛。附子大量用可致冒眩，甚而致吐，不可不知。

风湿相搏、身重、骨节痛辨治：桂枝去芍药加附子汤证脉浮虚而涩，不呕不渴；桂枝汤去芍药加附子，再去桂加白术汤证大便硬，小便不利；本条桂枝甘草汤加白术附子，证见骨节疼重，汗出短气，小便不利，恶风不欲去衣。

风寒湿痹有外感后继发者，有与外感同时存在者，有并无外感而为宿疾者。无论何种情况，有是证用是方，辨方证为第一要义。

**182. 伤寒脉浮滑①，此以表有热，里有寒②，白虎汤主之。**

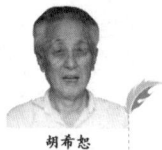

胡希恕
临床大家解伤寒

【按】本条表有热，里有寒，当然不可用白虎汤。注家谓是"表有寒，里有热"，或"表有热，里有热"之误。单就白虎汤而论，以上说法均无不可，但以脉浮滑来为白虎汤证定调是不妥当的。前之小陷胸汤证，不也是脉浮滑吗？若不指出证候，又如何分辨呢？

《金匮玉函经》此条"伤寒脉浮滑而表热里寒者，白通汤主之"。王叔和注谓："旧云白通汤，一云白虎汤，恐非。"白通汤亦属少阴的发汗剂，其治表热里寒可信，但寒则脉不应浮滑。阳明病篇有"脉浮而迟，表热里寒，下利清谷者，四逆汤主之"。下利清谷虽宜四逆汤，但不能治表热，即便先救里而后治表，书中贯例必曰"当先救里"。或谓双解表里即《金匮玉函经》的白通汤条，亦未可知。本条即叔和注谓"一云白虎汤"者，可见其也是带着疑问放在这里的。书中必有错简，故予置疑。

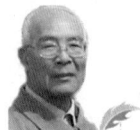

段治钧
伤寒临床释疑录

〈注〉提要：本条存疑。

① "伤寒脉浮滑"，"伤寒"即指始病为太阳伤寒。浮脉主表，亦有时主热，滑脉主实证热盛。浮滑相兼则是白虎汤证的脉（此脉浮主热不主表）；若以浮主表，则浮为"伤寒"的脉应，滑为有热的脉应。不论做何理解，但都与后两句的述证相矛盾，脉证不相应则不能达到脉证统一的辨识。

②"此以表有热，里有寒"，这是上述脉的自释句，按文意即脉浮滑是因为其人表有热、里有寒的缘故。但是白虎汤证表里彻热，其脉浮滑，可以理解，但里有寒绝非白虎汤证。

由以上两点分析，故本条所论，应存疑。这是书中首出白虎汤证，即见此存疑，给后世研学带来一定困难，因作方解如后。

---

**白虎汤方**

知母六两，石膏（碎）一斤，甘草（炙）二两，粳米六合。

上四味，以水一斗，煮米熟汤成，去滓，温服一升，日三服。

---

〈方解〉方中四味药性见 26 条。白虎汤证之辨，参见 174 条〈按〉。

白虎汤主治后世所谓热在气分者，以汗、热、烦、渴较甚为主，但不是说诸证俱备才可用白虎汤。凡里热证，只若口干舌燥，即可放胆使用。生石膏一味，《神农本草经》谓微寒，实则大寒也。怕医者用少了误事，所以才那样说。单用石膏不加粳米、甘草则易伤胃，不可不知。用此二味乃治热用寒而不为寒所伤的良法。昔时孔伯华先生善用石膏，动辄半斤，故有"孔石膏"之名，杏林嘉誉也。若胃虚热盛、大烦渴不解者，更宜本方加人参，即白虎加人参汤。

### 183.伤寒脉结代①，心动悸②，炙甘草汤主之。

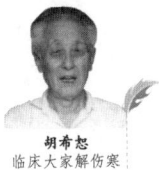

**胡希恕**
临床大家解伤寒

【释】血不充于脉则脉结代，血虚，心气不足，故心动悸，宜炙甘草汤主之。

【按】心动为脉动之源。脉结代者，心自间歇，心动悸即其征也。此证有虚有实，本条是指其虚者。

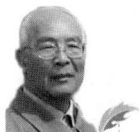

**段治钧**
伤寒临床释疑录

〈注〉提要：心气不足（动力不足）脉结代、心动悸的证治。

①"伤寒脉结代"，此处"伤寒"二字不是单指太阳伤

寒，可理解为一般外感病出现结代的脉象。结脉与代脉参见下一条的论述。脉结代，是对心律不齐、心跳有间歇的描述，其形象各异，轻重缓急不同，预后亦大相径庭。本条脉结代属血虚、心气不足，可治。

②"心动悸"，动者，动摇不定。悸者，心有恐惧之感。俗谓心慌、心跳，皆自觉症状，必有上述脉象。

〈按〉心动悸者，原因不一。因汗下者多虚，不因汗下者多热，不欲饮水、小便不利者多饮，厥而下利者属寒。本条不因汗下，又非饮、热、寒，乃气血衰微，心脏代偿性搏动，脉必有不能依次跳动而中止也。

---

**炙甘草汤方**

甘草（炙）四两，生姜（切）三两，人参二两，生地黄一斤，桂枝（去皮）三两，阿胶二两，麦门冬（去心）半斤，麻仁半升，大枣（擘）十二枚。

上九味，先煮八味，取三升，去滓，内胶，烊消尽，温服一升，日三服。一名复脉汤。

---

〈方解〉本方即桂枝去芍药汤加滋阴养血之品，健胃为本，外调营卫，内滋阴液。

阿胶，甘平，滋润黏滑药，兼有强壮作用。润燥和血，止血养筋，调经安胎。主吐血、衄血、淋痔、崩漏出血、组织枯燥出脓血、疼痛。

麦冬，甘平，滋润黏滑药，兼有清凉作用。强心益血，除热祛烦，利尿止嗽。主烦热、口干燥渴、血少津枯、泻而不收，治肺痿。寒多者禁服。

生地黄，甘苦，大寒，滋润强壮药，兼有凉血、止血作用。通血脉，平血逆，强心解热，镇咳利尿。主吐血崩漏、贫血虚弱、烦热而悒、脐下不仁。有内热之血证用之为宜。

甘草，安中养液，缓急迫。尿少不用，多用者水肿。

桂枝，通心阳。

火麻仁，甘平，滋润缓下药。润五脏，滑利肠胃，去风热燥结。用于肠胃燥结而不宜芒硝大黄、血脉凝滞、气短急迫者。

本方偏寒，滋润养阴、健胃补虚以复心气，治脉结代如本条所述。

**184.** 脉按之来缓，时一止复来者，名曰结<sup>①</sup>。又脉来动而中止，更来小数，中有还者反动，名曰结阴也<sup>②</sup>。脉来动而中止，不能自还，因而复动者，名曰代阴也<sup>③</sup>。得此脉者，必难治<sup>④</sup>。

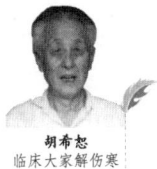

【释】脉来按之较缓，时一止即复来者，此名为结脉。又脉来摇摇而动，突然停止，须臾更来，来则小数，亦时止即复来，但来则还摇摇动，此名为结阴脉。脉动而中止，不能马上自还，良久复动者，为代阴脉。病得结阴、代阴脉者，必难治。

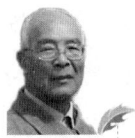

胡希恕
临床大家解伤寒

段治钧
伤寒临床释疑录

〈注〉提要：辨结、结阴、代阴三种脉。

① "脉按之来缓，时一止复来者，名曰结"，脉按之来缓，此缓非缓慢，乃濡缓之缓，按之无力而指下有迟滞感。时一止复来，是说脉有间歇，但间歇时间不长。有以上两个要素的脉叫结脉。

② "又脉来动而中止，更来小数，中有还者反动，名曰结阴也"，又，另有一种脉，为动而结的兼象脉。"动而中止"的"动"字，指脉的跳动，即在脉动中时有间歇，即结脉；"更来小数"，即突然中止后，须臾更来，脉体细，并且比原来稍快；"中有还者反动"，这个"动"字指脉象，来源于脉动节律的不匀整，为突出三部某一点的太过脉，指下有摇动而不平静的感觉。如以上三个要素循环出现，叫结阴脉（可见结阴脉一会儿快一会儿慢）。

③ "脉来动而中止，不能自还，因而复动者，名曰代阴也"，也是脉跳动中有间歇，不能自还就是间歇时间较长（这是与结脉的鉴别点），然后才再动。好像原来脉远去了，另一个脉来代替前一个脉，这叫代阴脉，即后世所说的代脉。

④ "得此脉者，必难治"，是指结阴脉、代阴脉的预后。验之临床，确实如此，非古人虚妄也。

〈按〉中医脉学博大精深，历代名医依自己的体会和实践积累了丰富的

辨太阳病脉证并治（下）

经验，但对脉象描述诸说纷纭，使初学者如见迷雾，不得要领。对脉象的描述，至数快慢、脉在深浅、应指力量、流畅程度、脉律是否整齐、有否间歇等为最重要的因素，其他如脉体粗细、应指长短、容物虚盈、有无特殊形象等，前人亦细心考量而体会病位、病性、病情，及病之进退、邪之消长、正气兴衰等，脉证合参对疾病进行治疗，判断预后。

也有医者但凭脉断证以兹炫耀，患者不说病情以考验医者是否高明，均是陋习，实不可取。

## 小　结

本篇重点论述结胸、脏结和痞证的脉证并治。其中脏结只言其难治或死，而无治方，是否指癌瘤类病，有待日后考证。结胸因有大、小、寒实等证的不同，治方亦分大、小陷胸汤和白散。十枣汤本主治悬饮，以其证和治均有似大陷胸汤证、大陷胸丸证，故于此提出。痞证复杂多变，既有误下热陷所致的大黄黄连泻心汤证、半陷于阴的附子泻心汤证，亦有水逆所致之五苓散证、胃虚邪乘所致之半夏泻心汤证、生姜泻心汤证、甘草泻心汤证、旋覆代赭汤证、黄连汤证等。黄芩汤主热利腹疼，有下心痞；桂枝人参汤主表里不解的协热利，有心下痞硬，故纳入痞证一类。此外，对于热入血室、风湿相搏亦有较详的论述。前者多属柴胡证，若血结经断并须驱瘀；后者多属少阴，桂枝附子汤、去桂加术汤、甘草附子汤乃示范的治剂。篇中还穿插有文蛤汤、大小柴胡汤、柴胡桂枝汤、柴胡桂枝干姜汤、麻杏石甘汤、赤石脂禹余粮汤、瓜蒂散、白虎汤、炙甘草汤等证治，大都属于救误应变的手段，不一一重叙。

由本篇可知，古人是以证和脉为根据来做出疾病的诊断、治疗和分类的。舍脉从证和舍证从脉之说只是特例，不能以偏概全。

## 总　结

太阳病以脉浮、头项强痛而恶寒为特征，治宜发汗以解表，吐、下、火劫均当严禁。自汗出和不汗出虽均治用发汗，但前者用桂枝汤，而后者用麻黄汤，并随证候的变化进行加减化裁，以是有桂枝汤类、麻黄汤类两大系列的方剂。桂枝汤类有桂枝汤、桂枝加葛根汤、桂枝加附子汤、桂枝去芍药汤、桂枝去芍药加附子汤、桂枝去芍药加茯苓白术汤、桂枝加厚朴杏子汤、桂枝加芍药生姜各一两人参三两新加汤、桂枝甘草汤、小建中汤、桂枝汤加桂汤、桂枝去芍药加蜀漆龙骨牡蛎汤、桂枝人参汤、桂枝附子汤、甘草附子汤十五方，麻黄汤类有麻黄汤、葛根汤、葛根加半夏汤、大青龙汤、小青龙汤、麻黄杏仁甘草汤、文蛤汤七方，另有桂枝麻黄各半汤、桂枝二麻黄一汤、桂枝二越婢一汤三方为桂枝麻黄合方。以上二十五方中，桂枝加附子汤、桂枝去芍药加附子汤、桂枝附子汤、甘草附子汤均属少阴病的治剂，小建中汤和桂枝人参汤用于表里并病，亦非专于解表的太阳病治剂，太阳病的发汗剂只十九首，此外大都属于救误应变之治，而不属于太阳病也。

仲景以六经名篇，只是分论六种类型的病，注家多误于六经名称，乃以为太阳病篇都是论述太阳经的病，实属大错。

〈按〉胡老关于太阳病的总结简明扼要，深入浅出，条分缕析，至为精当，发前人之未逮，若结合论文《论辨证施治》来学习，必觉茅塞顿开，受益多多。

关于《伤寒论》的论述方法，总体上以八纲辨证，以六经分型。八纲者，阴阳、表里、寒热、虚实。六经者，表阳证、里阳证、半表半里的阳证、里阴证、表阴证、半表半里的阴证。在篇序安排上，阳性病先表后里，所以先太阳、后阳明，阴性病先里后表，所以先太阴后少阴，而把半表半里的阳性病和阴性病均放于最后，故阳明病后为少阳篇，少阴病后为厥阴篇。

太阳篇一论太阳中风、太阳伤寒，并单独提出温病以资鉴别；二论太阳病的传变，传变时日均约略之言，临证不可拘泥；三论合病、并病；四论辨误救治，要在使人掌握辨证施治的规律！通篇在治疗上汗下有序，证有变化出入，病有阴阳机转，随病立法，适证遣方，正邪进退，药有加减，对治疗禁忌、药物煎煮方法及理法方药都做了详细的论述。

全书以太阳篇为重的原因：一是以太阳病篇做示范，使辨证施治的精神统贯全书；二是一般热性病，尤其具有传染性的伤寒病开始都有太阳病的反应；三是病在表的阶段人体正气未衰，抗病功能较强，正邪分争激烈，病情错综复杂。仲景抓住最典型的阶段，详释辨证施治的方法。所以《伤寒论》凡404条（赵开美本398条）、112方中，太阳病篇184条、74方，占了近一半的内容。伤寒病后期，人虚病深，险象频出，病情变化没有阳性病那么多，治疗上也缺乏很有效的手段，所以论述比较简单。到阴性病篇，以四逆辈一以贯之。

《伤寒论》是当时治疗传染病的专著，尽管人体发病原因、症状表现各不相同，但人体病理反应和抗病机制是有规律可循的。仲景《伤寒论》"在总结患病机体一般规律反应的基础上，提出适应一般疾病的通治方法"，是中医独到的文化瑰宝。

《伤寒论》言简意赅，文意深邃，前后呼应，互相阐发，不前后联系、融会贯通很难透彻理解，得其精髓，因不揣浅陋，词解、句注、条释，以期与同学共勉。

# 辨阳明病脉证并治

**185.** 问曰：病有太阳阳明，有正阳阳明，有少阳阳明，何谓也？答曰：太阳阳明者，脾约是也[①]；正阳阳明者，胃家实是也[②]；少阳阳明者，发汗利小便已，胃中燥烦实，大便难是也[③]。

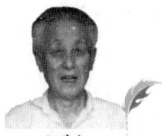

**胡希恕**
临床大家解伤寒

**【释】**太阳阳明者，指由太阳病转属的阳明病，多为发汗太过，太阳病证未罢即形成大便难的脾约证。正阳阳明者，即热实于里的胃家实是也。少阳阳明者，指由少阳病转属的阳明病，多由于发汗或利小便后少阳病还在，显胃中燥烦实，大便难是也。

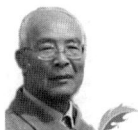

**段治钧**
伤寒临床释疑录

**〈注〉**① "太阳阳明"，指太阳与阳明并病，亦称转属。太阳证未罢而见大便难者，太阳病发汗，亡津液可致此。脾约为病名，指津液虚竭，胃中干燥，脾的运化功能受到制约而大便难，故名曰脾约。即津液不足而大便难者。

② "正阳阳明者，胃家实是也"，指阳明病的本证热实于里。胃家实，指病邪（毒）充斥胃肠，按之实满、疼痛、大便燥结。一般情况已不见太阳或少阳证。

③少阳阳明，指少阳阳明并病。少阳病本不当发汗或利小便，若治疗非法，则胃中燥、烦实，大便难也。

**〈按〉**阳明病即里阳证。里者为胃肠，但非必是病变发于胃肠，乃病邪的反应充实于胃肠的意思。

**186. 阳明之为病，胃家实是也。**

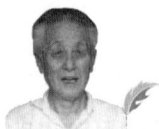

【释】阳明病即里阳证。胃，括胃肠而言。胃家实，即病邪充实于胃肠，按之硬满而痛是也，为阳明病的显著特征。

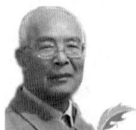

〈注〉提要：阳明病提纲。

"胃家实"，实为邪实，主要指胃肠邪热积滞，按之硬、满、痛，不大便等。即使按之不硬而有抵抗感也是实的表现。这是阳明病的腹证。

〈按〉《伤寒论》明代赵开美本把上条置于篇首，依《金匮玉函经》，当以本条冠篇首为是。

**187. 问曰：何缘得阳明病？答曰：太阳病，若发汗，若下，若利小便，此亡津液，胃中干燥，因转属阳明①。不更衣，内实大便难者，此名阳明也②。**

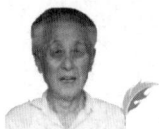

【释】病始在表而转为阳明病者，概发汗过多以及下、利小便等均足使其亡津液，胃中水分被夺，大便难甚至燥结，因此转属阳明病。

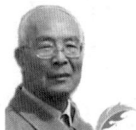

〈注〉① "太阳病，若发汗，若下，若利小便，此亡津液，胃中干燥，因转属阳明"，太阳病治当发汗，若汗不得法，则徒伤津液。若下、若利小便均属逆治，亦大亡津液。总之，亡津液，胃中干燥是转属阳明的原因之一。

② "不更衣，内实大便难者，此名阳明也"，古人登厕须更衣，不更衣即不大便。不更衣是因为里实至大便困难的缘故，大便难是因为里热大便干（燥结）或屎已成硬，这就是阳明病。

〈按〉胃家实固然是阳明病，但里实一开始不见得就到大实、大满、大痛的程度，只现下条的外证也是常有的。

**188.** 问曰：阳明病外证云何[①]？答曰：身热，汗自出，不恶寒反恶热也[②]。

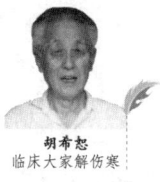

【释】病在里亦必形于外，故胃家实的阳明病亦有其外在的证候。热实于里，势必迫于外。身热者，里热也。此热来自于里，即蒸蒸发热，与太阳病翕翕发热在表者显然不同。津液被里热蒸发，故汗自出。身热本应恶寒，但以里热炽盛，故不恶寒但恶热也。

胡希恕
临床大家解伤寒

【按】胃家实是阳明病的腹证，身热、汗自出、不恶寒反恶热为阳明病的外证。热实于里当胃家实，热而不实者，只有外证也。二者均是阳明病的特征，见其一即可确断也。

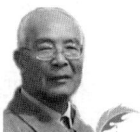

213

〈注〉①"阳明病外证云何"，外证，即表现在外的症状，相对于里证而言，切不可误为伤寒表证也。

②"身热，汗自出，不恶寒反恶热也"，不言"发热"而言"身热"，以示热之盛，是如蒸的大热。不言"自汗出"而言"汗自出"，乃里热逼迫，当为大汗，与桂枝汤证的自汗出显异。恶寒发热是热在表，不恶寒反恶热是热盛于里，二者不难鉴别。

段治钧
伤寒临床释疑录

**189.** 问曰：病有得之一日，不发热而恶寒者，何也[①]？答曰：虽得之一日，恶寒将自罢，即汗出而恶热也[②]。

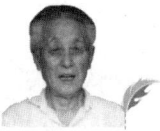

【释】太阳病当恶寒，阳明病初得之一日亦有不发热而恶寒者，是太阳病未罢即传阳明。此恶寒为时甚暂，不久将自罢，即汗出而恶热。

胡希恕
临床大家解伤寒

【按】本条即所谓阳明直中证。直中者，即不经太阳病或少阳病的传变过程而直接发作阳明病。此病虽亦恶寒，然不待汗解而汗自出，或不恶寒但恶热，与太阳病的恶寒须汗解者大异。温病即此之类。

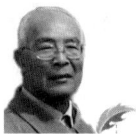

段治钧
伤寒临床释疑录

〈注〉①"病有得之一日，不发热而恶寒者，何也"，病指阳明病。阳明病外证本应如上条之"不恶寒，反恶热也"，现在怎么不发热而恶寒呢？以设问提出问题。得之一日，示恶寒为时甚短。可见本句的"不发热"当为"不恶热"之误。

②"答曰：虽得之一日，恶寒将自罢，即汗出而恶热也"，病已转属阳明，恶寒必不能持久，旋即自罢，见汗出而恶热也。可见始得阳明亦有不恶热而恶寒者，学者宜注意。

〈按〉阳明热病刚开始也有不恶热而恶寒的，是因为里热不盛，或太阳未罢。随着阳明病的进展，里热已盛，热邪自里向外蒸腾，则但恶热而不恶寒，且汗自出，阳明证具。

临证稍有恶寒，但汗自出者，宜白虎汤。

**190.** 问曰：恶寒何故自罢？答曰：阳明居中，主土也。万物所归，无所复传。始虽恶寒，二日自止，此为阳明病也。

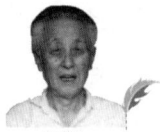

胡希恕
临床大家解伤寒

【释】此承上条言，阳明一日恶寒，其所以将自罢者，是因为病有自外传里的规律。古人谓胃居中土，为万物所生、所归。胃为极里，病传至胃即无所复传，故始虽寒热，二日即止，纯为阳明病也。

〈按〉三阳病中唯独阳明病没有恶寒，要特别注意其始得之的恶寒和表证恶寒的鉴别，以免误治。

条文解释恶寒自罢的文字为五行家言，用作比喻也还勉强，若认为就是如此，则不可信。

**191. 本太阳，初得病时，发其汗，汗先出不彻，因转属阳明也。**

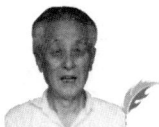

【释】本是太阳病，于初得病时发其汗，汗先出而病未撤，因亡津液而转属为阳明病。

【按】转属即并的意思。太阳病转属阳明者，即太阳阳明并病，前之所谓太阳阳明是也。

太阳病轻证，依法发汗即已，但重证虽发汗而病抑或不解，一般多愈于少阳病末期或阳明病初期，不可不知。

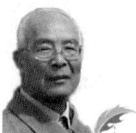

〈注〉始发为太阳病，依法发汗，但病却未因汗出而解。此有两种可能：一是发汗方法不对，例如该令微汗出者，反令大汗淋漓，因之病不除；或因表证重，服药后因发汗不到位，因之病不除。此时如果病正向里发展，则都可能转属阳明。汗先出不彻，即说明本条转属阳明的原因当属后者。

**192. 伤寒发热，无汗，呕不能食，而反汗出濈濈然者，是转属阳明也。**

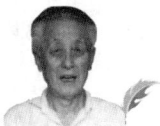

【释】发热无汗的太阳伤寒证传入少阳，故呕不能食；今反汗出濈濈然者，是转属阳明矣。

【按】太阳病传入少阳，而又经少阳转属阳明，即前之所谓少阳阳明是也。

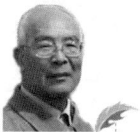

〈注〉本条述太阳病传变，先传少阳、进而传阳明者。太阳病阶段无汗，至阳明病阶段才有濈濈然汗出，故曰"反"。濈，音 jì，濈濈然者，连绵不断的意思。这样的汗出乃是热由里蒸于外，当与桂枝汤证的"阴弱者汗自出"不可等视矣。

〈按〉此承上条。赵开美本与上条为一条。

辨阳明病脉证并治

胡希恕
临床大家解伤寒

段治钧
伤寒临床释疑录

胡希恕
临床大家解伤寒

段治钧
伤寒临床释疑录

**193. 伤寒三日①，阳明脉大②。**

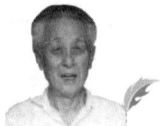

【释】脉大为里实热盛，伤寒三日脉大者，为欲传阳明也。

【按】"伤寒二三日，少阳阳明证不见者，为不传也。"脉大为阳明病白虎汤证，今见脉大，故知欲传阳明。

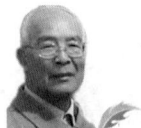

〈注〉① "伤寒三日"，均约略之数，言其早期，不可拘泥。传与不传，必须脉证合参。

② "阳明脉大"，脉大为热或血气鼓张之象，主实热；若有外无内之大，为阴虚于里、虚阳外亢之象，故又主虚。其类脉为洪，洪为大而实的兼象脉，主邪盛大热。其相对脉为细（或小），为血气虚少脉无以充之象，主血气虚。俗有"大附于洪，小与细同"之谓。

脉大即脉不静，为传之兆，病将传阳明也。白虎汤证脉洪大亦即此意。阳明证候尚无，倘见脉已大，是当传也。

〈按〉188～192条述何以成阳明证和阳明主证，本条述阳明之脉。

**194. 伤寒脉浮而缓，手足自温者，是为系在太阴①。太阴者，身当发黄②；若小便自利者，不能发黄③；至七八日大便硬者，为阳明病也④。**

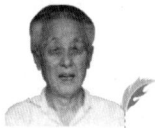

【释】伤寒脉不浮紧而浮缓者，有湿也。手足自温者，为里有热。以其有湿，故谓系在太阴。热瘀于湿，身当发黄，若小便自利者，则湿去热留，不能发黄。至七八日大便硬者，则为阳明病了。

【按】太阳病传里，胃虚多湿者则为太阴病，胃实多热者则为阳明病。本条所述虽多湿，但亦有热，故谓系在太阴。湿热相瘀，身当发黄；若小便自利，热终胜湿，不能发黄。大便硬，则为阳明病。

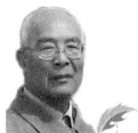

〈**注**〉提示太阳病传里，若内传之热与在里之湿互结，则身当发黄，但小便自利湿有所去者，则不能发黄；及并可转属阳明病的机理。

① "伤寒脉浮而缓，手足自温者，是为系在太阴"，缓者非缓慢之缓，乃缓弱之缓也。太阳伤寒脉当浮紧，今脉浮而缓者，湿胜于里，津液不充于外之故也。太阳病本有发热，今只手足自温，则表热已趋内陷。里已有热，复有湿，成太阳太阴的并病，故谓系在太阴。系者，关系到的意思。

② "太阴者，身当发黄"，病已并于太阴，内陷之热与太阴在里之湿互结，则身当发黄，但并不是说凡太阴病身必发黄，当悟。

③ "若小便自利者，不能发黄"，小便自利，湿有所去，消除了发黄的条件，故而身不发黄。此暗示湿去热留，在阳明之意甚明。

④ "至七八日大便硬者，为阳明病也"，水火不能相容，里热盛则或汗出，或小便利，终至胃家实，成阳明病也。

〈**按**〉太阳病转属阴或阳各随其人胃家虚实。太阴、阳明病位同在里而阴阳属性不同，后世注家谓既转太阴，又由太阴转阳明，大背经旨。

### 195. 伤寒转系阳明者，其人濈然微汗出也。

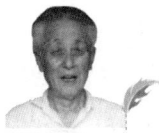

【**释**】濈然微汗出，即连绵不断微汗出也。伤寒本无汗，若转属阳明则热蒸于里，其人当濈然微汗出也。

【**按**】此濈然微汗出和前之脉大为太阳伤寒转属阳明的初始要征。

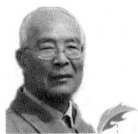

〈**注**〉太阳病伤寒证如果转属（并）于阳明，则有连绵不断微汗出的特征。反观之，若始病为太阳伤寒，待有连绵不断微汗出者，则应知其已病传阳病。

〈**按**〉此承上条。上条就脉论述病是否传阳明，本条就连绵不断微汗出的证来论述病将传阳明。前后互参，甚悉。

186～195条述阳明病的主要脉证，以及阳明病的由来。

**196.** 阳明中风①，口苦咽干②，腹满微喘③，发热恶寒，脉浮而紧④。若下之，则腹满小便难也⑤。

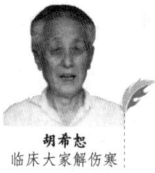

**【释】** 阳明中风，即太阳中风转属阳明的意思。口苦咽干为少阳证，腹满微喘为阳明证，发热恶寒、脉浮而紧为太阳证。此为自表先入半表半里，又传入里的三阳并病，依法当治从少阳。若误下之，则太少邪热都将陷入于里，必使其腹满。下伤津液，小便亦必难也。

**【按】** 阳明病多汗，故伤寒转属阳明则濈然微汗出。中风转属阳明，其必续自汗出可知。今虽冠以阳明中风，但脉浮而紧乃表实无汗之应，盖此中风即太阳篇所述不汗出而烦躁的大青龙汤证，虽转属阳明，亦还未得濈濈然微汗出，乃发以上三阳共见、热势弥漫内外的三阳并病。此时，汗之固不可，下之亦属非治，唯有依证选用大柴胡汤或小柴胡汤加石膏，自半表半里以清内外之热，则津液得行，汗得外解，下得便利，诸证自当全治。

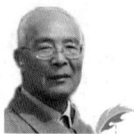

**〈注〉** ① "阳明中风"，是指太阳并于少阳再并于阳明而言，当有别于后条阳明病分类中的 "能食名中风"。
② "口苦咽干"，是邪在少阳。
③ "腹满微喘"，病向胃家实转变的过程中，气机不畅，故觉腹满。当邪实到一定程度时，上迫而令人有微喘。此里热所致，是邪在阳明。
④ "发热恶寒，脉浮而紧"，为邪在太阳、表实无汗的麻黄汤证。
⑤ "若下之，则腹满小便难也"，本句强调不可用下法。若太阳、阳明表里并病，表实里热而汗不出者，只宜大青龙汤两解表里，若先下之则为逆。今又有少阳证在，更不可下之矣。简言之，这时尚未到胃家实的程度，故不可下。

**〈按〉** 参照太阳篇第38条的大青龙汤证，彼偏于表，故谓为太阳中风，此偏于里，故谓为阳明中风。

三阳并病，治从少阳，不可汗下，此为定法，当记。

### 197. 阳明病，若能食，名中风；不能食，名中寒。

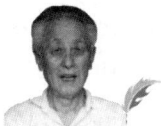

【释】胃有热则嗜食，风属阳邪，故阳明病能食者名之为中风。水性寒，胃有饮则拒纳不欲食，故阳明病不能食者名之为中寒。

【按】以能食与否区别阳明病中风、中寒。

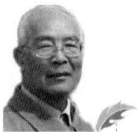

〈注〉此言阳明病分类，依能食、不能食，分为中风、中寒两类。取义为：内有热则能食，风属阳热，故能食者名之曰中风；内无热则不能食，水性寒代表无热，故不能食者名之曰中寒。不过阳明病这种分类，远不如太阳病依有汗、无汗，分为太阳中风、太阳伤寒两类，那么重要。并应注意切勿把阳明中风、阳明中寒与太阳中风、太阳伤寒相混淆。

〈按〉此阳明病的两种类型都见于阳明病初起时，至阳明病后期，胃家实已甚，内有燥结，则均不能食矣。本来中者有中于内、伤者伤于外的区分，但无论阳明中风还是阳明中寒，因都在胃肠之里，故都曰"中"而不曰"伤"也。

### 198. 阳明病，若中寒者，不能食①，小便不利，手足濈然汗出，此欲作固瘕，必大便初硬后溏②。所以然者，因胃中冷，水谷不别故也③。

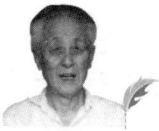

【释】上述中寒不能食的阳明病，若手足濈然汗出，大便当硬（参考后文可知），但以小便不利，此欲作固瘕，必大便初硬而后溏。所以然者，以胃中冷、水谷不别故也。

【按】结实成硬为固，忽聚忽散为瘕，欲作固瘕即欲

辨阳明病脉证并治

作先硬后溏的大便也。

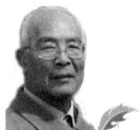

胡希恕 — 越辨越明释 伤寒

段治钧
伤寒临床释疑录

220

胡希恕
临床大家解伤寒

〈注〉① "阳明病，若中寒者，不能食"，注如上条。

② "小便不利，手足濈然汗出，此欲作固瘕，必大便初硬后溏"，瘕通"假"，固瘕是一种寒气积结的病证，其特征之一为大便先硬后溏。硬是燥结之便，溏是稀薄之便。欲作固瘕的征兆即手足濈然汗出和小便不利。"手足濈然汗出"，示阳明里热，汗出伤津则大便硬；"小便不利"，里有停饮而为便溏之因。阳明病中寒，因有此二证，当知欲作固瘕也。

③ "所以然者，因胃中冷，水谷不别故也"，胃中冷，即因小便不利致胃肠中有寒饮。水谷不别者，即水循谷道而溏泄。由此可见，小便不利亦为阳明病中寒水谷不别的一个原因。

〈按〉本条由里热而使大便结硬，因小便不利而内有停饮。胃肠上湿下燥，其人欲作固瘕之理自明。

此时病势既可成阳明，亦可成太阴，当以小便利与不利为机转，故医家有"实则阳明，虚则太阴"之说。

**199. 阳明病，初欲食，小便反不利，大便自调①，其人骨节疼痛，翕翕如有热状②，奄然发狂，濈然汗出而解者，此水不胜谷气，与汗共并③，脉紧则愈。**

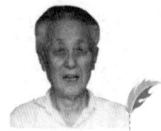

【释】阳明病初欲食者，谓病初传阳明则里热而欲食也。热实于里则小便当利，大便当硬。今小便不利，大便自调，知里未成实。其人骨节疼痛，翕翕如有热状，表未解也。奄然发狂，即忽然发狂，是病欲解时的一种瞑眩反应。其后濈然汗出而解，是因为胃气强，谷气充，停水不得复留，病随汗出而去。脉紧则愈者，即因水不胜谷气而饮去汗出，表解而脉浮紧亦随之而愈也。

【按】此述小便不利、水停于里而表不解的太阳病，亦有由于胃气强而能食，水不胜谷与汗并而自解者。

小便不利，里有停饮，本不欲食，今因胃气亢奋而能食，亦人体抗御疾病的妙机。

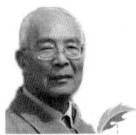

〈注〉① "阳明病，初欲食，小便反不利，大便自调"，阳明病，能食，形似197条阳明中风。此初传阳明，里有热，故能食。里热，小便当利，大便当硬结，今小便不利，故曰 "反"。饮停于里，与大便结，因而大便仍自调。因小便不利，大便自调，故没有形成真正的阳明中风证。

② "其人骨节疼痛，翕翕如有热状" "脉紧"，此表不解的脉证。上下联系可看作太阳阳明并病。阳明病初传里，未成实，慎不可攻下以伤胃气；太阳病里有停饮，慎选汗法，勿以发汗而激动里饮，而且里有水饮，既发汗表也不解。当此之时，病的机转有两种可能：一是正气胜，汗出而解；二是正气不胜，病向里传变矣。后面经文以自注句出示了汗解自愈的情况。

③ "奄然发狂，濈然汗出而解者，此水不胜谷气，与汗共并"，奄，忽然的意思。奄然发狂，并不是真的发狂，而是一种瞑眩状态，乃因胃气强、谷气充，正能胜邪，里热迫其停水不得停留，邪与汗并出之前的一种反应。此濈然汗出是正常的汗出，乃邪随汗解的生理反应。上条手足濈然汗出为大便已硬的反应，与此不同。水指饮邪，谷气指胃气，即正气。水不胜谷气，即胃气强，正气战胜邪气，所以邪气共汗出而解。

"脉紧则愈"的意思见胡老【释】文，并不是说本条的为证表现因脉紧而愈。

〈按〉小便不利而致内有停饮，内有停饮则小便不利。停水能致胃气虚衰，而胃气振奋亦能逐其停水。此水火消长的规律对阳明病的研究至关重要，当细加体会。本条亦体现治病必须顾护胃气的精神。

**200. 阳明病，欲解时，从申至戌上。**

〈按〉同前，不释不注。

辨阳明病脉证并治

段治钧
伤寒临床释疑录

**201.** 阳明病，不能食①，攻其热必哕②。所以然者，胃中虚冷故也③。以其人本虚，攻其热必哕④。

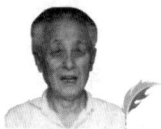

**【释】** 胃虚留饮故不能食，复攻其热则虚寒益甚，胃虚气逆则哕。哕者，呃逆也。

**【按】** 此胃虚停饮不能食的阳明中寒证，切不可妄施攻下。

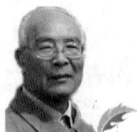

胡希恕
临床大家解伤寒

段治钧
伤寒临床释疑录

〈注〉①"阳明病，不能食"，指197条阳明中寒之类言。

②"攻其热必哕"，阳明中寒其内无热，攻其热者，一般指以大承气汤攻下。若施此逆治，其人则哕。

③"所以然者，胃中虚冷故也"，这是攻其热必哕的自注句，胃中虚冷即代表其内无热。

④"以其人本虚，攻其热必哕"，攻其热必哕的另一原因就是本虚，本虚者径指胃虚。攻热必用寒凉之剂，使胃益虚，饮益聚，故致哕逆也。

〈按〉阳明病，若中虚无热者，虽有其热亦不得攻，本条即为示例。犹如太阳病虽应汗解，但因有里饮，不可擅自发汗。内有停饮（胃虚有寒）不可攻下，亦为定法。另外，就不能食而言，胃虚停饮亦不可攻，但至热全入里成胃家实、不能食时，又势必攻下。

**202.** 阳明病，脉迟，食难用饱①。饱则微烦头眩，必小便难②，此欲作谷疸，虽下之，腹满如故。所以然者，脉迟故也③。

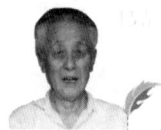

**【释】** 阳明病脉迟，为胃虚有饮之应。胃虚则消化不良，故食难用饱，饱则微烦。胃有停饮，逆于上则头眩。水不下利，必小便难。食水不消，湿瘀热郁，久必发黄，故谓此欲作谷疸。谷疸腹满，若为实满本可议下。今虽下，

胡希恕
临床大家解伤寒

腹满如故，所以然者，脉迟主中虚故也。

【按】此述胃虚消化不良的黄疸证，由于食难用饱，饱则微烦，头眩，亦阳明中寒证，故不可下。

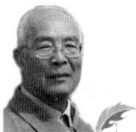

〈注〉①"阳明病，脉迟，食难用饱"，脉迟主寒及营气不足，亦主里实。本条是因胃虚停饮而脉迟。食难用饱，即不能吃饱，或吃饱一点就难受，显为胃虚不胜食的缘故，是阳明中寒之类也。

段治钧
伤寒临床释疑录

②"饱则微烦头眩，必小便难"，以其胃虚弱，食则不消而微烦。头眩为水气上冲之证，故必小便难。

③"此欲作谷疸，虽下之，腹满如故。所以然者，脉迟故也"，谷疸，病名，因消化不良而发黄疸。欲作谷疸，是迁延下去即将发黄疸的意思。黄疸者，湿热郁结之为病。阳明有热而小便不利，湿无去路，合于发黄的病理机制，因谓欲作谷疸也。谷疸下之而腹满如故，可见为虚满，而非实满也。其所以如此的原因就是因为脉迟，间接示人虽然病属阳明，但胃虚停饮者不可用下法。

〈按〉本条之证，可以五苓散加茵陈及健胃药治之。

**203. 阳明病，法多汗，反无汗①，其身如虫行皮中状者②，此以久虚故也③。**

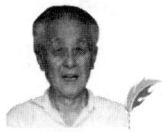

胡希恕
临床大家解伤寒

【释】阳明病依法当多汗，今反无汗，其身如虫行皮中者，以胃气久虚于里，精气不充于外故也。

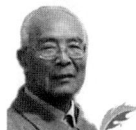

段治钧
伤寒临床释疑录

〈注〉①"阳明病，法多汗，反无汗"，阳明病里热外蒸，依法当多汗。今里热虽壅，应汗出而无汗，故曰"反"。
②"其身如虫行皮中状者"，自觉好像有虫在皮肤内爬行，是想出汗又不得汗出的反应。本条汗达皮下时，因其人胃气虚，无力鼓舞其出于体外，所以有虫行皮中的感觉。

③ "此以久虚故也"，久虚，根本是胃虚，胃久虚于里，外则精气不足。津液属精气，津不足，故欲汗出而不得也。

〈按〉《内经》谓："人之所以汗出者皆生于谷，谷生于精。"今胃气久虚，谷气不足，精气无所由生，津亦不充于外也，故此阳明病虽法多汗而反无以为汗矣。因胃久虚，不可攻下自在言外。

以上三段以胃虚而患阳明病立论。

**204. 阳明病，反无汗而小便利①。二三日呕而咳，手足厥者，必苦头痛②；若不咳，不呕，手足不厥者，头不痛③。**

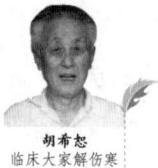

【释】阳明病本多汗，今以小便利，津液亡于下，故反无汗。若二三日仍呕而咳，则少阳柴胡证未罢。小便利既亡津于下，上焦不通又阻津液于上，因而阳气不布于四末，则手足厥。热亢于上，故必苦头痛。若二三日不呕不咳，则柴胡证罢，上焦得通，津液得下，不但手足不厥，且头亦不痛。

【按】此述少阳转属阳明，即前之所谓少阳阳明者。由于小便利，津液内竭，故虽并于阳明而无汗。二三日呕而咳，头痛，为柴胡证。

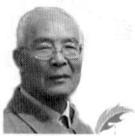

〈注〉① "阳明病，反无汗而小便利"，阳明病热盛，排水津于外，或走汗腺而濈然汗出，或走水道而小便利。一般汗出则小便不利，小便利则无汗。由本条小便利知里有热，津亡于下而阻于上，故反无汗。利字不单指通畅，亦指小便频数者。

② "二三日呕而咳，手足厥者，必苦头痛"，呕而咳为少阳柴胡证，阳明病有此证，知其为少阳阳明并病。手足厥即手足冷，为津阻于上，阳不输于四末故。此厥为热，而非寒，与厥阴篇互参自明。热有上亢、有下陷，上亢者头痛，若伴水气上冲则头眩（见上条）。由手足厥知其热上亢，必头痛也。

③ "若不咳，不呕，手足不厥者，头不痛"，不呕不咳，柴胡证不见，表示上焦得通、津液得下；手足不厥，上亢之热亦不甚，故头不痛也。

〈按〉综观上述为证，乃知少阳病仍在。本条是少阳阳明并病，少阳转属阳明的情况，可以小柴胡汤加石膏治之。

**205.** 阳明病，但头眩<sup>①</sup>，不恶寒<sup>②</sup>，故能食而咳<sup>③</sup>，其人咽必痛<sup>④</sup>。若不咳者，咽不痛<sup>⑤</sup>。

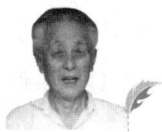

【释】头眩与目眩同为少阳证，已转属阳明，故不恶寒，言外亦不往来寒热而但恶热也。胃中有热，故能食。二阳合热，上逆于肺则咳。少阳病本咽干，盛热上亢，故咽必痛。若不咳者，热不上亢，咽亦不痛。

胡希恕
临床大家解伤寒

【按】此亦少阳阳明的并病，即前所谓少阳阳明者，以小柴胡汤加石膏、桔梗治之，有捷效。

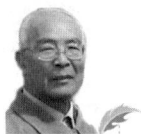

〈注〉① "阳明病，但头眩"，头眩一症，有胃虚停饮水气上冲者，有热上亢者，有贫血者。本条属阳热上亢。

② "不恶寒"，包括亦不往来寒热而但恶热也。

③ "故能食而咳"，能食者胃热，属阳明。咳属少阳。

段治钧
伤寒临床释疑录

热上迫于肺，故令咳。

④ "其人咽必痛"，少阳证口苦、咽干、目眩。此二阳之热上亢，甚于咽干，故必痛。

⑤ "若不咳者，咽不痛"，说明热上亢不盛，故咽不痛。

〈按〉本条是少阳证转属阳明过程中的另一种情况，与上条均是以少阳阳明并病立论。

**206.** 阳明病，无汗，小便不利，心中懊恼者<sup>①</sup>，身必发黄。

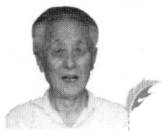

【释】阳明病无汗，则热不得越于外。小便不利，则水不得泄于下。湿郁热蒸，故心中懊恼，身必发黄也。

胡希恕
临床大家解伤寒

【按】黄疸病大多属肝胆疾患，中医谓为湿热相结在里。前谓太阴者身当发黄，此又谓阳明病亦发黄，其故何在？如上所述，黄疸是湿热在里。假如湿多于热，则热随湿化，发作呕不欲食、腹满、下利的太阴黄疸证，后世名之为阴黄。若热多于湿，则湿随热化，发作心中懊憹、大便难的阳明黄疸证，后世名之为阳黄。本条所述即是后者。

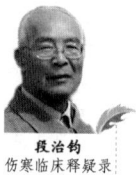

〈注〉① 憹，音 náo，"心中懊憹者"，吐不得吐，下不得下，心中烦闷难受的样子。说明热扰胸中，是当用栀子的药证。阳明病本为里热证，今里有热，因"无汗"且"小便不利"，于是水热瘀结在里而发黄。

### 207. 阳明病，被火①，额上微汗出而小便不利者②，必发黄③。

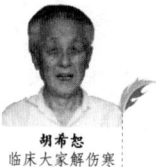

【释】阳明病，里本有热，被火则以火助热，热当益甚。若只额上微汗出而小便不利者，湿热郁于里，必发黄也。

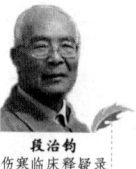

〈注〉① "阳明病，被火"，被火，即被施以艾灸等劫汗的治法。这句话有两种理解：一是指本有里热的阳明，又被火攻，因而热当益甚；二是暗示此阳明病乃由太阳病无汗被火误治转属而来。

② "额上微汗出而小便不利者"，额上微汗出是身无汗，汗出不多的意思。阳明里热本当汗出，其人少汗或无汗，乃胃虚气郁使然。若医不详查，妄用火攻，热激水饮逆于上则额上微汗出，水不行于下则小便不利。汗不多，小便又不利，是湿热郁结而发黄的两个条件。

③ "必发黄"，额上微汗，邪不得外出；小便不利，水不得下泄；故水湿内停，里又有热，湿热郁结，因而必发黄也。

〈按〉此承上条，言阳明病无汗或少汗而小便不利者必发黄。本条是由于被火而致小便不利者。

**208. 阳明病，脉浮而紧者，必潮热发作有时①，但浮者，必盗汗出②。**

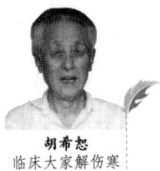

【释】浮而紧，为太阳伤寒无汗的表实脉。阳明病而见此脉，为太阳伤寒初转属阳明，还未至濈然汗出可知。虽有潮热，亦必发作有时。若脉不紧，但浮者，虽表还未罢，津液已有损耗，故必盗汗出。

【按】此就脉诊以说明太阳转属阳明的过程。病初传阳明，脉浮紧为表实；若脉但浮而不紧，为津耗表虚而表未解。

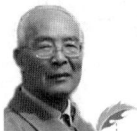

〈注〉提示：本条论述阳明病初起，表证还在，据脉证不同所反映的两种情况。

① "阳明病，脉浮而紧者，必潮热发作有时"，此言太阳病转属阳明之初，表证还未罢，有两种不同脉证：其一为"脉浮而紧"，浮者病在表，紧者为体表津液充实之应。"必潮热发作有时"者，潮热者，言其热汹涌，蒸蒸如潮。表实无汗，里热已渐，表里皆热，故其热更甚。又因热乍传里，所以其潮热不是连续不退，而是发作有时。

② "但浮者，必盗汗出"，但浮者，即脉但浮而不紧，示在表的津液有所损耗。盗汗即醒时无汗，寐时则悄然汗出。这里脉与证是互为因果的：脉不紧则表实不甚，因里热而引发盗汗。因盗汗出，津有所失，故脉但浮不紧也。

〈按〉潮热，乃其热汹涌如潮的意思。有谓信时而发者，非也。病初传于里，表里俱热，其热更甚，又未至濈然汗出，故有时发此潮热也。

**209. 阳明病①，口燥但欲漱水，不欲咽者②，此必衄。**

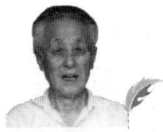

【释】阳明病，里有热则口舌干燥。今热不在胃，故但欲漱水而不欲咽。此为热在血分，故日久必衄也。

【按】此述渴欲饮水、与但欲漱水而不欲咽，两者为热在胃或热在血分的鉴别方法。后者为热在血分，血为热逼，必致衄，亦示阳明病可有衄血也。

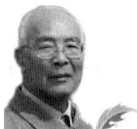

段治钧
伤寒临床释疑录

〈注〉① "阳明病"，指阳明里热证。

② "口燥但欲漱水，不欲咽者"，口燥欲漱水，阳明有热。不欲咽，热不在胃而在经脉血分。胃热水涸，必真渴引饮。热不在胃而在经脉，则血分被煎，但口燥欲饮而胃不受纳也。血被热铄而妄行，故衄。

**210.** 阳明病，本自汗出①。医更重发汗，病已差，尚微烦不了了者，此必大便硬故也②。以亡津液，胃中干燥，故令大便硬③。当问其小便日几行，若本小便日三四行，今日再行，故知大便不久出④。今为小便数少，以津液当还入胃中，故知不久必大便也⑤。

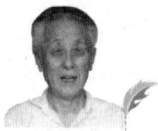

228

胡希恕
临床大家解伤寒

【释】阳明病本自汗出，虽表未罢，只宜桂枝汤微汗解之。今医反以麻黄汤大发其汗，表已解而现微烦不了了者，以亡津液，胃中干燥，大便成硬的缘故。须否治疗，当视其情况。若原来小便日三四行，而今只再行，小便次数减少则胃中津液正在恢复，故知不久必大便也。

【按】本条所述的自汗出是指太阳中风证，不是汗自出的阳明病。若是多汗的阳明病，岂有更发汗的道理？若真误发阳明病的汗，为何会病已差呢？此与207条一样，是倒装句法。阳明病是指误治后的为证，读者细玩自明。

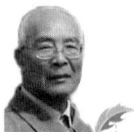

段治钧
伤寒临床释疑录

〈注〉① "阳明病，本自汗出"，暗示太阳中风转属阳明。

② "医更重发汗，病已差，尚微烦不了了者，此必大便硬故也"，重发汗，伤其津液。病已差者，表证已解的意思。微烦，不是表证汗不出之烦，乃因大便不通成硬而烦，乃大烦的开始。

③ "以亡津液，胃中干燥，故令大便硬"，因为医者治疗不当，重发其汗，一时亡失津液而致胃中干燥，故令大便成硬，此与热结于里之大便成硬

显然不同，即所谓十日不大便亦无所苦者是也，待其津液复必自愈。

④此时"当问其小便日几行"，如果本来小便"日三四行"，而现在是"日再行"，根据这种情况，即可判断"大便不久出"。为什么呢？下句以倒装句自注其所以然的道理。

⑤"今为小便数少，以津液当还入胃中，故知不久必大便也"，小便数少，即减少了水分的排泄。若病人再多喝些水，胃肠津液自有所恢复，所以不久大便必通也。

〈按〉小便次数减少，津液当还入胃。大便硬有由于一时津液亡失所致者，其与热结于里者不同。言外之意，在治疗上不得妄用攻下之法。

### 211. 伤寒呕多①，虽有阳明证，不可攻之②。

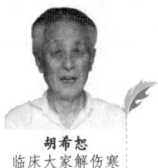

【释】伤寒呕多，乃太阳伤寒已转属少阳的柴胡汤证。虽并于里而有阳明证，亦不外是三阳并病，依法治从少阳，万不可因阳明病里有微实而以大承气汤攻之。

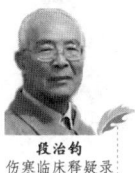

胡希恕
临床大家解伤寒

〈注〉①"伤寒呕多"，呕，属少阳，伤寒呕多，即太阳少阳并病。
②"虽有阳明证，不可攻之"，阳明证，指大便难等。因伤寒呕多，故为三阳并病。其治从少阳，不可攻之。

段治钧
伤寒临床释疑录

〈按〉这是太阳表证转属半表半里的少阳，再转属阳明里证的三阳并病，治从少阳为定法，当记。

### 212. 阳明病，心下硬满者，不可攻之①。攻之，利遂不止者死②；利止者愈③。

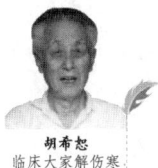

【释】心下硬满为胃气虚。阳明病而心下硬满者，慎不可误为胃家实而以大承气汤攻之。若误攻之，利遂不止者必死；幸而利止者，还可以治愈。

胡希恕
临床大家解伤寒

【按】此心下硬满与心下痞硬同，乃胃大虚之候，为人参的主治证。试看全书，方中以人参为主药者，大多有心下痞硬。

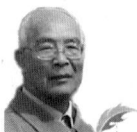

**段治钧**
伤寒临床释疑录

〈注〉① "阳明病，心下硬满者，不可攻之"，心下指胃部，满者自觉痞闷不通，硬者按之当有抵抗感。阳明病而兼有心下硬满，详辨虚实至关重要！由不可攻之可知，此硬满为虚而不为实，情同胃虚邪凑的心下痞硬，切莫当胃家实而以大承气汤类攻之。若施此误治，则祸旋踵矣。

③ "攻之，利遂不止者死"，虚作实攻，犯虚虚之戒，可致死。

④ "利止者愈"，若其人体力（正气）强壮，虽受攻而利止，还可痊愈。

〈按〉心下硬满，按之痛者为实，不痛者为虚。实者可攻之，亦非必用大承气汤，虚者不可攻。本条所述为后者，当是人参证。人参为健胃药，古方中胃不虚衰，无心下痞硬者不用人参。即无心下痞硬，只若胃气虚衰者，亦可适当用人参。

**213.** 阳明病，面合赤色，不可攻之，必发热①；色黄者，小便不利也②。

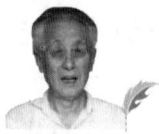

**胡希恕**
临床大家解伤寒

【释】面合赤色，为阳气怫郁在表，虽有阳明证亦不可攻之。若攻之，虚其里则邪内陷，故必发热。若更小便不利则热蒸湿郁，必发黄也。

【按】面色赤，为阴阳表里俱有之证。太阳篇第23条 "面色反有热色者，未欲解也"，当以小发汗法治之。第48条 "二阳并病……阳气怫郁在表" 亦以小发汗法治之。本条为阳明病而又怫郁在表，自当先以小汗解外，而不可径自攻下。若胃有热，里热上蒸，其面色正赤（大实证面色赤反少见）但未致里实，只宜解热而不当径自攻下；若颜面潮红属热者，多宜与黄芩、黄连、栀子类但解其热。若为阴寒证而面色反赤者，多属恶候，即所谓浮阳戴面者，急当扶阳，其治大相径庭矣。

〈注〉① "阳明病，面合赤色，不可攻下，必发热"，面合赤色，即满面通红的意思，阳明病，里热上炎，故颜面色红。说明里有热，并不代表里已实，故不可以大承气汤等剂攻下。必发热，有承上启下的作用，其前应有"若攻"二字。若用攻下之剂，则邪将全陷于里，必更发热也。

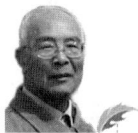

段治钧
伤寒临床释疑录

② "色黄者，小便不利也"，是指若小便不利，则其人必发黄的倒装句。这个发黄不见得必是黄疸病，它也是湿热互结造成的。上句"必发热"和本句的"小便不利"，则可造成湿热熏蒸故而发黄。

〈按〉以上三条均论述阳明病不可下的情况，因未致里实也。


## 小　结

从本篇开始至此凡二十九条，可作为阳明病的总论。现小结如下。

阳明病，即在里的阳证。热实于里必胃家实，按之有抵抗、有压痛、大便难、成硬等腹证。但热而不实，当有身热、汗自出、不恶寒反恶热的外证。腹证和外证均属阳明病的特征，见此之一者，即可确诊为阳明病。

阳明病的来源：由太阳病不解，传里而发的谓为太阳阳明，由少阳病传里而发的谓为少阳阳明。所谓正阳阳明者，乃专就胃家实而言。不经太阳病或少阳病的传变而直接发作阳明病者谓为直中，太阳篇所出的温病即属此类。

太阳病和少阳病转属阳明病的发病机制，见187、191、195、196条。

病传阳明，初始时当有其征兆，见193、195条。

病由表传里有两种趋势，既可发生阳明病，又可发生太阴病，两者病位相同，阴阳属性迥异，见194条。

阳明病的辨证，如恶寒不恶寒、有汗无汗、能食不能食、呕与不呕、小便利与不利、心下硬满不硬满等（198～213条），对于治疗甚关重要，必须逐一默记。阳明病为里热证，或可下，或不可下，不可不知，见206、207、211、212、213条。

**214. 阳明病，不吐，不下**①**，心烦者，可与调胃承气汤**②**。**

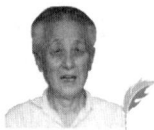

胡希恕
临床大家解伤寒

【释】热实于里的阳明病，若未经吐下等治疗而心烦者，胃不和也，可与调胃承气汤和胃以止烦。

【按】吐下后而心烦者为虚烦，宜与栀子豉汤；未经吐下而心烦者为实烦，宜与调胃承气汤。宜互参。

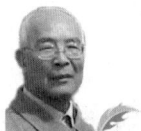

段治钧
伤寒临床释疑录

〈注〉① "阳明病，不吐，不下"，不吐、不下，即未经吐下的治疗，也可看作没有呕吐和下利，其要点是胃不虚。

② "心烦者，可与调胃承气汤"，心烦者，当为实烦，也是热烦，概由大便难引起的胃不和而烦也。可与，斟酌的语气。与调胃承气汤和胃则愈，言外之意不可重药攻下。

〈按〉调胃承气汤方见29条。

**215. 阳明病，脉迟，虽汗出不恶寒者，其身必重，短气，腹满而喘**①**。有潮热者，此外欲解，可攻里也**②**；手足濈然汗出者，此大便已硬也，大承气汤主之**③**。若汗多，微发热恶寒者，外未解也**④**。其热不潮，未可与承气汤。若腹大满不通者，可与小承气汤，微和胃气，勿令至大泻下**⑤**。

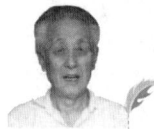

胡希恕
临床大家解伤寒

【释】潮热，即蒸蒸发热，言其热如潮、势甚汹涌的意思。身重，为湿郁于体表的证候。短气，心下有微饮故。腹满而喘，因腹满上压腹膈，阻碍呼吸故。为便于理解，本条可分四段解如下。

（1）迟为不及脉，常主寒主虚，今阳明病脉迟，虽汗出，但不恶寒，阳明的外证已显，其人又有身重、短气、腹满而喘等表里虚实交错互见的证候，当然还不可议下。

（2）若汗出不恶寒，并有潮热者，则脉迟不外乎里实、气血受阻，肯定为外欲解，乃可攻里也。若手足不断汗出，更属大便成硬的确候，宜大承气汤主之。

（3）若汗出虽多而微热并恶寒者，为表虚而外未解也，可与桂枝汤先解外，不可攻里自在言外。

（4）虽发热不恶寒，但其热不潮，则里不实，不可与大承气汤攻之。即便腹大满（指腹满而喘）并大便不通者，亦只可少与小承气汤微和其胃气，而不可使之大泻下。

【按】水火不相容，热盛于里，势必迫使津液外越，阳明病多汗者即在于此。表有湿则身重，里有微饮则短气，此热未至极，里还不实，虽腹满而喘，亦表里虚实交错互见征象，何得妄攻？

脉迟一般主寒主虚，里实极者，则气血受阻而脉亦迟。阳明病脉迟，首宜当心其虚，"虽汗出不恶寒者"即含有不可妄攻之语气，"其身必重，短气，腹满而喘"即是不可妄攻的证候。历来注家大多连读下去，而把身重、短气等说成是大承气汤的适应证，其实是错误的。试看书中有关身重的条文很多，而无一可下者，后之226、228两条与此颇相似，但均禁下，可证。

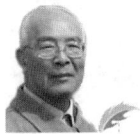

段治钧
伤寒临床释疑录

〈注〉① "阳明病，脉迟"，阳明病因里热盛，一般脉当洪大，今"脉迟"，为里实之应。病实于里达到相当的程度，亦可使血行受阻而脉迟，所以仲景脉学中迟脉不仅主寒，有时也主里实（还有时主虚）。本条"汗出不恶寒""腹满而喘"为阳明证，但"其身必重"为湿郁于表、"短气"为里有微饮，故此时尚不可议下。这段文字的着眼点在于：其一，虽阳明病的外证已显，但脉迟一句必有隐情，医者当细加分辨，不可贸然行事；其二，身重短气，腹满而喘，其证表里虚实互见时，不可攻里；其三，什么时候方可攻里及攻里的方略，须于下句领悟。

② "有潮热者，此外欲解，可攻里也"，潮热，是热势已盛于里。此时已尽显阳明特征，故曰"此外欲解"，当可攻里也，符合阳性病先外后里的治疗规律。但攻里也并非不加选择地施以大承气汤，还必须细辨方证，对证治疗，后文的三种情况即示范之。仲景凡于此等处均寓意深远，学者可细心

体会揣摩之。

③ "手足濈然汗出者"，是大便硬的确证之一。阳明病有潮热，并且大便已硬，故曰"大承气汤主之"。

④ "若汗多，微发热恶寒者，外未解也"，俗谓"有一分恶寒，便有一分表证"，仲景怕医者只着眼于汗出多而忽略了"微发热恶寒"，误以为病已转属阳明，特予提示"外未解也"。今微发热恶寒而汗出多，桂枝汤证仍在，当以桂枝汤先解其外，待外解方可攻里也。

⑤ "其热不潮，未可与承气汤。若腹大满不通者，可与小承气汤，微和胃气，勿令至大泻下"，此仍承第一句，"阳明病，脉迟，虽汗出不恶寒"的阳明病外证已显，但其热不潮，仍不可以大承气汤下之。即便患者有腹满、大便不通，也只宜与小承气汤微和胃气，不可令大泻下也。

---

**大承气汤方**

酒大黄四两，厚朴（炙，去皮）半斤，枳实五枚，芒硝三合。

上四味，以水一斗，先煮二物，取五升，去滓，内大黄，更煮取二升，去滓，内芒硝，更上微火一两沸，分温再服。得下，余勿服。

---

〈方解〉大黄、芒硝攻坚下热，厚朴、枳实行气消胀。诸药协力，泻下峻猛，治阳明内结，潮热、腹胀满、大便硬而难通者。

〈按〉大黄的作用在于通便泄热，芒硝能使大便稀薄，二药合用则攻坚下热。大黄苦寒，芒硝咸而大寒。潮热单有大黄不行，必用芒硝。

---

**小承气汤方**

酒大黄四两，厚朴（去皮，炙）二两，枳实三枚。

上三味，以水四升，煮取一升二合，去滓，分温再服。初服汤当更衣，不尔者尽服之，若更衣者，止后服。

---

〈方解〉本方乃大承气汤去芒硝，又减枳实、厚朴的用量，虽亦属里实的下剂，但较大承气汤下热通腑力弱，故名为小承气也。

〈按〉大承气汤的适应证留待篇后小结，现仅就小承气汤和调胃承气汤的适应证做一比较。

小承气汤证为表热传里，热伤津液而成里实之证。所主为腹大满不通者；多日不大便，疑为大便硬结者；腹有燥屎而发谵语者；汗吐下后，小便数、大便硬、哕数而谵语者等。以腹胀满为主的实热证可用小承气汤。注意，无潮热是其与大承气汤证的主要区别。

调胃承气汤证为表热传里而成实证。所主为胃不和则谵语者；汗后但热而里实者；下后里实未去，脉和而谵语者；吐后因胃不和而愠愠欲吐、郁郁微烦者；病已传阳明，不吐不下而心烦（实烦）者；虽发汗病不解，反蒸蒸发热而无大实大满（当与白虎汤证析辨）者；吐后腹胀满等里实证。虽有燥屎、大便硬，但胀满不若小承气汤证，虽发热突出，但其热又不若大承气汤证，用调胃承气汤。

**216.** 阳明病，潮热，大便微硬者，可与大承气汤；不硬者，不可与之[①]。若不大便六七日，恐有燥屎，欲知之法，少与小承气汤，汤入腹中，转矢气者，此有燥屎也，乃可攻之；若不转矢气者，此但初头硬，后必溏，不可攻之，攻之必胀满不能食也。欲饮水者，与水则哕[②]。其后发热者，必大便复硬而少也，以小承气汤和之；不转矢气者，慎不可攻也[③]。

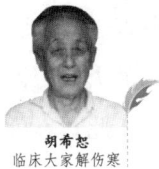

**【释】** 阳明病，发潮热已属里实可下之候，若其大便微硬者，可以大承气汤攻之。大便不硬者，则不可与之。假若不大便已六七日，欲知其有无燥屎，可先与小承气汤。若燥结成硬，断非此药所能下，服后只能使其转矢气而已，由此可知大便已硬，可与大承气汤以攻之。服小承气汤后，下初硬后溏大便，亦无转矢气的情况，当然不可再与大承气汤攻之了。若不经此试而误以大承气汤施之，则证轻而药过，势必大伤中气，以至虚胀虚满而不能食。欲饮水者，由于胃虚不受而哕。

试服小承气汤，即下初硬后溏的大便，其里已不实，潮热当解。若其后又发潮热，此大便复硬而少也，仍宜小承气汤和其胃。服小承气汤后不转矢气，慎不可以大承气汤攻之也。

【按】阳明病，发潮热为表解里实之候，是可以议下的，但以何药下之，还须更进一步的辨证。大承气汤为攻下峻剂，不可轻试。有潮热同时见大便硬者，即大承气汤的适应证。前条手足濈然汗出即大便成硬的一候。本条所述没有明确的大便硬，但已六七日不大便，恐其大便硬，因出小承气汤试之。潮热而大便硬为大承气汤证，若施之以小承气汤，只能使其转矢气，虽然无效，但亦无害，而后再与大承气汤乃最妥当不过。故大小承气汤疑似之证，先与小承气汤，虽谓试之，实即治之也，亦可视为定法。

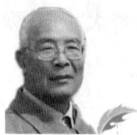

〈注〉①阳明病里热重，因消铄津液可使大便硬。微硬者，即大便始硬，或屎硬不甚的意思。"阳明病，潮热，大便微硬"，即"可与大承气汤"，岂不过乎？其实不然，以其潮热，热势汹涌，大便燥结甚速，虽微硬而与大承气汤，正迎头而治，防其更甚而难治也。可与者，亦斟酌的语气。大便"不硬者"，断"不可与之"，即使先硬后溏亦不可与之，要特别谨记。

段治钧
伤寒临床释疑录

②阳明病，潮热，没有大便硬的明确证候，"若不大便六七日"了，其人有无"燥屎"呢？燥屎即硬便。"欲知（有无燥屎）之法"，就是"少与小承气汤"试之。"汤入腹中，转矢气者，此有燥屎也，乃可攻之"，"转矢气"即俗谓放屁，吃了小承气汤后只是放屁而不下大便，这是屎已成硬小承气汤攻克不动的缘故，经此一试知屎已成硬，故"乃可（改用大承气汤）攻之"；服小承气汤后"若不转矢气者"，而是排出"初头硬，后必溏"的大便，说明大便虽结而未全硬，这和前面服汤后放屁是截然不同的反映，此"不可（以大承气汤）攻之"；若误用大承气汤，中气大伤，"必胀满不能食也"，而且"欲饮水者，与水则哕"。

③服药后若里已不实，潮热当解。若"其后发热"，意即其后又发热，或发潮热，说明大便复结，但其便"硬而少"，病尚未已，乃当以小承气汤治之。最后又特别强调"不转矢气者，慎不可攻也"，没有只转矢气的反应，慎不可以大承气汤攻之也。

〈按〉上条以阳明病脉迟主论，本条以阳明病潮热主论。

**217.** 夫实则谵语，虚则郑声。郑声者，重语<sup>①</sup>也。直视，谵语，喘满者死，下利者亦死<sup>②</sup>。

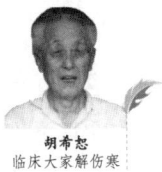

【释】热实于里达到一定程度时，必波及脑系而发谵语。若精气虚竭，必进而为郑声。郑声即细音重（chóng）语，与谵语之狂言乱道者不同。谵语原非死候，但若津液耗丧殆尽，以至不能荣养目系而发直视，或喘满，或下利，均属虚脱现象，故主死。

【按】阳明病，不怕实热而怕津虚，实则下之即治。若病既实而正反虚，攻补两难，故主死。

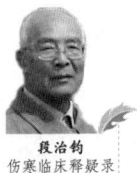

〈注〉① "夫实则谵语"，实，指热实于里，谵语即说胡话，狂言乱道。"虚则郑声"，虚，指津虚；郑声者，言语重复，语音低微。阳明病而发谵语为常有之证，并非死证。郑声，为谵语之属虚者，当虑其险。

② "直视，谵语，喘满者死，下利者亦死"，直视，指眼球直视而不活动，为津虚精亏已甚，不能营养目系所致。喘满，是气脱于上的表现，呼吸急促而胸高，与腹满而喘或感冒之喘有天壤之别。下利者，乃残余精气不能自守而脱于下，亦与协热利等迥异。阳明病至此，是正虚邪实、精气欲竭之象，故主死。

〈按〉阳明病阶段造成死亡的，一般都发生在热盛津伤过甚，正气已虚至极，邪（实）不退的情况。古人谓保得一分津液即保得一分生命，诚然也。中医治病，保胃护津至为重要，可不慎欤！

**218.** 发汗多，若重发汗<sup>①</sup>者，亡其阳，谵语，脉短者死<sup>②</sup>，脉自和者不死<sup>③</sup>。

辨阳明病脉证并治

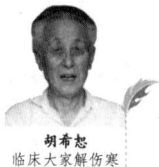

【释】病在表当发汗，但发汗以微汗出佳，若发汗多，病必不除。再误以为汗出不彻而重发其汗，必使津液大量亡失，因致胃中燥而发谵语。脉短为血不足，里虽实而血虚者不可下。无论重发汗还是误下，若到亡阳、谵语而血虚脉短的程度，病实人虚极，故主死。脉自和为精气未衰，若燥实在里，下之可治，故不死。

【按】表热里实、不汗出而烦躁的太阳病，若不知配伍生石膏的大青龙汤法以两解表里，只一味发汗，则徒亡津液而病必不解。若更认为汗出不彻而复发其汗，则必致津枯热实之祸，即所谓"阳盛阴虚者，汗之则死"是也。盖热盛者津液虚，虚其津液者热亦盛，终至脉短不治，皆医者引以至死也。仲景此论，正为不知爱惜津液者诫。

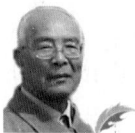

段治钧
伤寒临床释疑录

〈注〉① "发汗多"，这是因汗不得法而汗出多、但病不解的简言。因病不解而以为汗出不彻，故又"重发汗者"，失察又失治也。

② "亡其阳，谵语，脉短者死"，津液大量亡失致胃中燥，故发谵语也。短脉为脉动上不及寸、下不及尺，主气衰血虚，亦有禀赋素弱而见此脉者。若伤津极而致脉短，又热实谵语，正虚邪实凶候也，故曰死。

③ "脉自和者不死"，同样是热实谵语，脉自和者为精气未衰，下之可治，故曰不死。

〈按〉以上两条均承前条，说明阳明病热实津竭的死证均由于表证误治所致，冤哉！说明亡失津液太过有可能造成阳明病的死亡。攻之之法，用之不当不可，当用不用亦不可也。

**219.** 伤寒若吐，若下后不解①，不大便五六日，上至十余日，日晡所发潮热，不恶寒，独语如见鬼状②。若剧者，发则不识人，循衣摸床，惕而不安，微喘直视，脉弦者生，涩者死③。微者，但发热谵语者，大承气汤主之。若一服利，则止后服④。

【释】太阳伤寒本当发汗，若吐、若下均属误治，故病不解。不大便已五六日，上至十余日，于日晡所发潮热，不恶寒，独语如见鬼状，则表证已罢，阳明里实的为候已经具备了。

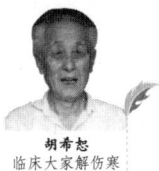

上证的剧甚者必神志不清，不识人，循衣摸床，惕而不安，微喘直视，皆病实正虚，险恶至极的征象。脉弦为气血尚充，还可急下以求生；脉涩为气血已衰，已不可再下，故主死。

若上证轻微者，只发潮热和独语如见鬼状的谵语，则以大承气汤主之。若一服得快下，则止后服。

胡希恕
临床大家解伤寒

〈注〉① "伤寒若吐，若下后不解"，伤寒，这里指狭义的太阳伤寒。依法当汗解，吐下均为逆治，故表不解也。

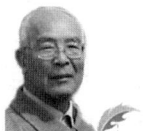

②其人已经 "不大便五六日，上至十余日" 了，而 "日晡所发潮热"。晡（bū）者，申时，下午三至五时，意即傍晚左右，发高烧其热如潮。且 "不恶寒，独语如见鬼状"，谓无人相对而自胡言乱语，谵语之类也。此皆因吐下亡津液，大便干，为转属阳明的确证。

段治钧
伤寒临床释疑录

③ "若剧者"，较上述重者，"发则不识人"；"循衣摸床"，病人在昏迷中不断抚摸床沿、衣被，无意识的乱摸东西；同时 "惕而不安，微喘直视"；这些症状均为上脱之情。此时决其生死，当辨脉象。脉弦，气血尚充，冀可背水一战，下之而生，故曰 "脉弦者生"。涩主血少，病重体虚，大承气汤急下之法已不可用，故曰 "涩者死"。

④ "微者"，较上述轻微者。"但发热谵语者，大承气汤主之"，只是发潮热谵语，所以可用大承气汤。"若一服利，则止后服"，药后得快下即止后服，中病即止也。

〈按〉阳明病不怕病实，只怕人虚。218条因汗多亡阳而发谵语，脉短者死；本条由吐下伤津太过，脉涩者死。前条之脉和，本条之脉弦。虽为阳明重证，但因人未至虚极，故尚可治而得瘥。

215条有潮热、手足濈然汗出、大便成硬，主以大承气汤；216条阳明病潮热、大便微硬，主以大承气汤；本条日晡所发潮热、谵语者，亦主以大承气汤。可见 "潮热而发谵语" 为热实于里之证（可与221条对照），用大

辨阳明病脉证并治

承气汤正所宜也。阳明病屎硬，虽可选大承气汤下之，但大承气汤并非专为屎硬而设，必须是热实于里而大便硬者方可放胆用之。

**220. 阳明病，其人多汗<sup>①</sup>；以津液外出，胃中燥，大便必硬<sup>②</sup>；硬则谵语，小承气汤主之<sup>③</sup>。若一服谵语止者，更莫复服。**

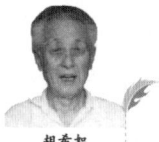

**【释】** 阳明病依法当多汗，今谓其人多汗者，指其人平时即多汗，患阳明病则更多汗也。以是则津液大量外出，故不待有潮热即胃中燥、大便硬而谵语，故以小承气汤主之。若一服谵语止，更莫复服。

**【按】** 此以汗出多而胃中燥、大便硬、发谵语，还未至热实，亦无潮热，故以小承气汤和其胃而止谵语。此以汗多伤津为病根，屎虽硬亦不可与大承气汤；谵语止，即小承气汤亦不得再服，虑其更伤津液也。

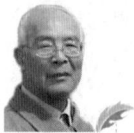

240

〈注〉① "阳明病，其人多汗"，句首冠以"阳明病"三字，即已含有多汗之意，又言"其人多汗"并非絮语，意即其人平素多汗，得阳明病则汗出更甚。古人炼字精当，读仲景书，确需始于句下。

② "以津液外出，胃中燥，大便必硬"，明示本条大便硬的原因是汗出多，津液亡失而胃中燥所致，这与里热消铄津液而大便燥结成硬，无论成因上还是程度上均不同，当与215条、216条合参。

③ "硬则谵语，小承气汤主之"，阳明病谵语者，总归是里热证，但也有不同的反映形式：其热不潮大便成硬可发谵语，潮热（发高烧）而大便硬当然更可发谵语（单是潮热亦可发谵语），但选用方药则有别。小承气汤无芒硝，对应于无潮热。因潮热而大便燥结成硬者，则应予大承气汤。

〈按〉由本条可知，阳明病下法不得只着眼于大便硬，更应细审致硬之因，于多汗、热实之间大有分寸，根据有无潮热，而选大小承气汤，方为适证的治疗。

**221.** 阳明病，谵语，发潮热，脉滑而疾者，小承气汤主之①。因与承气汤一升，腹中转矢气者，更服一升；若不转矢气者，勿更与之②。明日又不大便，脉反微涩者，里虚也，为难治，不可更与承气汤也③。

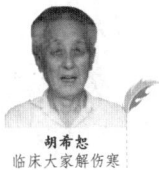

【释】下条曰："阳明病，谵语，有潮热，反不能食，胃中必有燥屎五六枚也。若能食者，但硬耳，宜大承气汤下之。"本篇 262 条曰："阳明，少阳合病……脉滑而数者，有宿食也，当下之，宜大承气汤。"《金匮要略·腹满寒疝宿食病脉证并治第十》曰："脉数而滑者，此有宿食，下之愈，宜大承气汤。"本条无论证或脉均宜大承气汤，谓小承气汤主之可疑。尤其"因与承气汤一升"以下为文更不可理解，其中必有错简，故不释。

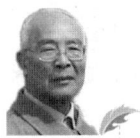

胡希恕
临床大家解伤寒

〈注〉①"阳明病，谵语，发潮热，脉滑而疾者"，谵语、发潮热据 219 条为大承气汤证；脉滑，为邪盛热实之象，疾为数之甚，在此均主邪热剧。而曰"小承气汤主之"，姑存疑。

段治钧
伤寒临床释疑录

②"因与承气汤一升，腹中转矢气者，更服一升；若不转矢气者，勿更与之"，据文意好像"谵语、发潮热"还不足以确断大便已硬，所以又施以小承气汤试之之法，与 219 条"但发热谵语者，大承气汤主之"意相矛盾，故胡老不释。

③"明日又不大便，脉反微涩者，里虚也，为难治，不可与承气汤"，这是依上两句话的意思而下的行文，意即吃了一付小承气汤大便下来了，但到第二天又不大便，而且"脉反微涩"。此微涩当是脉微而涩的兼象脉，微主正气衰、涩主津血虚，这种里虚之脉即使有不大便的证候亦不可以承气汤攻之，故曰"为难治"。这句话的精神还是对的，可从。

〈按〉谵语、潮热、屎已成硬、脉滑而疾，当有宿食，本宜大承气汤，今以小承气汤主之，造成后人辨证疑惑。临床遇此脉证，余即用大承气汤，不曾有误。

辨阳明病脉证并治

**222.** 阳明病，谵语，有潮热，反不能食者，胃中必有燥屎五六枚也①。若能食者，但硬耳②，宜大承气汤下之③。

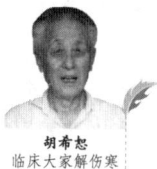

临床大家解伤寒
胡希恕

**【释】** 阳明病，若谵语，有潮热，为热实于里。里热当能食，今反不能食者，乃里热实结已极，胃中有干燥的宿食不消，以是不能食也。若其人能食，则胃中当无燥结的积食，但亦必大便硬。故无论能食与否，均宜大承气汤主之。

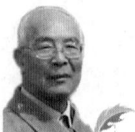

伤寒临床释疑录
段治钧

**〈注〉** ①"阳明病，谵语，有潮热"，此句与上条文、意皆相同，为热实于里大便成硬的为候。但上句还有"脉滑而疾"的佐证，而本条则有"反不能食"的佐证，两者并见的佐证不同耳。论中自注曰"胃中必有燥屎五六枚也"，胃中

焉得有屎？此宜作胃中有燥结不消化的宿食解，言里热结实程度高，不但肠中有燥屎，且胃中亦有燥结不消之食。五六枚者，约数，不可泥执。胃有热，理应能食，今胃有燥结不能食，故曰"反"。

②"若能食者，但硬耳"，接句首阳明病、谵语、有潮热，"若能食者"，则说明胃中尚没有燥结之物，只是肠中屎硬耳。"但硬"指肠中屎已成硬甚明。

③以上两种情况，无论能食、不能食，均"宜大承气汤下之"。

**〈按〉** 谵语有潮热，为热实于里大便成硬之候。燥上结于胃则不能食，未及于胃则能食。今以"反不能食""能食"，说明硬屎位置的上下、里热燥结程度的深浅。本条为证比216条更重，径以大承气汤治之当不会有误。

**223.** 阳明病，下血，谵语者，此为热入血室①。但头汗出者，刺期门，随其实而泻之，濈然汗出则愈②。

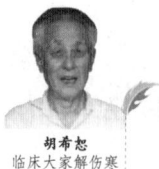

临床大家解伤寒
胡希恕

**【释】** 阳明病大便下血而谵语者为热入血室所致。热冲逆于上，故只头汗出，宜刺期门穴。就血的实处而泻其热，则营气和畅，身当濈然汗出，热除而愈。

【按】古人谓血室，在妇人为子宫，在男人则当膀胱部位，为血液汇集之处，故又名为血海。考之近代解剖生理学，骨盆内静脉大而且多，在阴道壁与阴道下端及直肠处尤多。此处受伤则出血甚多，与古人所指为血室颇相合。热邪陷于此处，最易致临近器官发炎出血，热随血上犯头脑必发谵语，此和妇人热入血室证谵语如见鬼状同一道理，故亦刺期门以泄热。

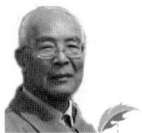

〈注〉① "阳明病下血，谵语者，此为热入血室"，"下血"指大便下血；"谵语"，当为瘀血所致，与109条热结膀胱者为同一机理，可互参。本条为阳明实热结于膀胱部位，热伤血络，故血随大便而下。离经之血必有所瘀，下焦瘀血而热扰脑系，所以发谵语也。这与桃核承气汤证如狂、发狂亦同一道理。

段治钧
伤寒临床释疑录

② "但头汗出者，刺期门，随其实而泻之，濈然汗出而愈"，上之热入血室证，而但头汗出者，因为阳明病法多汗，血汗同源，今以夺血于下，故身无汗或少汗，而热犹蒸于上，故但头汗出耳。此时的治法即以针法"刺期门"穴，其目的就是随其实处而泄其热，使营气和，则"濈然汗出"而愈。

〈按〉本条热入血室而下血、谵语，但未到潮热，故以针法刺期门而泄热以治之。若施以药物，则可选柴胡剂加祛瘀药，令其热解而表里和，亦可濈然汗出而愈。

由是观之，谵语一症，有阳明里热燥结（屎硬）所致者，有下焦瘀血热扰脑系所致者。临证当选不同的方法和治剂。

**224. 汗出谵语者，以有燥屎在胃中，此为风也①。须下者，过经乃可下之；下之若早，语言必乱；以表虚里实故也②。下之愈，宜大承气汤③。**

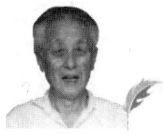

【释】汗出则津液外越，胃中燥，便必结。其人谵语者，为胃肠已有燥屎的证候。此为风也，谓此为太阳中风转属阳明病，与220条因其人多汗患阳明病而致大便硬、谵语者不同。此证当议下，但必待太阳证罢乃可下之。下

胡希恕
临床大家解伤寒

辨阳明病脉证并治

之若早则使外邪全陷于里，必热盛神昏，加重其语言的错乱。表虚里实者，指表邪内陷，邪并于里，比原证更重一等的意思。下之愈，宜大承气汤，应接"须下者，过经乃可下之"之后。

【按】本条与220条证候颇相似，两条均无潮热，彼用小承气汤而此用大承气汤者，主要是此为太阳中风转属阳明，表未罢即续自汗出而谵语，其燥结之速可见，故一俟表解即须下之。前者只以其人多汗，表证不在，亦无潮热，屎虽硬而热不甚，故小承气汤下之足矣。所以辨证必须入细，粗枝大叶未有不出错者。

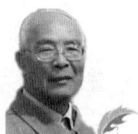

〈注〉本条主述太阳中风转属阳明，因汗出燥屎结于里而发谵语的证治。

① "汗出谵语者，以有燥屎在胃中，此为风也"，此"汗出"为太阳中风的自汗出；"谵语者"，由于汗出津液外越，因使宿食燥结于胃或使粪便燥结于肠，泛指燥结在里而发谵语也，亦可理解为狭义的燥结在胃，参见222条的〈注〉。"此为风也"，明指这是太阳中风转属阳明，即太阳中风表证未罢而内有燥结的情形。言外之意，本条述证虽与220条相同（两者都无潮热），但两者燥结速度缓急不同，其治亦应选不同的方剂。

② "须下者，过经乃可下之；下之若早，语言必乱，以表虚里实故也"，太阳中风，表证还未罢而内有燥结，乃太阳中风转属阳明，须下之以治谵语，但用下法的时机应在"过经"，即表解之后乃可下之。二阳并病仍要遵循先表后里的原则。因为二阳并病，太阳中风证自汗出为表虚、阳明燥结于里而谵语为里实，此时"下之若早"，则外邪全陷于里，必加重其里热而谵语更甚，故曰"语言必乱"。

③ "下之愈，宜大承气汤"，这句话应接在"须下者，过经乃可下之"之后。表证已罢（过经），仍"汗出谵语"，则以大承气汤下之则愈。本条与220条述证相同，均用下法治疗，何以本条用大承气汤而彼用小承气汤？参见胡老【按】语自明，不赘述。

〈按〉本条言太阳中风转属阳明，因汗出伤津燥结于里而谵语，须适证

244

选方。阳明病不怕证实,最虑津虚,后文有发热汗出的急下证,意即在此,读者可前后互参。

**225. 伤寒四五日,脉沉而喘满①。沉为在里,而反发其汗,津液越出,大便为难②;表虚里实,久则谵语③。**

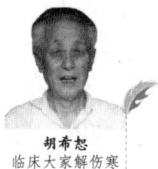

胡希恕
临床大家解伤寒

【释】伤寒四五日,病已传里,转属阳明,故脉沉而喘满。脉沉为病在里,喘满为热实上迫胸膈。医不详查,误以喘满为表不解的麻黄汤证,而复发汗,因使津液越出于外,水分被夺于里,故大便难通。表因汗出而虚,里因燥结遂实,久则大便硬,必发谵语。

【按】喘满为麻黄汤和承气汤的共有证,但麻黄汤证以喘为主而脉浮,承气汤证以满为主而脉沉。上条为太阳中风转属阳明,由于汗出致大便硬而谵语;本条为太阳伤寒转属阳明,由于误汗而致谵语。二者均是由于津液外出加快燥结的进展。本条未出方,读者可探讨之。

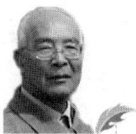

段治钧
伤寒临床释疑录

〈注〉本条为太阳伤寒转属阳明,又误发其汗致燥结里实而发谵语的论述。

① "伤寒四五日,脉沉而喘满",此指太阳伤寒,四五日约为传变之期,但不可拘泥时日,传与不传全凭脉证。脉沉乃里实之应;喘满分因喘而觉满和因满而致喘,细问详查是可以分辨的。此时腹诊当有重要意义。本条喘满根本在于里实,以满为主,其喘为客。此时当看有无表证决定治法。

② "沉为在里,而反发其汗,津液越出,大便为难",沉为在里,用麻黄汤发汗是逆治,不该发汗而竟发汗,故曰"反发其汗",责医之不查也。因发汗津液外越,肠失水分而燥结于里,故使大便难或大便成硬。

③ "表虚里实,久则谵语",表因汗出而虚、里因燥结而实,故曰"表虚里实"。这种情况如果得不到改善,时间长了则必因屎硬而发谵语,这是误汗伤津的后果。阳明证大便成硬,其治当选适方,不定为大承气汤也。

辨阳明病脉证并治

〈按〉本条未出方，治之必须遵循辨证施治的精神。比较前后诸条可知，治阳明病谵语、大便硬者，小承气汤、大承气汤、大柴胡汤、白虎汤均可用，其要在适证选方。本条若在未发汗之前，及时适证的用白虎汤清热保津，或用小承气汤泻实去满等，方可防谵语之发生也。

前之215、216、219、222条及后面的227条，主述阳明病之潮热。220、221、223、本条及后面的226条，主述阳明病之谵语。前后比较辨证及治法，即可掌握其规律，加深对阳明病的体会。

**226. 三阳合病，腹满身重，难以转侧，口不仁，面垢，谵语，遗尿①。发汗，则谵语；下之，则额上生汗，手足逆冷②。若自汗出者，白虎汤主之③。**

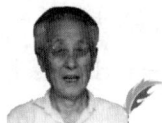

【释】太阳、少阳、阳明同时发病，谓为三阳合病。腹满、谵语、遗尿属阳明证，身重、难以转侧属太阳证，口不仁、面垢属少阳证。统观全证，为热盛遍及表里上下，故谓为三阳合病，实即温病之属。温热病不可发汗，若误发汗则谵语更甚。里虽热而不实，故亦不可攻下。若误下则虚其里，额上汗出，手足逆冷。若未经汗下而汗自出者，白虎汤主之。

【按】此虽谓三阳合病，其实不外温热之属，故以汗下为戒。冠以三阳合病，正示表、里和半表半里无处不热，煎蒸自汗，津液欲竭，故以白虎汤寒凉清肃上下表里。热除津润，则三焦畅、表里和矣。

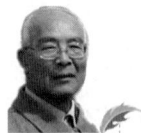

〈注〉①本句七证："腹满"，指腹皮彭满，按之有抵抗或疼痛，但尚未至里实的程度；因里热扰其神明而发"谵语"；里热逐水下迫膀胱则"遗尿"；此三者病属阳明。"身重"为湿郁于表，因身重而"难以转侧"（汗出不彻亦可使身重难以转侧)，此可视为太阳、阳明的共有证。阳明证口燥渴、少阳证口苦咽干，今合为"口不仁"者，即指舌燥、言语不利、食不知味之谓也；三阳合热，故面不润泽而色"垢"；病属少阳。因之句首冠以"三阳合病"。

② "发汗则谵语；下之则额上生汗、手足逆冷"，三阳合病，其热充斥表里内外，实为温热病之属；此不可发汗，若强发其汗必更伤津液，而使原有之谵语更甚。此亦不可攻下，一因有太阳、少阳证在，二因里虽有热而未致里实的程度，强下之亦徒伤津液，但额上汗出（头汗出）而手足逆冷也。

③ "若自汗出者，白虎汤主之"，上述三阳合病的为证，若没有经过发汗或攻下的误治，而"若自汗出者"，此"自汗出"当视为汗自出，即因里热迫津外越，明显的汗出多者。主要矛盾在阳明里热，故以"白虎汤主之"。

〈按〉论中"发汗，则谵语"后应加一"甚"字，因为在前句已有谵语。三阳合病应抓住主要矛盾治取一经，本条就是最好的例证。

**227. 二阳并病，太阳证罢①，但发潮热，手足漐漐汗出，大便难而谵语者，下之则愈，宜大承气汤②。**

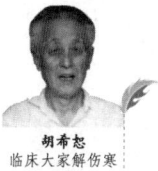

【释】太阳与阳明并病，若太阳证罢，但见其人发潮热，则里已实，可攻。手足漐漐汗出，大便难而谵语更是里实无疑，宜大承气汤下之则愈。

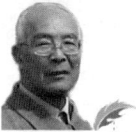

**胡希恕**
临床大家解伤寒

辨阳明病脉证并治

〈注〉① "二阳并病，太阳证罢"，指太阳、阳明并病。太阳证罢，过经转属阳明，则依阳明病辨治当无误。

**段治钧**
伤寒临床释疑录

② "但发潮热，手足漐漐汗出，大便难而谵语者"，阳明病，发潮热，手足漐漐汗出，可比215条；潮热而发谵语，可比219、222条；潮热而大便难，可比216条。此都是大便成硬的为证反映。"手足漐漐汗出、大便难而谵语"，又有"潮热"，大承气汤主之无疑；若单是大便难、谵语而无潮热者，还需斟酌大便是否成硬。

〈按〉本条之证已尽见前之诸条，在此又出，并非絮语，乃因上条为三阳合病，本条为二阳并病。仲景多角度地就辨证施治的精神实质予以示范，学者当细加体会。本条的关键为"太阳证罢"，若表证未解，当从先表后里的治法，那就不是本条的意思了。

自214条至本条讲阳明病潮热、谵语（屎硬）的正治，以下开始讲阳明病的变治。

**228.** 阳明病，脉浮而紧，咽燥口苦，腹满而喘，发热汗出，不恶寒反恶热，身重①。若发汗则躁，心愦愦反谵语②。若加温针，必怵惕烦躁不得眠③。若下之，则胃中空虚，客气动膈，心中懊憹，舌上胎者，栀子豉汤主之④。

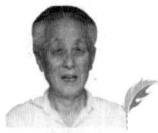

胡希恕
临床大家解伤寒

**【释】** 浮而紧为太阳伤寒脉，咽燥、口苦为少阳证，腹满而喘、发热汗出、不恶寒反恶热为阳明证，身重为太阳、阳明共有证。此为三阳并病，太阳、少阳证欲罢，阳明病的外证已备，但胃家还未实的证候，宜以白虎汤主之，不可发汗、温针或下也。

若误发其汗，必致表虚里实，则躁烦、心愦愦、反谵语。误施温针则以火助热，其人必怵惕、烦躁、不得眠。若误下之则胃中空虚，客热邪气必乘虚而动膈，因而为心中懊恼的虚烦证。

若误下之后呈现上述的虚烦证，且舌上有苔（舌上苔者亦虚热之候），以栀子豉汤主之。

**【按】** 此承前条三阳合病而又出三阳并病，均以白虎汤证立论。发汗、温针、下之均属误治。前两者误治后的变证未出方，但均见于前，读者试自拟之。后者虽亦见于前，因本条着重在误下，故出方，不可不知。

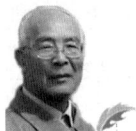

段治钧
伤寒临床释疑录

〈注〉本条论三阳并病发汗、温针、误下后的变证，以及误下变证的治疗。

① "脉浮而紧"为太阳脉；"咽燥口苦"为少阳证；"腹满而喘，发热汗出，不恶寒反恶热"为阳明证；身重为太阳、阳明的共有证。这七个脉证是按顺序排列的，太阳证一个，少阳证两个，而阳明证四个，因而知太阳和少阳病欲罢，证轻，而阳明病独显为重。句首冠以"阳明病"者，其因在此。阳明病外证已备，但未至潮热，可见此腹满而喘为热壅而非里实，故下法亦当禁用。

② "若发汗则躁，心愦愦反谵语"，三阳并病不可径施发汗。心愦愦，为心中烦乱的样子，是发汗伤津，里热加重的反应。里实渐重，因而渐发谵语。本证未出方，宜适证选承气汤类和胃以解之。

③阳热证禁用温针，以火助热变证尤甚，故三阳并病"若加温针，必怵惕烦躁不得眠"。怵惕，形容恐惧惊慌的样子，这是热扰心神的自觉证。烦躁不得眠，即前之115条所谓"以火迫劫之，亡阳必惊狂，卧起不安者"。书中未出方，适证当选桂枝去芍药加蜀漆龙骨牡蛎汤，或桂枝甘草加龙骨牡蛎汤等治之。

④三阳并病显白虎汤证，误下之后会出现本条和后两条（渴欲饮水，口干舌燥；渴欲饮水，小便不利）的三种情况。本条"胃中空虚，客气动膈，心中懊㶥，舌上胎"为第一种情况。下后胃中空虚，内陷邪热扰动胸膈而致心中懊㶥；舌上苔，指舌苔白而干或黄而燥；此当以栀子豉汤主之。可参看78条注。

〈按〉226条为三阳合病，227条为二阳并病，本条为三阳并病。依法当治从少阳，但因少阳证较轻而白虎汤证明显，可以小柴胡汤与白虎汤合方加减治之，仅供参考。

### 229. 若渴欲饮水，口干舌燥者，白虎加人参汤主之。

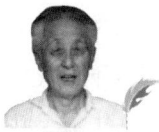

**胡希恕**
临床大家解伤寒

【释】承上条的误下后，若其人渴欲饮水而口干舌燥者，以白虎加人参汤主之。

【按】误下白虎汤证而亡失津液，变为白虎加人参证。人参补中，滋津液而止渴。白虎汤和白虎加人参汤诸条对照一下，即可看出有无人参之异。

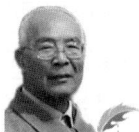

**段治钧**
伤寒临床释疑录

〈注〉白虎汤证误下后，未现心中懊㶥的栀子豉汤证，"若渴欲饮水，口干舌燥者"，是邪热入于胃、耗液伤津的白虎加人参汤证。

〈按〉口干舌燥为白虎汤和白虎加人参汤的共有证，渴欲饮水（大渴引饮）为二方的主要鉴别点。盖误下伤津乃有饮水自救之情，下后胃无力复津，加人参即补中复胃以滋津液也。

胡老常说，邪热入里，口干舌燥为用石膏的指征，辨证无误即可放胆用之，只是用量宜随证斟酌耳，实践证明确然。石膏可治里热的口干舌燥，但治渴必加人参。

## 230. 若脉浮发热①，渴欲饮水，小便不利者②，猪苓汤主之。

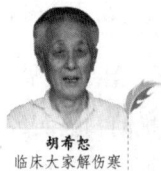

【释】此承上条，若误下后脉浮发热，渴欲饮水而小便不利者，里本不实，下之不但伤中而且及肾，致蓄水不行之变。可与五苓散证互参加以辨析。

【按】本条和上条均承228条"若下"句后，与栀子豉汤证并列为三，都是白虎汤证误下所致的变证，《医宗金鉴》合为一条是也。

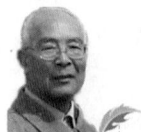

段治钧
伤寒临床释疑录

〈注〉此承228条，为白虎汤证误下后的另一种为证表现。

①仲景脉法中各脉主病，所主往往不是为证的一个方面，而是几个方面，例如论中浮脉一般主表，但有时也主热或主虚。这条"若脉浮发热"的脉浮就不是主表而是主热，即属其例。

②白虎汤证误下后，热移于下焦，膀胱蓄水不行（后世谓水不气化），就是水的代谢功能产生障碍。水不下通，故"小便不利"；津不上乘，则"渴欲饮水"。本方证口渴的病理机制虽与五苓散证相同，但无表证，其渴亦较之为重，因热重的缘故；此虽与白虎加人参汤证同有渴欲饮水，但机理不同，故以猪苓汤主之，所蓄旧水去，新水才能被吸收而渴止。

〈按〉上述三条白虎汤证误下的变证：栀子豉汤证是里不实的虚烦，里实的热烦则不中与之；白虎加人参汤证为下后伤津，邪热入里，以渴为主证；猪苓汤证乃下后蓄水不行，津不通调，以小便不利为主证。

---

**猪苓汤方**

猪苓（去皮）、茯苓、泽泻、阿胶、滑石（碎）各一两。

上五味，以水四升，先煮四味，取二升，去滓，内阿胶烊消，温服七合，日三服。

---

〈方解〉滑石，甘寒，缓和性清热利尿剂。通六腑九窍津液，利涩结，下垢腻，逐湿热。主小便黄赤，膀胱、尿道炎，暑热，烦渴。

猪苓、茯苓、泽泻、滑石四味均属甘寒性利尿药，猪苓解毒消炎利水道，尤善止渴；阿胶止血润燥，治小便不利，或淋沥，或出血。全方治渴欲饮水、小便不利，偏于热者。

〈按〉猪苓汤与五苓散证治大致相同，但猪苓汤为寒性利尿剂，五苓散偏温。猪苓汤利尿、消炎、止血，用药一派甘寒，连温性的白术亦不用，加薏苡仁可治尿道疼、小便频数、发热之泌尿感染及肾盂肾炎。五苓散因有桂枝，可治气上冲。利尿药加大黄五六分更助利小便（大黄多用通大便，少则利小便），经验之所得也。

**231. 阳明病，汗出多而渴者，不可与猪苓汤①。以汗多胃中燥，猪苓汤复利其小便故也②。**

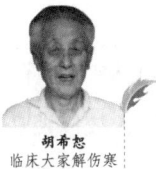

胡希恕
临床大家解伤寒

【释】阳明病汗出多而渴者，不可与猪苓汤，因为这是汗出多，胃中干燥所致的渴。若与猪苓汤复利其小便，必使胃益燥而渴益甚，所以不可与之。

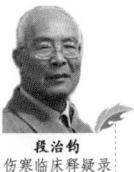

段治钧
伤寒临床释疑录

〈注〉①"阳明病，汗出多而渴者，不可与猪苓汤"，阳明病为病位在里的阳性热证，法多汗，因水分丧失而使人渴，正是白虎加人参汤证。如果这时再服猪苓汤利小便，津液越失胃越无力复津，则益增其渴；且猪苓汤证小便不利而渴、与阳明病汗出多而渴，两者病理机制不相同，故猪苓汤不可与之。

②"以汗多胃中燥，猪苓汤复利其小便故也"，这是不可与猪苓汤的自

注句。本汗出多，胃中燥而渴，再利小便必使胃益燥而渴益其也。

〈按〉229条的"渴"用白虎加人参汤；上条的"渴"用猪苓汤；本条的"渴"又说"不可与猪苓汤"。把其中原因搞清楚，这才是辨证施治的精髓。由此也可看出，仲景书理法方药是一个有机的整体、是一个科学的系统，开辨证施治之先河，实为中医学之瑰宝。

## 232. 脉浮而迟，表热里寒，下利清谷①，四逆汤主之②。

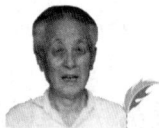

胡希恕
临床大家解伤寒

【释】脉浮而迟为表热里寒之应，下利清谷，里虚且寒，虽有表热亦宜先救其里，四逆汤主之。

【按】此为太阳病传里而转属为太阴病者。阳明与太阴同属里位，热实者即为阳明病，虚寒者即为太阴病，对照来写以示鉴别，不要以为阳明病亦有四逆汤证。

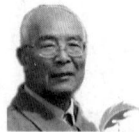

段治钧
伤寒临床释疑录

〈注〉① "脉浮而迟，表热里寒，下利清谷"，胡老释曰"脉浮而迟"，为"表热里寒"之脉应。表有热，脉必浮而数，今脉浮而迟何也？这个"脉浮而迟"不是指浮和迟两者的兼相脉，而是指太阳证未罢时，脉浮以应表热，待转属太阴而至下利清谷，太阳证将罢为轻，主要矛盾转至里虚且寒，脉必迟沉也。经文言简意赅，非自相矛盾。

② "四逆汤主之"，以四逆汤舍表而救里，是为定法，其理参见93、94条。

〈按〉表里并病，虽表有热，但里寒已到了下利清谷的程度，故以四逆汤主之。

## 233. 若胃中虚冷，不能食者，饮水则哕。

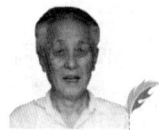

胡希恕
临床大家解伤寒

【释】胃中虚寒不但不能食，即饮水亦不纳而哕。

【按】本条承上条，即均是虚寒在里的太阴病，与阳明病无关。这种对照互映的写法在太阳篇中亦见，读仲景书应理解其用意。

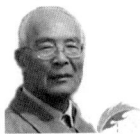

〈**注**〉这是对照上条里寒、下利清谷的病理机制，再从另一角度来论述里虚寒的为证表现。"若胃中虚冷，不能食"者，胃喜温恶寒，喜燥恶湿，胃中虚冷，无力腐熟水谷，轻者不能食，稍重饮水则哕，重者完谷不化、下利清谷。"饮水则哕"的"哕"字，表示有气上冲，涌之无物而有声，不同于呕，亦非打呃，是胃虚的一个证候。胃中虚寒饮水则哕，较之不能食者更进一层。

段治钧
伤寒临床释疑录

〈**按**〉虚寒在里的太阴病有因禀赋不足者，有因太阳、阳明病误治而转属者，可与201条"阳明病，不能食，攻其热必哕"互参。

## 234. 脉浮发热①，口干鼻燥②，能食者则衄③。

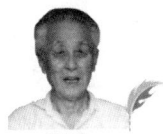

【**释**】脉浮主表亦主热。今发热不恶寒，则热不在表，其非表证甚明。口干鼻燥而能食，为热在里而未实，故脉浮。热亢，故口干鼻燥，久则必衄。

胡希恕
临床大家解伤寒

【**按**】发热、口干、鼻燥为白虎汤证，早治之或可不衄，迟则虽衄，亦宜白虎汤主之。

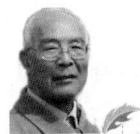

〈**注**〉①"脉浮发热"，热盛者气为之张，所以浮脉有时亦主热，句中但有"发热"而不恶寒，亦无其他表证，故知此"脉浮"主热不主表。

段治钧
伤寒临床释疑录

②"口干鼻燥"，口干、鼻燥为里热形成而未至大实，是阳明病的外证表现。"脉浮发热，口干鼻燥"，为白虎汤证。

③"能食者则衄"，能食者，即197条阳明中风之谓。里有热则能食，虽能食而不渴，表示热未消铄津液至渴的程度。上述"脉浮发热，口干鼻燥"如果再"能食"，表示热入于里更甚，热郁于里时间若久，则可致动血而衄。可与209条互参。

**235.**阳明病，下之，其外有热，手足温，不结胸①；心中懊憹，饥不能食，但头汗出者，栀子豉汤主之②。

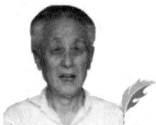
胡希恕
临床大家解伤寒

【释】太阳病传里转属阳明，若太阳证未罢而即下之，可致邪热内陷而成结胸。今其外有热，手足温，热还未实于里，故不结胸。下后胃中空虚，客气动膈，因致心中懊憹。邪热壅上，故饥不能食而但头汗出也，栀子豉汤主之。

【按】心中懊憹、但头汗出为大陷胸汤和栀子豉汤的共有证，栀子豉汤的胸中窒和心下结痛与大陷胸汤证的心下硬痛亦略相似。结胸者，水热互结于里，身无大热，而栀子豉汤证是虚烦而外有热。陷胸汤证按之硬且痛，而栀子豉汤证按之濡且不痛也。本条主要示二方证的鉴别，故"不结胸"并非废词，须知。

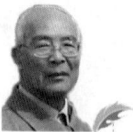
段治钧
伤寒临床释疑录

〈注〉①"阳明病，下之，其外有热，手足温，不结胸"，阳明病外证未至胃家实，则当清不当下，若下之早其热悉陷于里、里面再有水气相结，亦可致结胸证。

今下之后"其外有热，手足温"，说明仍在阳明外证阶段，虽经误下幸而未成结胸证也。下法，本为阳明病正治法之一，但不当用而用，变证亦多。参见228、229、230条。

②承上句，虽下后未致结胸，但却发作"心中懊憹，饥不能食，但头汗出"的为证，这是用下法不当之后的变证。下后客气动膈，故心中懊憹；虚其胃，故虽饥而不能食；热上冲，故头汗出。这是栀子豉汤证。本条是栀子豉汤证的轻者，以心中懊憹为主，重则必反复颠倒也。宜与78、228条互参。

**236.**阳明病，发潮热，大便溏，小便自可①；胸胁满不去者，与小柴胡汤②。

【释】阳明病虽发潮热，但大便不硬而反溏，小便亦自调，则里热不实甚明，胸胁满不去者，柴胡证仍未罢也，故以小柴胡汤治之。

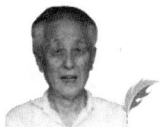

【按】此少阳阳明并病之属。日人汤本求真于其所著《皇汉医学》中说："本条为治肠窒扶斯性下利作用。然以余之经验，则本方（小柴胡汤）不特限于此病，凡一般之急性、亚急性、慢性胃肠卡他，尤以小儿之疫痢、消化不良等症最有奇效。若效力微弱时，宜加芍药；有不消化之便，或黏液、黏血便时，宜加大黄；有口舌干燥、发热、烦渴等症时，当更加石膏。盖余根据本条及下条之呕而发热者，小柴胡汤主之，及黄芩汤、黄芩加半夏生姜汤、白虎汤诸条，潜心精思，综合玩索而得之者也。"以上颇能发探古方之用。

小女曾患病毒性痢，高烧40℃，我与大柴胡汤加石膏得速治。又，以小柴胡汤加石膏治噤口痢，收奇效。并附于此，以供参考。

〈注〉本条论少阳、阳明并病的证治。

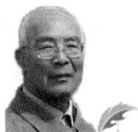

① "阳明病，发潮热，大便溏，小便自可"，少阳阳明并病，虽已进入阳明病阶段，但"大便溏""小便自可"，表示大小便还正常，就说明热虽入里而发高热，但尚未至热实的程度。

② "胸胁满不去者，与小柴胡汤"，胸胁满不去，可见其人原来就有胸胁满，故知本条为少阳阳明并病。阳明病发潮热，已蓄可下之机，但大便溏且小便可，里未实，则尚不当下。胸胁满不去，说明柴胡证未罢，自当以小柴胡汤治之。

〈按〉少阳阳明并病，热势正向里转化。用小柴胡汤治适证的下利，即从本条所悟。

**237.** 阳明病，胁下硬满，不大便而呕，舌上白苔者，可与小柴胡汤①。上焦得通，津液得下，胃气因和，身濈然汗出而解②。

辨阳明病脉证并治

胡希恕
临床大家解伤寒

段治钧
伤寒临床释疑录

胡希恕

越辨越明释

伤寒

胡希恕
临床大家解伤寒

段治钧
伤寒临床释疑录

256

【释】阳明病，虽不大便而舌上白苔，里实未甚可知。胁下硬满而呕乃柴胡证，此少阳初并于阳明，故可与小柴胡汤清上焦热结。胸胁通畅，津液得下，胃气因和，大便自调，里和气运，身当濈然而汗，诸证乃解。

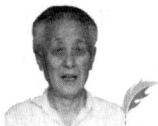

【按】以上两条均属少阳阳明并病。少阳病不可吐下，故柴胡证在者，仍宜与柴胡汤法。

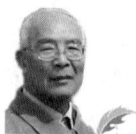

〈注〉①阳明病，"胁下硬满""而呕"为少阳柴胡证，这是二阳并病。二阳并病，热向里发展，其变化过程有速有缓。"不大便""舌上白苔者"，说明热已入里，大便开始燥结而不实。此舌上白苔主热而不实，但其苔必白而干，与白润或白腻者显有不同；随着大便燥结成硬，苔亦转黄燥。因少阳证在，依法不可吐下，故曰"可与小柴胡汤"。

②此自注句是论服小柴胡汤后诸证得解的机理。小柴胡汤疏泄半表半里胸胁邪热，亦可疏理上焦。服小柴胡汤后，邪结在半表半里的胸胁硬满之实一开，则"上焦得通，津液得下，胃气因和"，上下通则表里亦通，故"身濈然汗出而解"，并非柴胡剂可发汗也。此句后世释为三阳并病，少阳为枢，亦甚合理。

〈按〉此处两条小柴胡汤证有很深的用意，一是以兹比较，二是阐述少阳阳明并病的治疗规律。

238.阳明中风，脉弦浮大，而短气，腹都满，胁下及心痛，久按之气不通，鼻干，不得汗，嗜卧，一身及目悉黄，小便难，有潮热，时时哕，耳前后肿①；刺之小差，外不解②。病过十日，脉续浮者，与小柴胡汤③。脉但浮，无余证者，与麻黄汤④。若不尿，腹满加哕者，不治⑤。

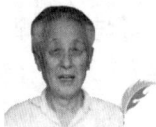

胡希恕
临床大家解伤寒

【释】阳明中风，即太阳中风转属阳明。弦为少阳脉，浮为太阳脉，大为阳明脉。腹都满即上下腹俱满，短气而腹都满，为里有水气。胁下及心痛，指胁下和心下俱痛，属少阳证。久按之气不通，指按其胁下和心下稍久则觉气息窒塞，呼吸困难。鼻干属阳明证。不得汗即不得汗出，属太阳证。嗜卧属少阳证。一身及面目悉黄，小便难，为黄疸病。有潮热，时时哕，属阳明证。耳前后肿属少阳证。

　　由以上的脉和证可知，此为三阳并病而又并发黄疸者。刺之小差，谓用针刺治疗，耳前后肿已稍减轻之意，但仍不得汗出而外不解。病过十日而脉续浮者，可与小柴胡汤治之。若脉但浮而无余证者，则可与麻黄汤。至于黄疸病，虽以利小便的方法治之，而仍不尿，腹内水气不消，故腹满有增无减，并加哕甚者，则胃气大衰，故不治。

　　【按】本条是黄疸而现三阳并病的重证，治从少阳而用小柴胡汤。麻黄汤之用，实想不通，可能有错简。

　　实践证明，黄疸型肝炎并发腹水者预后多不良，谓为不治不为无据。

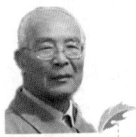

段治钧
伤寒临床释疑录

〈注〉本条讲黄疸病为证反映的是三阳并病的证治。

　　①"阳明中风"即太阳中风转属阳明者。给出了一组兼象脉和十二个证的表现。分别辨析如下。

　　"脉弦浮大"，弦为少阳脉、浮为太阳脉、大为阳明脉。从脉象分析这是三阳并病的脉应，但仍需辨证以探求脉证的统一。

　　"不得汗"就是无汗。太阳中风证本有自汗出，在转属阳明的过程中，而变为无汗；若有汗出，热得外越，则不至于到后文一身及目悉黄的严重程度。所以本条的"不得汗"乃是太阳证，加之脉象兼浮，更可证之。

　　"胁下及心痛，久按之气不通""嗜卧""耳前后肿"，为少阳证。"胁下及心痛，久按之气不通"，乃小柴胡汤证胸胁苦满之重者；嗜卧亦默默然之情；"耳前后肿"，乃少阳邪热循孔窍上炎之为证（一般孔窍部位炎症以少阳证居多）。证属少阳，更有脉弦证之。

　　"有潮热""时时哕""鼻干"为阳明证。潮热、口鼻干燥属阳明，前文多见；"时时哕"乃水结于里，外不得汗则气不旁通，小便又难则下不得泄，故时时上逆而哕。证属阳明，更有脉大证之。

　　"短气""腹都满""一身及目悉黄""小便难"，为黄疸病。《金匮要略》

257

辨阳明病脉证并治

痰饮咳漱篇曰"水停心下，甚者则悸，微者短气"，所以"短气"为里有停水之应；今无汗、小便难，饮聚于里而致腹上下都满，短气则更甚；又里热如潮（有潮热），水热瘀结，因而发黄。

②"刺之小差，外不解"，针对上述脉证先施以针法治之，针刺后病证小有改善；但是上述三阳病的主证并没有太大的变化，经文中用"外不解"表述之。"外不解"要论特指，当然是指脉浮、无汗的太阳证不解。既然外未能解，可推少阳、阳明证亦无大的改善可知。这时改用汤药治疗是必然的选择。

③"病过十日，脉续浮者，与小柴胡汤"，开始是"脉弦浮大"以应三阳之证，今已"病过十日"，而论中言"脉续浮"，意即脉仍然显"浮"，这个"浮"字当活看，因为三阳病的主证未变，当然这个"浮"脉未变也就代表着"弦大"之脉未变的意思在内。简言之，即用刺法后病仅小差而主要证候未变；病过十日弦浮大的脉象也未变。此时之治当循三阳并病治取少阳的治则，与小柴胡汤治之。

④"脉但浮，无余证者，与麻黄汤"，这是呼应上句，如果这个脉单纯的只是浮（不包括弦大）；"无余证者"，即又没少阳和阳明的其他的为证表现。此时当可与麻黄汤发表即治。由补述的这句话也可看出上句的"脉续浮"和本句的"脉但浮"，两个浮字的表意是不同的。按句意句势做此解虽未为不可，但忽然提出个麻黄汤证，终觉有突兀之感，胡老【按】中说"麻黄汤之用，实想不通，可能有错简"。并书于此供读者参考。

⑤"若不尿，腹满加哕者，不治"，《金匮要略》黄疸病脉证并治第15、第16条曰"诸病黄家，但利其小便"。服治黄疸利小便的药后，若仍然不得尿，腹必胀满，这种情况其病为重，医家要高度重视，如若再至胃败而哕者，则病情危殆，故曰"不治"。

〈按〉小柴胡汤亦治黄疸，加橘皮治干咳或哕逆，这和本条所述之胃败而哕迥异。加石膏治腮腺炎及淋巴腺炎，用之屡验。

据明代赵开美本，本条自"脉但浮，无余证者，与麻黄汤"以下单列一条。即使如此，据脉但浮而用麻黄汤亦不可解，有待后学探究。

**239.** 阳明病，自汗出①。若发汗，小便自利者，此为津液内竭，虽硬不可攻之②；当须自欲大便，宜蜜煎导而通之③。若土瓜根及大猪胆汁，皆可为导④。

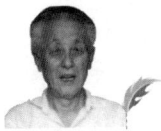

【释】阳明病本自多汗，即便微恶寒而表未解，亦宜桂枝汤微汗解之。若复以麻黄汤发其汗，则益使津液亡失。汗出多者，小便当少，今反自利，为津液自竭于内，大便必干。此与热盛于里的燥结不同，大便虽硬，亦不可攻之，当须待其自欲大便时，以蜜煎导通之。余如土瓜根和大猪胆汁均可为导。

【按】热实于里，迫使津液外越而致大便硬者，必须以大承气汤下其热。若由津液一时亡失，里无大热而大便硬者，只宜导使大便出即治，切不可以大承气汤攻之。大承气汤专为下热救津而设，大便硬乃用之之候，而非专为燥屎也。

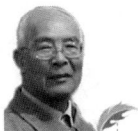

259

〈注〉①"阳明病，自汗出"，由其后"若发汗"一句推断，此阳明病为太阳中风转属阳明，如果没有些微表证在，何言发汗呢？此自汗出，既承太阳中风证，又有阳明病，无论何者，均使津液受损矣。

②"若发汗，小便自利者，此为津液内竭，虽硬不可攻之"，若发汗，指医以麻黄汤发其汗。这是违反太阳篇中发汗原则的，既有自汗出当然表不实，若用麻黄发汗，其治为误。这种津液内竭、大便硬是不可以大承气汤攻之的，其机理可参见220条。220条其人多汗，以津液外出，胃中燥，大便成硬，有谵语，也仅以小承气汤调之；本条尚未至谵语，大便虽硬，亦不可用承气类攻之也。

③"当须自欲大便，宜蜜煎导而通之"，当须自欲大便，蜜煎导而通之，润下之法也，因势利导之意。

④"若土瓜根及大猪胆汁，皆可为导"，除蜜煎可导之外，或以土瓜根或大猪胆汁，也可导大便出而通之。

胡希恕
临床大家解伤寒

段治钧
伤寒临床释疑录

---

**蜜煎导方**

食蜜七合。

上一味，于铜器内微煎，当须凝如饴状，搅之勿令焦著，欲可丸，并手捻作挺，大如指，长二寸许。当热时急作，冷则硬。以内谷道中，以手急抱，欲大便时乃去之。

又，大猪胆一枚，泻汁，和少许食醋，以灌谷道内，如一食顷，当大便出宿食恶物，甚效。

又，用土瓜根，削如指状，醮猪胆汁，纳入谷道中，亦可用。

---

〈按〉阳明病胃家实，攻下本为正治之法，但当攻不当攻、用哪种方法、何种方剂攻之，则需详察病因、病势、病性、病位诸方面，这是《伤寒论》辨证施治的精髓所在。自太阳篇的汗法到阳明证的下法，以及后之各种治法，莫不如此。

**240.** 阳明病，脉迟，汗出多①，微恶寒者，表未解也②，可发汗，宜桂枝汤③。

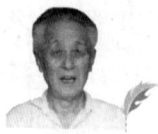

【释】阳明病法多汗，今虽汗出多，但微恶寒，为表未解也。脉迟亦多汗表虚之应，宜桂枝汤发汗以解表。

【按】此亦太阳阳明的并病。表未解，故仍遵阳性病先表后里之原则，先以桂枝汤解表。

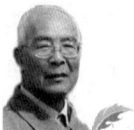

胡希恕
临床大家解伤寒

〈注〉① "阳明病，脉迟，汗出多"，自228～231条、235至本条均冠以"阳明病"三字，其有并病，有合病，分析其转属关系，都要从其后的为证表现中推理得之。本条由其后句"微恶寒者，表未解也"，知其为太阳阳明并病也。

段治钧
伤寒临床释疑录

余均仿此，学者可细心体会。仲景书中迟脉一般主寒，在本条是主营气不足，此营气不足的原因是"汗出多"。这个"汗出多"既有阳明病的法多汗，又合太阳中风的自汗出；汗多则伤营，故而脉迟。

② "微恶寒者，表未解也"，因其仍有微恶寒，故知表未解也。

③ "可发汗，宜桂枝汤"，太阳阳明并病，表证未罢，当先解表，此时宜桂枝汤，而不可用麻黄汤，因有汗出表虚故也。

**241. 阳明病①，脉浮，无汗而喘者②，发汗则愈，宜麻黄汤③。**

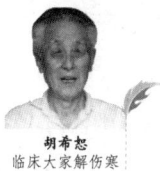

【释】脉浮为太阳脉，无汗而喘为表实，此发汗即愈，宜麻黄汤。

【按】以上两条均述太阳阳明并病，表未解者须先解表，依证而选用适方。

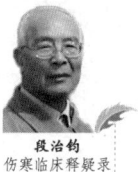

胡希恕
临床大家解伤寒

〈注〉①句首冠以"阳明病"者，由后句"脉浮，无汗而喘"可知，此为太阳伤寒初转属阳明者。

②"脉浮，无汗而喘者"，脉浮，表证未罢。无汗而喘，即此喘由汗不出而发作。其脉证为太阳伤寒的简文。

段治钧
伤寒临床释疑录

③"发汗则愈，宜麻黄汤"，因无汗表实，故以麻黄汤解之。假若汗出而喘，非表证，虽无里实，里已有热，则宜麻杏石甘汤，麻黄汤必不可服。

〈按〉里实甚而致喘者，下之则愈；表实汗不出而喘者，汗之则愈。二者一属阳明，一属太阳，截然不同。

**242. 阳明病，发热汗出者，此为热越，不能发黄也①。但头汗出，身无汗，齐颈而还，小便不利，渴引水浆者，此为瘀热在里，身必发黄，茵陈蒿汤主之②。**

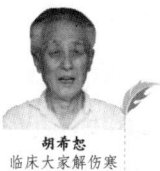

【释】阳明病，若发热汗出者，此为热随汗越，则不能发黄。若只头汗出，颈以下至身则无汗，热不得越于外，小便复不利，其人渴欲饮，则湿必留于里，湿热相瘀，身必发黄，以茵陈蒿汤主之。

胡希恕
临床大家解伤寒

【按】此述阳黄的证治。

〈注〉① "阳明病，发热汗出者，此为热越，不能发黄也"，黄疸为湿热互结于里，多显于阳明病阶段。阳明病发热，汗出是体液被热所逼，热亦随汗出而越于外，里无湿郁，热势衰减，故不能发黄。

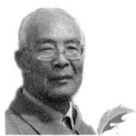

②"但头汗出，身无汗，齐颈而还"，齐颈而还形容只是头汗出而身无汗，显见热不得越；复"小便不利，渴引水浆者"，里热则渴，渴甚而引饮，又小便不利，则水入多出少，湿郁于里；湿热互结，"此为瘀热在里，身必发黄"也。此黄疸病以阳明病证表现出来，称之为阳黄，治以"茵陈蒿汤主之"。

〈按〉阳明、太阴部位均在里而阴阳属性不同。水热互结发为阳黄，太阴证发黄者，谓为阴黄。此可与194条互参。

湿热互结，结于上有发为结胸的可能，结于里有发为黄疸的可能。

本证之发黄用茵陈蒿汤治，亦有合大柴胡汤的机会。

---

**茵陈蒿汤方**

茵陈蒿六两，栀子（擘）十四枚，大黄（去皮）二两。

上三味，以水一斗二升，先煮茵陈，减六升，内二味，煮取三升，去滓，分三服。小便当利，尿如皂荚汁状，色正赤，一宿腹减，黄从小便去也。

---

〈方解〉茵陈蒿，苦平、微寒，为利胆剂，兼有解热利尿作用。清湿热，利黄疸，通小便。主风热邪气，热结黄疸，在本方中除湿热。栀子，解烦热。二者均属苦寒祛黄要药，伍以通便祛黄的大黄，治黄疸、烦躁、小便不利而大便难者。

**243.** 阳明证，其人喜忘者，必有蓄血①；所以然者，本有久瘀血，故令喜忘②。屎虽硬，大便反易，其色必黑者，宜抵当汤下之③。

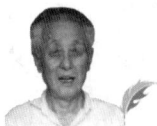

【释】阳明病，即指大便干燥而言。喜忘，为久有瘀血的证候。热结于里，大便当硬，因有瘀血，故大便反易，其色必黑也。宜以抵当汤下之。

【按】本条大便黑说明出血证多由于瘀血所致。以水蛭、虻虫配伍的抵当汤主治比较陈固的瘀血证。

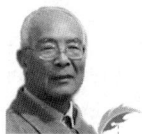

〈注〉本条示阳明病兼蓄血的证治。

① "阳明证"，指后句中的屎硬、大便干燥而言。"其人喜忘者"，即其人健忘、记忆力减退。"必有蓄血"，指明这是久有瘀血、蓄血的证候。

段治钧
伤寒临床释疑录

② "所以然者，本有久瘀血，故令喜忘"，这是解释上句其人喜忘所以然的自注句，并强调久有瘀血才会如此。瘀血陈旧，病来缓慢，故不发狂。

③ "屎虽硬，大便反易"者，是屎虽干、硬，但因血润，反易出。"其色必黑"，这与一般的阳明病是不同的，黑色便，即潜血日久的大便；若为鲜血，则便发红。驱除这种陈旧性瘀血，不用桃仁、牡丹皮（如桃仁承气汤类），而必用水蛭、虻虫，故曰 "宜抵当汤下之"，下之者下其瘀血也。

〈按〉太阳病蓄血证，以血在下焦，瘀结快，发病急，故有如狂、发狂（桃仁承气汤证），辨证要点为少腹硬满、小便利。本条因其人久有瘀血，病来缓，故善忘。抵当汤方见 128 条。

活血化瘀方中，偏虚者用当归、川芎，偏虚热者用生地黄，血新瘀结者用桃仁、牡丹皮，久瘀结者用水蛭、虻虫。

**244. 阳明病，下之，心中懊憹而烦①。胃中有燥屎者，可攻；腹微满，初头硬，后必溏，不可攻之②。若有燥屎者，宜大承气汤③。**

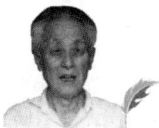

【释】阳明病，虽已下之，遗热未除，故心中懊憹而烦。若里有燥屎，腹当硬满而拒按，仍可攻之。若只微满而不实，大便必初硬后溏，此乃虚烦的栀子豉汤证，不可攻之。如确诊其有燥屎者，可攻，宜大承气汤。

胡希恕
临床大家解伤寒

【按】大实大满为有燥屎。心中懊憹而烦，为栀子豉汤和大承气汤的共

辨阳明病脉证并治

有证，腹微满和大实满为其主要鉴别点，此腹诊之必知。

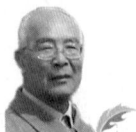

〈注〉本条示阳明病下之后，遗热未除，继治之可攻、不可攻的辨治。

①"阳明病，下之，心中懊憹而烦"，下法虽为阳明病正治方法之一，但亦必须有可下之证，才能用。下之后"心中懊憹而烦"，是下之后遗热未除。烦，有虚实两种情况，有的可攻有的不可攻见后文。

②上述遗热未除心中懊憹而烦的证候，若"胃中有燥屎者"，此烦不但因热扰心胸，更因燥屎不下，或下而不尽，或下而复结，其腹当硬满而拒按，此实烦也，"可攻"之。若"腹微满，初头硬，后必溏"，即腹满不甚，且大便初硬后溏，此烦因遗热未除、热扰心胸而烦也，为虚烦之栀子豉汤证，"不可攻之"，这句是指原发病，而不是下之后的为证。

③确"有燥屎者"，需下之，"宜大承气汤"。未见潮热、谵语，下之何以径用大承气汤？试观其病情，用下法之后，胃中尚有燥屎，而且燥结重到心中懊憹而烦的程度，这种大实大满的情况，亦大承气汤的适应证也。

〈按〉热结于里，大便硬而成大实大满者，可选大承气汤，但大承气汤不是专以攻硬屎为目的，可与219条〈注〉、〈按〉互参。

本条以前的大承气汤证是针对潮热、谵语立论（见225条〈按〉），本条及以后的245、247、248、257条的大承气汤证是针对屎硬（燥屎）立论。燥屎之成，有可用大承气汤攻之者，有不可用大承气汤攻之者，应刻记其为证特点。

**245.** 病人不大便五六日①，绕脐痛，烦躁，发作有时者，此有燥屎，故使不大便也②。

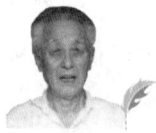

胡希恕
临床大家解伤寒

【释】病人不大便已五六日，肠中干、大便硬，欲行则涩滞不前，故绕脐痛而烦躁；不欲行则痛与烦躁暂止，时休时作，故谓发作有时也。此为有燥屎，故使五六日不大便也。

【按】绕脐痛、烦躁、发作有时，此有燥屎的为候，虽未出方，当以大承气汤攻之。

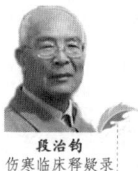

〈注〉本条示大承气汤证有燥屎的证治。

① "病人不大便五六日"，病人不大便已五六天，其大便燥结情况、是否屎已成硬到需大承气汤攻下的程度？医者需心中了了。下句就指出可以大承气汤攻燥屎的适应证之一。

② "绕脐痛，烦躁，发作有时者，此有燥屎，故使不大便也"，由"绕脐痛，烦躁，发作有时"，可知其屎不但已硬，而且硬到欲行不下、里结实满的程度，为大实大满也，其腹诊必拒按而有抵抗无疑。发作有时，即实时作时休。

〈按〉多日不大便、绕脐痛、烦躁、发作有时，是有燥屎的证候。本条亦如上条，为大实大满而该用大承气汤者。不过上条表现为心中懊忱而烦，本条表现在绕脐痛而烦躁，其理一也，故可用大承气汤攻之。

段治钧
伤寒临床释疑录

**246.** 病人烦热，汗出则解①。又如疟状，日晡所发潮热者，属阳明也②。脉实者，宜下之，脉浮虚者，宜发汗；下之与大承气汤，发汗宜桂枝汤③。

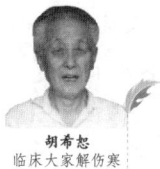

胡希恕
临床大家解伤寒

【释】病人烦热，汗出则解者，暗示发热、不汗出而烦躁的大青龙汤证。经服大青龙汤后，汗出烦热即解也。又续如疟状，于日将暮则定时发热，此已转属阳明。如果诊其脉实，宜大承气汤下之。若脉不实而浮虚，则不关阳明病，乃荣卫不和，病仍在外，宜桂枝汤以发汗。

【按】时发热汗出者为桂枝汤证，其与阳明病日晡所发热（也是定时发热的一种）者很难区别。此时唯有辨之于脉，实则属阳明，浮虚则仍在外也。日晡所发热而脉实，何至于用大承气汤猛攻？殊不知将发汗即转属阳明，病势猛剧，正在变化莫测之顷，缓攻恐恶证蜂起，迎头痛击正其时。医者不但要知常规，更须知应变，与后之急下诸条互参自明。

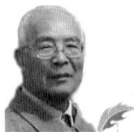

〈注〉① "病人烦热，汗出则解"，"烦热"，即病人发热烦躁，为太阳病机体欲借发汗祛邪，而又不得汗出的缘故。若为阳明外证或少阳之热，必不因发汗而解；参见38条可知病在太阳且烦躁，为大青龙汤证，故汗出则解。

② "又如疟状，日晡所发潮热者，属阳明也"，"如疟状"，是对潮热按时而发的形容，其时又在下午近傍晚的时候，若不恶寒，属阳明也。在这里要体会 "又" 字的分量，是指前句大青龙汤证解后，续发的阳明证也。

③ "脉实者，宜下之，脉浮虚者，宜发汗；下之与大承气汤，发汗宜桂枝汤"，续上句的阳明病，若 "脉实者"，实脉大而有力，主实证，在阳明病则为可下之证，但以何方下之则需深入辨证；今因刚发过汗就显 "如疟状，日晡所发潮热" 的阳明证，病势猛而急，故以大承气汤急下其热，防不测之变也。若发热翕翕然而恶风（与阳明之潮热有别），亦或为定时发热者，但脉浮虚者，乃表仍未解，则宜桂枝汤法先解其外也。

**247.大下后，六七日不大便，烦不解，腹满痛者，此有燥屎也①。所以然者，本有宿食故也②。宜大承气汤③。**

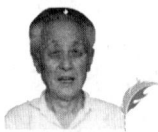

**【释】**前用大承气汤大下之后，今又六七日不大便，原有之烦躁亦始终未解，而腹满且痛者，此有燥屎的为候。之所以大下之后又有燥屎者，因其人本有宿食，下而未尽的缘故，仍宜大承气汤下之。

胡希恕
临床大家解伤寒

**【按】**此承前244条之 "阳明病，下之，心中懊恼而烦，胃中有燥屎者，可攻"，重申攻毒务尽之义。

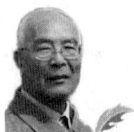

段治钧
伤寒临床释疑录

〈注〉①此承244条，彼为下之后 "心中懊恼而烦" 且确辨 "有燥屎" 者，则宜大承气汤攻之；本条乃阳明病 "大下后" 毒热未尽的另一种为证表现。"六七日不大便" 表示多日不大便，乃约略之数；"腹满痛"即腹满且痛，也可是满腹皆痛，与245条绕脐痛稍有区别；"烦不解"者，既因痛又因实满故也。这一症候群即使不承前条，也是阳明病"此有燥屎也"的标志，宜大承气汤攻之。

②"所以然者，本有宿食故也"，这是上句症候群的自注句。"宿食"，即不消化的食物。虽前已用下法而宿食未得去者，仍宜大承气汤下之。

③"宜大承气汤"，应接于第一句后。

〈按〉本条属屎硬而该用大承气汤下者。本条与245条都是腹痛较重而至烦躁，不同点是：245条是绕脐痛，发作有时；本条是腹满痛，痛的范围较大。二者都是有燥屎，所以均与大承气汤。

**248.** 病人小便不利，大便乍难乍易①，时有微热，喘冒不能卧者，有燥屎也②，宜大承气汤③。

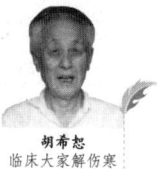

【释】小便不利者大便应溏，今以热盛里实，热结旁流，因使大便乍难乍易。热结于里，故外时有微热。喘冒不能卧，显系热攻冲的结果。以上为有燥屎之候，宜大承气汤以攻之。

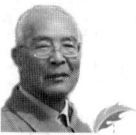

**胡希恕**
临床大家解伤寒

辨阳明病脉证并治

〈注〉①"病人小便不利"，胃肠当不乏水分，大便应不难。今"大便乍难乍易"，完全是热盛里实的缘故。设若小便利，则大便必难而无易时也。

②大便燥结到屎硬的程度，腹气不下行而逆，故"喘不能卧"，热上攻而"冒"（眩）。热结于里，故外"时有微热"也。此亦大实满之甚者，故曰"有燥屎也"。

**段治钧**
伤寒临床释疑录

③有燥屎到大实满的程度，所以"宜大承气汤"攻之。

〈按〉大便乍难乍易，或大便难致喘冒不得卧，为内有燥屎，当记。喘冒不能卧是本条的主证。

245条多日不大便"绕脐痛、烦躁"；247条多日不大便"烦不解、腹满痛"；本条"小便不利、大便乍易乍难、时有微热、喘冒不能卧"。这都是内有燥屎（大便成硬）的确证，均为大承气汤的适应证，后面经文及《金匮要略》中还有，但大承气汤之用不仅只为攻燥屎而设，不可不知。

**249. 食谷欲呕，属阳明也，吴茱萸汤主之①。得汤反剧者，属上焦也②。**

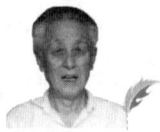

【释】胃虚有寒饮则食谷欲呕，宜吴茱萸汤主之。若服吴茱萸汤后呕反增剧者，是属于上焦的欲呕而误以本方治之的结果。

【按】得汤反剧者，属上焦也，示呕而不欲食的小柴胡汤证。若误服吴茱萸汤，其呕反增剧。小柴胡汤的呕而不欲食和本条的食谷欲呕很相似，但寒热有别，特此提出，以示鉴别，但均与阳明病无关。

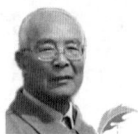

〈注〉① 此"食谷欲呕"者，是胃虚有寒饮，水聚饮停，难以纳食。若饮逆上冲，则食谷而欲呕也，故以"吴茱萸汤主之"。其证当属太阴而不属阳明，"属阳明也"在这里可勉解为属于胃，不是指阳明病，更不可认为阳明病而有吴茱萸汤证也。

② "得汤反剧者"，如果服吴茱萸汤后呕吐反而增剧，则说明这种呕吐不属于吴茱萸汤证。"属上焦也"，是说明这种呕吐不属于胃虚里有寒饮之类，而是属于胸腔有热津液不下之故；吴茱萸汤乃辛温散寒补益之剂，因而与之呕反增剧。

〈按〉太阴病，里证也，阳明病，亦里证也，病位相同而病性相反，虚实各异，故列于本篇以兹对照，也是《伤寒论》撰写中常用之法。

---

**吴茱萸汤方**

吴茱萸（洗）一升，人参三两，生姜（切）六两，大枣十二枚。

上四味，以水七升，煮取二升，去滓，温服七合，日三服。

---

〈方解〉吴茱萸，辛苦温，健胃止呕剂，兼有振奋作用。温中，下气，止痛。疗心腹之冷气，逐湿，除血痹。主胃痛、呕吐、痞满、疝痛等。

今佐以大量生姜，逐饮止呕；伍人参、大枣，补胃气之虚。本方治胃虚心下痞硬、有寒饮、烦躁、呕吐，或头痛、眩冒、心腹痛、吐酸嘈杂者。

〈按〉吴茱萸有似于干姜，温胃逐湿，下气止痛。本方用于胃虚停饮、水气上冲之头晕头疼，或呕而头痛（尤其是偏头痛）但无热象者。美尼尔病亦有用之机会，胃痛泛酸、嘈杂吐水而无热象者用之更佳。

**250.** 太阳病，寸缓，关浮，尺弱，其人发热汗出，复恶寒，不呕，但心下痞者，此以医下之也[①]。如其不下者，病人不恶寒而渴者，此转属阳明也[②]。小便数者，大便必硬，不更衣十日，无所苦也[③]。渴欲饮水，少少与之，但以法救之[④]。渴者，宜五苓散[⑤]。

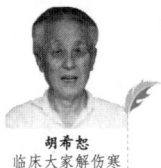

胡希恕
临床大家解伤寒

【释】寸缓、关浮、尺弱，即浮而缓弱的脉。疑非仲景语，今分两段解如下。

太阳病，脉浮，缓弱，其人发热，汗出，复恶寒，为中风证。里无饮，胃中和，故不呕。所以心下痞者，当不外医误下所致。似此，宜先以桂枝汤解外，外解已，再以泻心汤治其痞。

如果不经误下，病人不恶寒而渴者，此已转属阳明了。既汗出，复小便数者，大便必硬，乃津液亡失的结果，与热实燥结的大便硬不同，所以不大便十日亦无满痛之苦，言外不可与大承气汤攻之。至于其人渴欲饮水，可少少与饮之。若与之饮而渴不止，则小便数是蓄水不化，宜与五苓散。

【按】小便数而大便硬，何以还用五苓散利小便？历来注家对此颇有议论，甚或以为原文有错。此皆只知利尿药能治小便不利，而不知其亦能治小便数也。基于多年的经验，小便频数大多由于水毒蓄积，机体欲快速将其排出体外。此时予以利尿的适方使水毒排出，则小便不数。前白术附子汤条小便自利而大便硬者，乃去桂枝加白术以利小便，其治疗方法前后同，可互参。

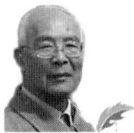

〈注〉① "寸缓、关浮、尺弱" 是本句的脉象，只提 "关浮" 而未提寸尺二候与关部有异，可见其代表寸关尺三部具浮也，即脉浮的意思；脉体束裹性能不及曰缓、绷直性能不及曰弱；总的来说，就是脉浮而缓弱。太阳病脉浮缓，是太阳中风的脉应。"其人发热汗出，复恶寒"，这是太阳中风之证。"不呕"，说明里无饮胃中和，亦可看作其病未传少阳也。由此可知，其 "但心下痞者"，乃太阳中风证被医者误下的结果。此可与 159 条互参。

② "如其不下者"，即如果上述脉证没有经过误下的治疗，病情变化为 "不恶寒而渴者"，这是恶寒期已罢，热传于里而渴，故曰 "此转属阳明也"。

③ "小便数者" 即小便频数，次数多，但量并不一定大，亦必损伤津液（可参考 180 条，彼之小便利亦即小便频数）。"大便必硬"，此大便硬，一因汗出，二因小便数，乃伤津所致。因是渐进而来，故 "不更衣十日，无所苦也"，这与热盛里实所致燥结不同，可与 220 条互参。此不该以大承气汤攻之，可参 253 条以麻子仁丸证治之。

④ "渴欲饮水，少少与之，但以法救之"，此渴欲饮水，非热结里实之证，不需治疗，适当饮水即解，但需 "少少与之"，饮水不可过量、过猛。

⑤ "渴者，宜五苓散"，这种渴与上述不同，乃膀胱蓄水，渴而小便不利；本条渴而小便频数，病理机制与小便不利相同，故亦宜五苓散治之（与 71 条互参）。

〈按〉本条因有转属阳明的病理机制，又有大便硬，故列于本篇，意在讲阳明病的辨治。

治小便频数（或小便不利），有用五苓散者，是因水毒郁里，虽尿数而毒不尽；有用真武汤者，是因人虚而膀胱排尿功能差，加附子以亢奋之。

**251.** 脉阳微①而汗出少者，为自和也；汗出多者，为太过。阳脉实，因发其汗，出多者，亦为太过②。太过者，为阳绝于里，亡津液，大便因硬也③。

【释】脉象浮沉相对，浮为太过，属阳，沉为不足，属阴。阳脉微，指脉浮而按之微，即太阳中风的脉浮弱（浮缓）。阳脉实，指脉浮按之不微，即太阳伤寒的脉浮紧。

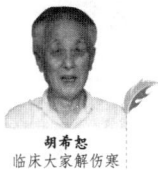

胡希恕
临床大家解伤寒

太阳中风则自汗出，若汗出少者，津液无大损伤，故谓为自和。若汗出多，致津液大量亡失，故谓为太过。太阳伤寒当发汗，但发汗宜取微似汗，若大发其汗而使汗出多者，亦为太过。无论自汗与发汗，汗出太过则津液亡失，其必使阳绝于里，大便因而硬也。

【按】太阳中风自汗出，津液虚于表，故脉阳微；太阳伤寒无汗，津液充于表，故脉阳实。仲景于此不言脉浮缓、脉浮紧，而言阳微、阳实者，正是教人明白所谓阳绝于里者为津液绝于里也。书中所论亡阳亦多指亡津液，一些注家执定阳即是热，甚为不当。

段治钧
伤寒临床释疑录

〈注〉①脉的阴阳在仲景脉法中有两种，一是浮取为阳、沉取为阴；一是关前为阳、关后为阴。本条的"脉阳微"属前者，即浮取"脉微"的意思。但这个"脉微"不是指细而虚兼象脉的本意，而是借代缓弱的形象，故此"脉阳微"即太阳中风的脉浮缓。见此脉如果"汗出少者"，津液不会受到损伤，因谓"为自和也"；如果见此脉"汗出多者"，则会损伤津液，因谓"为太过"。

②"阳脉实"，亦如上述为浮取"脉实"的意思，但这个"脉实"也不是脉按之有力为实的本意，而是指代紧脉的形象，故此"阳脉实"即太阳伤寒的浮紧脉。见此脉"因发其汗"，如果发汗"出多者"，也会损伤津液，这"亦为太过"。

③"太过者，为阳绝于里，亡津液，大便因硬也"，太阳表虚宜桂枝汤发汗，太阳表实宜麻黄汤发汗，但汗出太过，则大量亡失津液。此处"阳绝于里"的"阳"字指津液，参考27条的注可知。绝，不能机械的理解为竭绝，当是津液亡失太过的意思，这种亡失津液可致大便成硬。

〈按〉在脉学上，太过者为阳，不及者为阴。仲景著作中，脉的阴阳在部位、取法、功能、物质上各有所指，并无玄虚之弊。兹举本书为例：第6条，"风温为病，脉阴阳俱浮"，其阴阳指尺部与寸部。第12条，"太阳中

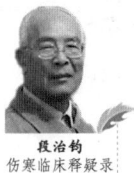

辨阳明病脉证并治

风，阳浮而阴弱"，其阴阳指脉之内外，既有功能上的又有物质上的。本条脉阳微、阳实是指浮脉而言。所以读仲景书要琢磨文义的真正内涵，是要下苦功夫的。

本条屎硬不该以大承气汤攻之，自不待言。

**252. 脉浮而芤①，浮为阳，芤为阴②，浮芤相搏，胃气生热，其阳则绝③。**

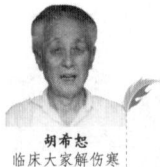

胡希恕
临床大家解伤寒

【释】浮为太过，主表主热；芤为不及，主津血不足。脉浮于外而芤于内，为热亢于外而津血不足于内。浮芤相搏，即热与津虚互相影响，必使热者愈热，而虚者愈虚。由于津液外越，胃中干而生热，故使阳绝于里。

【按】此论津液自虚，非因他故亡失者，故专以脉论。津虚本可致热，热盛更使津虚，二者相搏，必致胃气生热，阳绝于里，大便硬自在言外也。

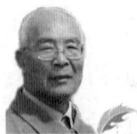

段治钧
伤寒临床释疑录

〈注〉① "脉浮而芤"，即轻取浮大，而重按则虚涩（脉内血行滞涩而无力，或觉无物以充）的复合脉，即浮大其外、空涩其内之象，主血虚、虚劳。亦有谓芤为应指两头有、中间无者，不可信。其后为文，是以脉推释大便成硬的机理。

② "浮为阳，芤为阴"，此处的阴阳二字，系指脉的属性。即浮为太过脉属阳，主阳热亢于外；芤为不及脉属阴，主津血不足于内。

③ "浮芤相搏"，是说热与津虚相互影响。津虚则胃中干，胃中干则"生热"；胃热太过，则津液不能化生；故而热者益热、虚者益虚。"其阳则绝"者，此处的"阳"字指津液甚明，有别于前一个阳字，不可不知。言外之意，阳绝于里，大便因硬也，可与53条注互参。

〈按〉本条暗示，大便硬除阳明热盛里实，消铄津液；还有汗出伤津，亡血失液；还有病人体质津液自虚者，须知。

浮为阳者，谓卫气强于外也；芤为阴者，谓荣气虚于内也。荣卫不和，当自汗出不已，以致胃中干生热，津液绝于里，大便因硬也。可与53条〈注〉互参。本条和上条均承250条，说明亡失津液而大便成硬的不同情况。

**253.** 趺阳脉浮而涩①，浮则胃气强，涩则小便数②，浮涩相搏，大便则硬，其脾为约，麻子仁丸主之③。

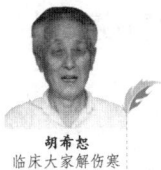

【释】趺阳脉为足动脉，古人用以候胃。脉浮主热，胃有热则气盛脉浮，故谓浮则胃气强。涩主津血虚，小便数则耗泄津液，故谓涩则小便数。浮涩相搏必使阳绝于里，大便则硬。古人谓脾为胃运行津液，今胃中干，已无津液可运，则脾的功能亦受到约束，故谓其脾为约，宜麻子仁丸主之。

【按】以上四条均为脾约证，其因虽各有不同，但津液绝于里而大便硬是一致的。津液亡失致大便硬者，即前所述不更衣十日无所苦也，与大承气汤证的热实燥结，潮热、谵语、烦乱者大不一样，故不可以大承气汤猛攻。若就大便难一症取治，最易弄错，以是连续论述，或以证分，或以脉辨，处处示人以辨证之道，并名之为脾约，出麻子仁丸缓下方，以示与大承气汤的证治有别。

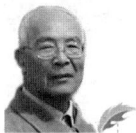

〈注〉① "趺阳脉浮而涩"，趺阳，古代三部九候遍诊法的切脉部位之一，位于足背上踝关节前横纹的两筋间，专以候胃。浮主热（胃热），涩是津血不足，此与寸口脉法相同。
② "浮则胃气强，涩则小便数"，胃热则气强，其脉浮；小便数乃致津不足，其脉涩。这和上条胃热津虚的机理相通。
③ "浮涩相搏，大便则硬"，即胃热和小便数相互影响，水分流失而伤津，所以"大便则硬"。"其脾为约"，"约"，穷也。古人认为脾为胃行其津液，今浮涩相搏胃无正常的津液可行，脾的运化功能就受到约束，名为脾约证。这种大便成硬不可用承气汤之攻法，而应以麻子仁丸润下之。
〈按〉前250、251、252三条屎硬之理同本条，未出方。脾约证无大实满痛。麻子仁丸，现在市售名麻仁滋脾丸或麻仁丸，润下药也。

辨阳明病脉证并治

胡希恕
临床大家解伤寒

段治钧
伤寒临床释疑录

---

**麻子仁丸方**

麻子仁二升，芍药半斤，枳实（炙）半斤，大黄（去皮）一斤，厚朴（炙）去皮一尺，杏仁（去皮尖，熬）一升。

上六味，蜜合丸，如梧桐子大，饮食十丸，日三服，渐加，以知为度。

---

〈**方解**〉麻子仁，甘平，微辛微酸，缓和性润肠药。滋液润燥，润下大便。

此于小承气汤加润下的火麻仁、杏仁、芍药等味，芍药、杏仁，也有滋润缓下作用。和蜜为丸，安中缓下，使正不伤。习惯性或老年人便秘，以及虚人里有积滞者宜之。

**254.** **太阳病三日，发汗不解**[①]**，蒸蒸发热者，属胃也**[②]**，调胃承气汤主之**[③]**。**

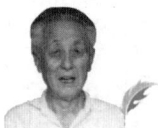

【**释**】太阳病三日，虽发汗而病不解，其人反蒸蒸发热者，此发自于里，不似太阳病的发热翕翕然于外，故谓属胃也，宜调胃承气汤主之。

胡希恕
临床大家解伤寒

【**按**】太阳病才三日，发汗不解，马上蒸蒸发热，传变可谓迅急。不用大承气汤，以无大汗出而腹满痛故也。

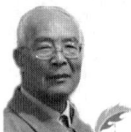

〈**注**〉① "太阳病三日，发汗不解"，太阳病，汗法为正治。发汗后而病未解，预示着传变的可能。

段治钧
伤寒临床释疑录

② "蒸蒸发热者，属胃也"，蒸蒸发热，言其热如蒸，即潮热。从内达外，为里热，已转属阳明，故曰"属胃也"。

③ "调胃承气汤主之"，无大汗出、口干舌燥，不同于白虎汤证；无腹满硬痛，故不用小承气汤；虽有潮热，但无谵语、屎硬等症，故不用大承气汤；以胃热蒸腾发自于里，故以调胃承气汤主之，有芒硝之故也。

**255.伤寒吐后，腹胀满者①，与调胃承气汤②。**

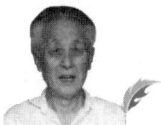

胡希恕
临床大家解伤寒

【释】吐后，胃不和而腹胀满者，宜与调胃承气汤。

【按】吐后，胃不和腹胀满，不要误为大实满，而与大承气汤攻之。吐后气逆，胃常不和，少与调胃承气汤和之则愈，乃常法。

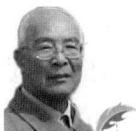

段治钧
伤寒临床释疑录

〈注〉①"伤寒吐后，腹胀满者"，太阳伤寒宜汗不宜下，吐下之为逆。此腹胀满，乃吐后气逆而胃不和的表现；吐后胃中实满已有所去，故其胀满的情况，与大承气汤证的大实大满显然有别。

②"与调胃承气汤"，阳明病胃家实，有热实（里热充斥）、容物毒实（如燥屎、宿食等容物毒变者）之不同，程度亦有很大差别，为证表现也不一样，所以三承气汤各有其特定的适应证。大实、大满、大痛、大热，为甚为急者，大承气汤证；其差者，胃不和，调胃承气汤或小承气汤证。里实胃不和、以热为主者，调胃承气汤证（如上条）；实满腹胀为主者，小承气汤证（如下条）。

本条表现是腹胀满，按常理应予小承气汤，所以予调胃承气汤者，盖因吐后之腹满乃气逆之胃不和也，和胃则愈。此可与29、70、108、127 诸条互参。

**256.太阳病，若吐，若下，若发汗后①，微烦，小便数，大便因硬者，与小承气汤，和之则愈②。**

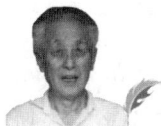

胡希恕
临床大家解伤寒

【释】太阳病，吐、下、发汗后，由于津液亡失，胃中干而不和，故微烦。若小便数，益使胃肠枯燥，大便硬结不通，可与小承气汤，和其胃气即愈。

【按】此太阳病误治而转属阳明病者。里热不甚，故只微烦。虽大便硬，不宜大承气汤猛攻。虽有似脾约证，但后者虽十日不大便无所苦，而此则微烦，故不用麻子仁丸而用小承气汤。辨证必如此入细，用药方能恰到好处。

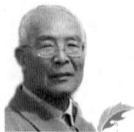

段治钧
伤寒临床释疑录

〈注〉①"太阳病，若吐，若下，若发汗后"，太阳病，吐、下是非法治疗；发汗有当与不当。若发汗不当而病不解，邪乘虚入里，则转属为阳明病。无论吐下之非法治疗，或发汗不当，三者皆属夺津，伤津之后而有下述为证的表现。

②"微烦，小便数，大便因硬"，此述上句伤津后的为证，三证之间应是以下的逻辑关系。"若吐，若下，若发汗"本已伤津，今更有"小便数"，津液更伤而致"大便因硬"；大便硬而不通必致腹胀满；因腹胀满而致"微烦"不已，但尚未至大烦耳。这都是邪热入里转属阳明的反映。可见大便硬、"微烦"是本条的主证，这中间有个因腹胀满致"微烦"的言外之意，所以这才是小承气汤的适应证，故曰"与小承气汤，和之则愈"。

〈按〉小承气汤中枳实、厚朴消胀去满的力宏，因无芒硝则攻下泄热之力则显有不足，其大便硬因伤津耗液所致，并无大热，方中有大黄即可，要在消胀去满以解其烦耳。调胃承气汤中有芒硝去热通便，虽芒硝、大黄合用，但有甘草，下之也并不峻猛，故常用之以调和胃气。

**257.** 得病二三日，脉弱，无太阳、柴胡证，烦躁，心下硬①。至四五日，虽能食，以小承气汤，少少与，微和之，令小安②。至六日，与承气汤一升③。若不大便六七日，小便少者，虽不能食，但初头硬，后必溏，未定成硬，攻之必溏；须小便利，屎定硬，乃可攻之，宜大承气汤④。

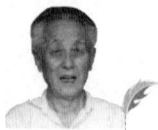

胡希恕
临床大家解伤寒

【释】无太阳柴胡证，指无太阳表证和少阳柴胡证。今既烦且燥，心下又硬，已四五日不大便，里实显然可见。能食为胃热，据理当可议下矣，但以脉虚，而且只限于心下硬，应少少与小承气汤微和其胃，稍安其烦躁，再行观察。至六日，还不大便，可增与小承气汤一升。延至六七日仍不大便，虽不能食，有似结实已甚，但若小便少者，屎未定成硬，大便初硬而后溏，则仍不可以大承气汤攻之。若不慎而攻之，必使溏泄不止，须待其小便利，则屎定硬，乃可攻之，宜大承气汤。

【按】本条脉弱和前之脉迟均属不及的脉（参见240条〈按〉）。阳明病见此类脉必须精心观察，慎重用药，尤其脉弱而心下硬，更当虑其虚，即有一二实候，亦不可妄试（大承气汤）攻下。先以小承气汤少少微和之，令小安，至六日再增与一升，用药何等慎重。四五日、六日、六七日，观察何等周详。治大病难，治疑似病更难，病家急躁，医者粗心，未有不败事者。

四五日至六日，虽无不大便的明文，然据不大便六七日一语，则四五日至六日未大便自在言外，古文简练，读者应细玩之。

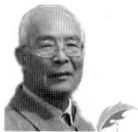

段治钧
伤寒临床释疑录

〈注〉本条提示在不见太阳、少阳证，病人六七日不大便的情况下，以小便多少（小便利与不利）来判断大便是否成硬，及其治方。

①"得病二三日"，指始得病二三日也。"无太阳、柴胡证"，即刻下既无太阳表证，又无少阳柴胡证，又不见阴证；述证顺序从二三日、四五日、六日直到"不大便六七日"，可见始病的这二三日也是不大便的。据此辨六经当是病在阳明。为证表现唯有"烦躁"和"心下硬"；但是其"脉弱"，弱属不及的脉象，阳明病见此类脉，医家需谨慎，治之之法不可孟浪。一是因为"脉弱"与"阳明脉大"相矛盾，这是一个主要着眼点；二是"心下硬"，还当虑其有胃虚"心下硬"的一面；即使里实已显，不为虚，因其硬只限于心下，结实亦不为甚也。下面经文是继续观察分析。

②"至四五日"仍不大便，可见里实不但已形成而且逐渐加重。胃有热当能食，今"虽能食"即示有里有热也，判断病属阳明当不为错。此时在遣方上着眼于四五日不大便、心下硬满、里有热能食，"以小承气汤，少少与，

微和之"，小安其烦躁、心下硬满之证。

③"至六日，与承气汤一升"，即再过一天还不大便，仍以小承气汤增加点儿量与服，再观察之。

④"若不大便六七日，小便少者，虽不能食，但初头硬，后必溏，未定成硬，攻之必溏"，若迁延至六七天仍不大便，而且已不能食，里实肯定已很重，是否就可以大承气汤攻之呢？不行，得看屎是否确实已硬再作定夺。若小便少者，大便则未定硬，或仅为初硬而后溏之便，此时以大承气汤攻之为时尚早，强攻则溏泄不止也，必待"须小便利，屎定硬"。小便利水分被夺，就成了大便硬的一个条件，此时"乃可攻之"方可无误，"宜大承气汤"。

〈按〉烦躁一证，从里热能食来看，当为热烦，而非虚烦。此躁亦因实也。

本条可作为仲景治病周详观察、谨慎用药、辨证施治的一个很好的范例。着眼于辨屎硬而以大承气汤攻之者，即使无潮热谵语，亦必有或满，或胀，或痛之苦，否则恐非大承气汤所宜也，这实需认真体味。

**258.** 伤寒六七日，目中不了了，睛不和，无表里证，大便难，身微热者，此为实也①。急下之，宜大承气汤②。

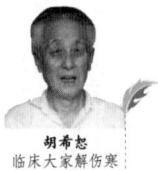

【释】目中不了了，谓视物模糊不清也。睛不和，谓眼仁暗无光泽也。

伤寒六七日，其人突然目中不了了，睛不和，无发热恶寒的表证和大实大满的里证，虽只大便难而身微热，此热实于里，为候殊恶。虽外迫尚微，但上攻甚烈，病势凶猛，是需急下，宜大承气汤。

胡希恕
临床大家解伤寒

【按】热实极于里，迫于外而为身大热、汗出等，亢于上，波及头脑，而为烦躁、谵语等。本条所述系后者。伤寒表证突然罢，里实诸候不待形成，竟出现目中不了了、睛不和的险恶证候，其来势凶猛，传亦迅急，大有不可终日之势，哪得以大便难、身微热再行观望之理。急制其变，唯有釜底抽薪，以大承气汤急下之。

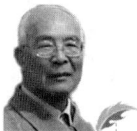

〈注〉①"伤寒六七日"，始病在表的太阳伤寒，六七日循常当是传里之期。"目中不了了，睛不和"，即视物不清、眼瞳暗无光泽，皆血液、津液不足以荣养目系，热亢于上至极之候，表证才罢即出现这种情况，为证凶险。"无表里证"，是说既无表证，亦无大实大满的里证。除眼目之证外，仅有"大便难，身微热者"，里热外迫表现虽微（身微热），但热亢上攻之势重而急，且大便难，故曰"此为实也"。

②"急下之，宜大承气汤"，此时不管大便硬不硬，均当以大承气汤急下热存津，不可顾虑。

〈按〉这是急下存阴的大承气汤证之一。急下存阴即急下其热毒以保存津液，此处我们称其津液为阴，乃循后世的语言习惯。这条乍看不像重病，但确是不得了的症状。

279

**259. 阳明病，发热，汗出多者**①**，急下之，宜大承气汤**②**。**

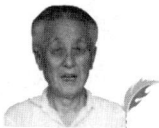

【释】阳明病，蒸蒸发热、大汗如流为热盛由里蒸腾于外，津液欲竭之象，应急下其热以救津液，缓则无及，宜大承气汤。

【按】壮热内迫，津液外越，故发热、汗多如流。如不急下，津液立可枯竭，恶证蜂起，必致不救。

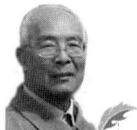

〈注〉①句首冠以"阳明病"，即确属病程已进入里热阶段。阳明本来就以发热、汗多为常，今又特示"发热，汗出多者"何也？"发热"，意为非一般的表证或里证，必为书中形容的大热、潮热、蒸蒸发热也。"汗出多者"，亦非一般的出汗多，乃异常的大汗如流、淋漓如雨者，此亡阳（津液）之汗也。津液消铄，损失很快，不急救必致脱水津竭之祸。

胡希恕
临床大家解伤寒

段治钧
伤寒临床释疑录

② "急下之，宜大承气汤"，注释同上。

〈按〉阳明病里热之证，书中多条提到大热、潮热、蒸蒸发热。阳明病法多汗，书中亦多条为证。是否一见发热、汗多，即和本条等视而论呢？不是的。其可为大承气汤的适应证，但未必如本条之危险。"急下之"的急字，深含寓意也。

本条乃急下存阴的大承气汤证之二。

**260. 发汗不解，腹满痛者①，急下之，宜大承气汤②。**

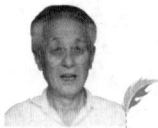

**【释】**发汗不解，指太阳病发汗后而病不解，竟直传于里。腹满且痛，可见结实已甚，传变迅急，不可等闲视之。须急下之，宜大承气汤。

**【按】**以上三条均为病猛剧，传变迅急，看似不重，稍有延误，祸变立至，故须急下，读者宜细玩而记之。

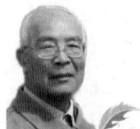

〈注〉① "发汗不解"，指太阳病发汗后而病不解。这里要特别注意，是表证不解还是里证不解。此处当是里不解，而且还向严重的程度发展。如果是表不解，则正邪仍恋战于表，传里必不致如此急剧也。"腹满痛者"，这就是里不解的证，为大实大满大痛，不但面积大而且痛重，发汗后立即出现这种病情，是表证急剧传里的表现。

② "急下之，宜大承气汤"，同上。

〈按〉此急下存阴的大承气汤证之三。

**261. 腹满不减，减不足言①，当下之，宜大承气汤②。**

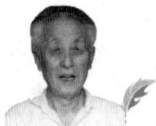

**【释】**此承上条的腹满痛言，虽以大承气汤急下，但腹满不减，即有所减亦微不足道。此为实，还当下之，宜大承气汤。

【按】《金匮要略》曰："腹满时减，复如故，此为寒，当与温药。"与本条所述正成对子，宜互参。

腹满不减，减不足言，若属一般的实满，用厚朴三物汤足矣，当无须大承气汤的猛攻。本条盖病毒重剧，结实至极，非一击而能收功。除恶务尽，故须再下。

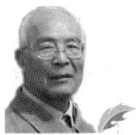

〈注〉① "腹满不减，减不足言"，腹满有虚实之别，腹满不减，减不足言，为实满；腹满时减，复如故，为虚满，或临床见上午腹不满而下午满，或醒时胀满而寐时较好者，皆属虚满。这是承上条服大承气汤后，腹满虽有所减但所减微不足道，病情仍如上条之大实满痛者。

段治钧
伤寒临床释疑录

② "当下之，宜大承气汤"，如上所述，在于腹满不减，胀得厉害，且有增无减，故仍可以大承气汤再下之。

〈按〉本条不用"急下之"，而用"当下之"，含有斟酌的语气，提示辨证要细微，当求其本质也。若一般的腹满不减虽属实，但没有大承气汤的其他证候，或是一般的里实胀满，则不定必用大承气汤攻之也，也有用大柴胡汤的机会。

读本条，当明其两条含义：①服大承气汤后病去甚微，有是证在，仍可服大承气汤。②腹胀满的虚实辨证之法。

**262. 阳明少阳合病，必下利①。其脉不负者，为顺也；负者，失也；互相克贼，名为负也②。脉滑而数者，有宿食也，当下之，宜大承气汤③。**

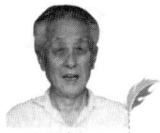

胡希恕
临床大家解伤寒

【释】本条应读为："下利，脉滑而数者有宿食也，当下之，宜大承气汤"。脉滑而数为里实有热，下利见此脉，为有宿食的缘故，当下之，宜大承气汤。

【按】阳明病本不下利，由于木来克土，故反下利，因以阳明少阳合病冠之。此句和"其脉不负……名为负也"一段文字均为附会五行家言，不足为法，亦可能是后人所附，宜去之。

本条所述下利，即指今之肠炎、痢疾而言。中医治病重在辨证，其以太阳病证出现者，即依法汗以解之，以阳明病出现者，即依法下以解之，其以少阳病证出现者，即依法和以解之。本是活泼泼的，不存任何成见。治痢如是，治他病亦无不如是也。开头的这句话不是本条辨证的依据。

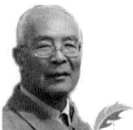

段治钧
伤寒临床释疑录

〈注〉① "阳明少阳合病，必下利"，阳明少阳合病，指既有阳明病的不恶寒、但热等，又有少阳病的口苦、咽干等症。必下利的"必"字，大有语病，可理解为"下利"是本条的主证可也。

② "其脉不负者，为顺也；负者，失也；互相克贼，名为负也"，这段文字是以五行理念来解释阳明少阳合病必下利：阳明属土，脉大；少阳属木，脉弦。"其脉不负者，为顺也"，五行中本来是木克土，若大盛于弦，即木未能克土而反被土克（这种反克也叫相侮），此为顺（不负）也，就是说不负，则不会下利；"负者，失也"，若弦盛于大，即土被木克，此为负，负就是失，失去的是胃气，则必下利。古人论病是先由经验掌握治病规律，后求解释。在这个长期的探索中，当时兴什么学说，就尝试用什么学说来解释。本条用五行学说解释，显然是十分牵强的。照仲景书惯例，第一句应为"少阳阳明合病"才是，凡此者，疑为后人所附。"互相克贼，名为负也"，即在这相克、反克的搏撷中，最后以负告终，结果是土被木克，则必下利。"阳明少阳合病"一句不是这条的本质，故在治疗上亦不足为据。

③ "脉滑而数者，有宿食也，当下之，宜大承气汤"，上述的下利，若其脉滑而数，数主热、滑主实证热盛，这是里有宿食的缘故，为里实有热之脉证，故"宜大承气汤"下之。本条用大承气汤的目的，不只是下其热，而更重在下其宿食。

以脉来辨里有宿食，《伤寒论》中有本条，《金匮要略·腹满寒疝宿食病脉证并治第十》中有"脉数而滑者，实也，有宿食"，"脉紧如转索无常者，有宿食也"，"寸口脉浮而大，按之反涩，尺中亦微而涩，故知有宿食"。阳明病里有热，开始本应能食（参见 197 条），但随着里热的伤津铄液，食反不得消化而逐渐成为宿食。如果还没有结滞而影响气血运行，则其脉滑数；若影响到气血运行，则必不滑而涩也。若大便硬，腹气不通，已大实满，则脉不当滑矣。本条虽有下利，但脉滑而数者，有宿食也。

〈按〉下利，脉滑而数者，实也，以其为宿食，故治从阳明，宜大承气汤。若其人果有少阳证者，则治从少阳，当选大柴胡汤矣。

**263.** 病人无表里证，发热七八日，虽脉浮数者，可下之①。假令已下，脉数不解，合热则消谷善饥，至六七日不大便者，有瘀血，宜抵当汤②。若脉数不解，而下不止，必协热便脓血也③。

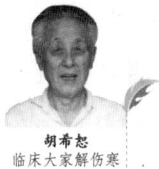

【释】病人无明显的表里证而延续发热七八天不解，显为里热，虽脉浮数者，亦可以适方下之。

假设已下而脉数不解，热仍未除，其人消谷善饥，下后至六七日不大便者，有瘀血也，宜抵当汤。

假设已下，既脉数不解，且下利不止者，此协热利，必便脓血也。

【按】流感或重感冒，发汗表解后，仍高烧不退，脉浮数而大便偏干者，多宜下之，尤以小柴胡汤加大黄、石膏和大柴胡加石膏汤为宜。此证颇多，下之即愈，读者试之。形似伤寒，发热，脉浮数，亦有由于瘀血所致者，若以他药下之则热不解。条文之脉数不解即热不解的互词，脉浮数和发热俱未解也，与前 130 条互参自明。成无己释为脉浮解而数未解，后之诸家多信而从之，实非。又，由本条合热则消谷善饥，说明嗜食证亦有瘀血所致者，宜注意。

邪热内盛，虽依法下之，亦有转为便脓血的协热利者，当于热利中求之，故未出方。

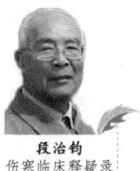

〈注〉①"病人无表里证"，主要是没有太阳表证，以无表证，故"发热七八日"为里热。"虽脉浮数者"，脉数主热；脉浮而没有表证，则此脉浮亦主热而不主表；此浮数脉

辨阳明病脉证并治

胡希恕
临床大家解伤寒

段治钧
伤寒临床释疑录

乃热在里之应，似此则可施以下法以泄其热。"虽"字颇传神，示人似此当用下法时，不可以脉浮而有所畏缩也。言"可下之"，但不定必用承气汤下之也。

临床上高烧多日不退，脉浮数，若不大便，黄白苔，常予大柴胡加石膏汤；若其人发烧、呕吐、恶心、乏力，亦可用小柴胡汤加生石膏和大黄。供参考。

②"假令已下，脉数不解"，下之后脉数不解，即热不解也。"至六七日不大便"，并且"消谷善饥"，这是其人有瘀血与热相合，即热与血结的缘故，只以一般下法，热不会退，必合祛瘀药方可，"宜抵当汤"下之。如不是久瘀，亦可用桃核承气汤。

③"若脉数不解，而下不止，必协热便脓血也"，若下之后，脉数不解（热不解），下利不止者（与下之后六七日不大便正好相反），即为协热利，因热伤血分而便脓血也。黄芩汤、白头翁汤等方加减均可。协热利便脓血，亦里热使然，并非误下所致。

〈按〉里热有瘀血者，下之不愈，与表热有蓄水汗之不愈恰可相对。

本条明代赵开美本分为两条，胡老据文意相连并为一条。

**264. 伤寒发汗已，身目为黄，所以然者，以寒湿在里不解故也**①**。以为不可下也，于寒湿中求之**②**。**

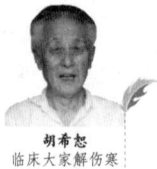

胡希恕
临床大家解伤寒

【释】伤寒发汗后身目发黄，所以然者，以寒湿在里，虽发汗而表热不解，湿热郁结，因而发黄。以为不可下，即诊病中无可下之实证。此黄湿多热少，当利其小便以去寒湿也。《金匮要略》所谓"诸病黄家，但利其小便"是也。

【按】黄疸的发作开始常以太阳病伤寒证出现，急性黄疸型肝炎尤其是这样，始得之尚未发黄，往往误诊为感冒。本条所述伤寒证发汗已，身目为黄者就是黄疸病，发汗后黄始见也。不过中医治病在辨证，既现伤寒证，发汗并不为误，以为不可下者，当有小便不利、大便溏等，不可用茵陈蒿汤和栀子大黄汤等下剂，当以祛寒湿的方药治之，用茵陈五苓散。

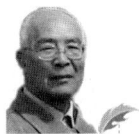

〈注〉① "伤寒发汗已，身目为黄"，始病形似太阳伤寒表证，吃过发汗药后已得汗，而热不退，继而发作身目发黄的黄疸证。其原因论中自注句曰："所以然者，以寒湿在里不解故也。"里有"寒湿"，即里有水饮，这个寒字代表水（水性属寒），并非指里寒证。当然也有热，否则里只有湿而无热，是不会发黄的。这本来就是黄疸证，初起症状如太阳伤寒，无论发汗与否，必逐渐发黄。

② "以为不可下也"，言外之意，即此黄疸病乃太阳伤寒证转属太阴（阴黄）者，当有大便溏、小便不利等症，故不可用下法。当"于寒湿中求之"，即用祛寒湿的方药治之。如若是转属阳明的黄疸病（阳黄），如下条者当可下。

〈按〉本条到267条均以发黄立论。

**265. 伤寒七八日①，身黄如橘子色，小便不利，腹微满者，茵陈蒿汤主之②。**

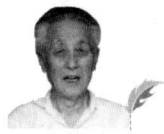

【释】伤寒七八日，常为病传阳明的时期，若复小便不利，则湿热郁于里，发黄如橘子色。腹微满为里实，故以茵陈蒿汤主之。

【按】此承上条，言黄疸病转属阳明而发黄者。

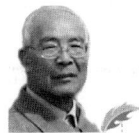

〈注〉① "伤寒七八日"，太阳伤寒七八日，为传里之期，由后句知病已内传。

② "身黄如橘子色"，言其黄色不晦涩而较鲜艳，为热多湿少，属阳黄。若湿多热少，则其黄晦涩，如上条所述。"小便不利"，是湿瘀于内而为发黄的一个条件。"腹微满者"为里实，知其为阳明病而发黄者。故以下里实湿热的"茵陈蒿汤主之"（见242条）。

〈按〉黄疸者常伴有胃肠疾患，其治有配伍大柴胡汤的机会。若大便不干，腹不满，则宜茵陈五苓散。

黄疸的治疗，里实属阳明者，可下之如本条；其他均当审证治之，可参考 264、266、267 条。

**266. 伤寒①，身黄发热，栀子柏皮汤主之②。**

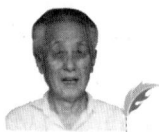

**【释】**伤寒当发热恶寒，今发热不恶寒，为温病之属。发黄，故宜苦寒以除热，栀子柏皮汤主之。

**【按】**始得之但发热而身黄，一派内热也。以发热无汗、形似伤寒而冠之以伤寒，其实与太阳伤寒无关也。

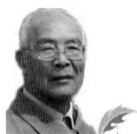

〈注〉① "伤寒"，本条句首冠以"伤寒"，因无汗、发热而形似太阳伤寒者，但因无恶寒之表证，实非伤寒证也。

② "身黄发热，栀子柏皮汤主之"，此发黄无恶寒、腹满等表里证，重在发热，内必有湿，故治应以清泻湿热的"栀子柏皮汤主之"。

〈按〉264 条偏于湿（茵陈五苓散）；265 条偏于实（茵陈蒿汤）；本条偏于热，故以栀子柏皮汤主之。临床中本方证少见，以合方用之为多。

---

**栀子柏皮汤方**

肥栀子（擘）十五个，甘草（炙）一两，黄柏二两。

上三味，以水四升，煮取一升，去滓，分温再服。

---

〈方解〉黄柏苦寒，解毒消炎药，兼有健胃、防腐及收敛血管的作用。祛火消炎，治黄疸，止泻利。主目赤红肿，口鼻生疮及一切化脓性炎症。

本方栀子、黄柏解热除烦，并均有祛黄作用。甘草缓急，治黄疸发热、心烦而急迫者。

**267. 伤寒<sup>①</sup>，瘀热在里，身必发黄<sup>②</sup>，麻黄连翘赤小豆汤主之<sup>③</sup>。**

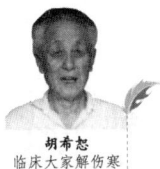

【释】伤寒无汗，表不解，热不得外越，里有湿，湿热郁于里，身必发黄，麻黄连翘赤小豆汤主之。

【按】此述太阳伤寒未发汗，表未解而即发黄的证治。

以上四条论述黄疸发生的不同为证，其治亦各异。辨证施治的精神于此可见一斑。

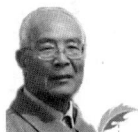

胡希恕
临床大家解伤寒

〈注〉①"伤寒"，指太阳伤寒，恶寒、发热、无汗者也。由后句发黄疸来看，其人里本有湿可知。

②"瘀热在里"者，言其热非因表热传里而生，本有热郁于里。其人表里俱热，内又有湿，伤寒表实无汗，湿热不得外越，因而"身必发黄"也。这种里有湿邪的人，即使发汗表亦不得解，其发黄时表证仍在也。

③发黄而有伤寒表证在，故以"麻黄连翘赤小豆汤主之"也。

段治钧
伤寒临床释疑录

---

**麻黄连翘赤小豆汤方**

麻黄（去节）二两，连翘二两，杏仁（去皮尖）四十个，赤小豆一升，大枣（擘）十二枚，生梓白皮[1]（切）一升，生姜（切）二两，甘草（炙）二两。

上八味，以潦水[2]一斗，先煮麻黄，再沸，去上味，内诸药，煮取三升，去滓，分温三服，半日服尽。

[1] 生梓白皮，如无，以桑白皮代之勉可。

[2] 潦水，暴雨所积的水。今不用矣。

---

〈方解〉梓白皮，落叶乔木梓树的内白皮，现不常用，以桑白皮代之。桑白皮，甘寒，和缓性祛痰药，兼有消炎利尿作用。清肺热，平喘逆，利水化痰。主肺胀、水肿、气喘咳嗽、小便不利。

连翘，苦平、微寒，解热消炎药。主发热、烦躁、疮痈。

赤小豆，甘淡，利尿药。利湿热，消水肿，除胀满。

本方以麻黄、杏仁、大枣、甘草发汗解表，生梓白皮、连翘、赤小豆祛热除湿。全方治表实无汗，瘀热在里而发黄者。

〈按〉表虚有汗者不可用此方，当用桂枝汤加黄芪，适当加祛湿解热之药。

以上四条所述黄疸证颇似现代急性传染性黄疸型肝炎。此病初发时多以太阳伤寒的证候出现，如尚未发黄，可依法发汗以解其表。如果表未解即发黄，表实者选麻黄连翘赤小豆汤，表虚者以桂枝汤加退黄祛湿热的药。发汗后，表已解而发黄的，如传阳明，选茵陈蒿汤下里实、祛湿热（265 条）；如传太阴，选茵陈五苓散利小便、祛寒湿（264 条）；没有表里证，但以发热为主的，选栀子柏皮汤（266 条）。

茵陈蒿汤为祛黄的良方，所以列于阳明篇也。实践证明，黄疸型肝炎单用茵陈蒿汤的机会少，而柴胡汤证多，所以大柴胡汤常与本方合用。

288

## 小　结

**阳明病的概念：**阳明病和太阳病一样，不是一种病，而是各种疾病所常见的一类证，即里阳证。胃家实为热实于里，当然是阳明病；但里热而不实者，无胃家实而只有自汗出、不恶寒反恶热者，也是阳明病。由于阳明病具有外证和腹证两方面的特征，因此有热而不实和亦热亦实两种证型。白虎汤证、白虎加人参汤证等属前者，大承气汤证、小承气汤证、调胃承气汤证等属后者。前者证情单纯，而后者证情复杂，故本篇论述偏重于后者。

抵当汤本为祛瘀，茵陈蒿汤用于祛黄，其治虽殊，但均居里位，属阳明病实证，因并及之。以此类推，桃核承气汤证、大陷胸汤证以及大黄黄连泻心汤证等均属于阳明病，自不待言。瓜蒂散为苦寒吐药，祛在上的实邪，为阳明病胸中实涌吐的主方。

**阳明病的治则：**阳明病胃家实者，依法当下，但胸中实者宜吐不宜下。发热汗出，不恶寒反恶热，但热而不实者，法宜清热，亦不可下也。

热实于里，下之即愈，故阳明病热实、大便硬并不可虑，而可虑者为津液虚。热邪最能耗液伤津，热极则津液未有不虚者，待病实正虚、攻补两难之境，必致不救，此阳明之所以有急下证者。大承气汤为攻下峻药，当用不用或用非其证、用不当时均足以害人，所以方证之辨至关重要。里实证而有瘀血者，下法当合祛瘀。里实因于水饮，要以逐饮。津液之失虽使大便硬结，但如无所苦，当导之为佳，只宜麻子仁丸之润下，而不可以汤药攻之。

**阳明与太阴**：太阳病传里，或系于阴，或系于阳，各随其人胃家虚实而转属。胃强多热者属阳明，胃虚留饮（多湿）者属太阴。若胃不强，即有热而复有饮湿，系在太阴是也。若小便不利，或但头汗出者（湿瘀热结），身必发黄。若小便利或汗出多者，热终胜湿，必大便硬而为阳明病。

**阳明病的死证**：热实于里的阳明病最怕津液虚竭，故其死证均是病实正虚、攻补两难造成的。中医治病要注意顾胃保津，二者相辅相成，论中三急下证即是其例。治阳明病如是，治各种病亦无不如是也。

**白虎汤的应用**：白虎汤主治阳明病外证，太阳篇出示的温病与阳明病外证大致相同，亦属白虎汤证。若大渴引饮，或口干舌燥而烦者，则为白虎加人参汤证。

**三承气汤的应用**：调胃承气汤和大承气汤、小承气汤均属阳明病下剂，其各有适应证，宜加辨析。调胃承气汤虽芒硝、大黄并用，但伍之以甘草，攻下之力较缓，且无枳实、厚朴，故消胀力逊；小承气汤有枳实、厚朴而无芒硝，故治胀满尤效，但去热反不如调胃承气汤；大承气汤既用芒硝、大黄，又有枳实、厚朴，且用量重，乃下热消胀的重剂，故非大便硬、大实满、大热、大痛者不可轻试。

对于三承气汤中的小承气汤和调胃承气汤，可参见215条之〈按〉，兹就大承气汤补述于下。仲景书关于大承气汤证共31条，其中阳明篇18条，少阴篇3条，《金匮要略·痉湿暍病脉证并治第二》中1条，《腹满寒疝宿食病脉证并治第十》中3条，《呕吐哕下利脉证并治第十七》中4条，《妇人产后病脉证并治第二十一》中2条。读者可按上述方法归纳总结，相信必有所得，不妨试之。

# 辨少阳病脉证并治

**268.** 少阳之为病[①]，口苦，咽干，目眩也[②]。

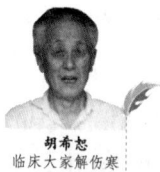

【释】少阳病，即半表半里的阳证，经常见口苦、咽干、目眩等症状，故凡病有口苦、咽干、目眩者，即可视为少阳病。

【按】半表半里为胸腹两大腔间，乃诸脏器所在之地。若病邪集中于此，常诱使不同脏器发病，其症复杂多变。若是多热的阳证，必循孔道以上犯，则口苦、咽干、目眩，此乃少阳病的特征。

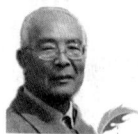

胡希恕
临床大家解伤寒

段治钧
伤寒临床释疑录

〈注〉① "少阳之为病"，半表半里的阳性病谓之少阳病。

② "口苦，咽干，目眩"，阳热之邪郁于半表半里，外不得出于表，内不得入于里，循孔道上炎而有口苦、咽干、目眩之证。目眩，即头晕的意思。

〈按〉本条虽可作为少阳病提纲，但显有不足之处，试观后条或小柴胡汤证即知。所谓少阳病，即病邪的为证反应集中于半表半里部位（广大的胸腹腔间），机体欲借诸脏器的合力以解除疾病、而尚未解除的病理现象。

**269.** 少阳中风[①]，两耳无所闻，目赤，胸中满而烦者[②]，不可吐下，吐下则悸而惊[③]。

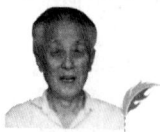

胡希恕
临床大家解伤寒

【释】少阳中风，指太阳中风而转属少阳者。两耳无所闻，目赤，如口苦、咽干、目眩一样，皆热邪充斥于胸腹腔间，上犯头脑的为证。胸中满而烦者，即胸胁苦满而且心烦也。此本柴胡证，故不可吐下。若误行吐下，徒虚其胃气，亡津液，其结果不止心烦，还必使人悸而惊。

【按】由以上说明，口、咽、耳、目诸炎症多属少阳证。

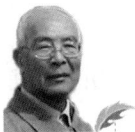

〈注〉①"少阳中风"，即太阳中风转属少阳者。

②"两耳无所闻，目赤，胸中满而烦者"，胸中满为胸胁苦满的简词。胸腹腔间热甚者则发耳聋、目赤。热壅胸膈，故胸中满而心烦。

段治钧
伤寒临床释疑录

③"不可吐下，吐下则悸而惊"，少阳病，邪不在表，不可发汗（与下条互参）；邪不在里，不可吐下；邪在半表半里，只能和解（和法），这是治则。若吐下徒亡津虚里，反使神志虚怯，必惊而悸也。

〈按〉此述太阳中风转属少阳者，除一般的口苦、咽干、目眩外，常有两耳无所闻、目赤、胸中满而烦的见证。本条明示少阳病不可吐下。

**270.伤寒，脉弦细，头痛发热者，属少阳①。少阳不可发汗，发汗则谵语，此属胃②。胃和则愈，胃不和，烦而悸③。**

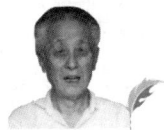

【释】太阳伤寒脉浮紧，弦细为少阳脉，伤寒脉变浮紧为弦细，虽头痛发热，已是转属少阳了。少阳病不可发汗，若误为伤寒表证而发其汗，亡失津液，胃中燥，必发谵语，故谓此属胃，与调胃承气汤和其胃即愈。若不使胃

胡希恕
临床大家解伤寒

和，则必进而烦躁且心悸也。

【按】上条述少阳病不可吐下，本条言不可发汗，可见少阳病的治疗只有和之一法。

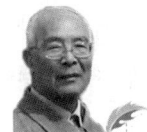

〈注〉①"伤寒"，指始病为太阳伤寒。太阳伤寒与少阳病均有"头痛发热"，但太阳伤寒脉浮紧，此则"脉弦细"，意味着病已由太阳转"属少阳"。也就是说始发的头痛发热证未变，但脉象由浮紧转弦细，亦应知此已转属少阳也。

段治钧
伤寒临床释疑录

②"少阳不可发汗"者，因病不在表，故不可发汗。"发汗则谵语"，若误发其汗，则津失液耗而发谵语，则病又转属阳明了，故曰"此属胃"。

③既发谵语而转属阳明，应以下法和其胃，当用调胃承气汤，"胃和则愈"；如果治法不对，"胃不和"者，发展下去则燥热益甚，津血愈虚，影响心脏则烦而悸。

〈按〉上条述太阳中风转属少阳，本条述太阳伤寒转属少阳。由本条可知，柴胡证亦多有头疼发热，其治不但不可吐下，亦不可发汗。

少阳脉弦仍当细辨：浮而弦多主表实，沉取脉弦多主里急，中取脉弦则主少阳。浮中沉均显弦象，治取少阳总是不错的（脉证结合才更确然）。

**271. 本太阳病不解，转入少阳者，胁下硬满，干呕不能食，往来寒热**①**，尚未吐下，脉沉紧者，与小柴胡汤**②**。**

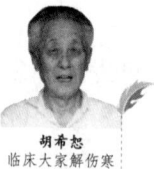

胡希恕
临床大家解伤寒

【释】《医宗金鉴》谓"脉沉紧"者当是"脉沉弦"。太阳病不解而转属少阳者，常见胁下硬满、干呕不能食、往来寒热等。若未经吐下等误治而脉沉紧者，则宜与小柴胡汤。

【按】前两条分别就太阳中风、伤寒转属少阳而提出不可吐、下、发汗的禁忌，本条又概括凡太阳病不解而转属少阳者的证和治，可与太阳篇小柴胡汤互参。

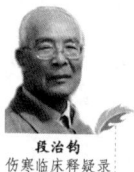

段治钧
伤寒临床释疑录

〈注〉①"本太阳病不解，转入少阳者"，即不管是太阳中风或伤寒，只若是太阳病，在表证阶段未治愈而转属少阳者，大多会出现文中所示的小柴胡汤证。"胁下硬满"同胸胁苦满；"干呕不能食"同心烦喜呕、嘿嘿不欲饮食；"往来寒热"是热在少阳的特征，热近于表则恶寒近于里则恶热，以是则寒来热往、热来寒往轮番发作。本条也说明一个规律：由太阳病转属少阳者，常见柴胡证，若不由太阳病转属的少阳病，则未必见柴胡证也。

②"尚未吐下"，即还没有经过吐下的误治，而上述为证仍在者，假若

"脉沉弦者"（依《医宗金鉴》），则应"与小柴胡汤"治之。若据原文"脉沉紧"主里实（但见里实脉而未见里实之证），即使是少阳阳明并病，亦应按治从少阳的规律，选适方治之。

〈按〉少阳病范围大，证情复杂，本篇证治只出小柴胡汤，但少阳病不仅小柴胡汤一个方证，小柴胡汤也不是治少阳病的唯一方剂，学者宜前后互参。

**272. 若已吐下、发汗、温针，谵语，柴胡汤证罢，此为坏病①。知犯何逆，依法治之②。**

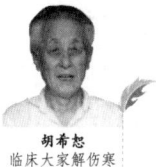

【释】上述的柴胡汤证，若已经发汗、吐下、温针等误治而发谵语，并原有的柴胡证已罢，则为坏病，柴胡汤已不可与之，当详审其所犯何逆，依法随证治之。

胡希恕
临床大家解伤寒

【按】病之所以自表传入少阳，主要是由于胃气不振于里，血弱气尽于外。小柴胡汤用人参正是为振奋胃气，助正以驱邪。徐灵胎谓"小柴胡汤之妙，妙在人参"，确属有见。若柴胡证误行吐下，益虚其胃，邪必犯之，所以必谵语而转属胃，前后两出，教人重视。

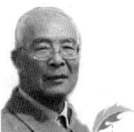

〈注〉本条乃承前少阳病不可吐下、不可发汗的条文，进而论述倘若犯逆的治疗原则。

段治钧
伤寒临床释疑录

①少阳病吐下则悸而惊（269条）；发汗则谵语（270条）；温针以助热更是变证多出。因误治而发生变证，本条"谵语"仅是一例，其实变证绝不止于此也。"柴胡证罢"并非病愈，而是因误治而柴胡证罢。"此为坏病"，即这是治坏的病。因无柴胡证，当然不可再与柴胡汤。

②"知犯何逆，依法治之"，这是仲景书文的大眼目，即要详查是哪种治法治坏的，现在结果如何，现在的为证表现如何等，并根据这些依法辨证施治。

〈按〉太阳病传半表半里一般是发小柴胡汤证，再往里传为大柴胡汤证，再传里则进入阳明。也有例外，如不经少阳而直传阳明者，均应随证治之。

**273.** 三阳合病①，脉浮大，上关上②，但欲眠睡，目合则汗③。

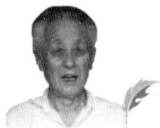

【释】太阳脉浮，阳明脉大，关上以候少阳。今浮大之脉俱见于关上，为三阳病俱现，故谓为三阳合病。内外合热，热困神昏，故但欲眠睡。津虚不守，故目合则汗。

【按】《金匮要略》谓："病人脉浮者在前，其病在表，浮者在后，其病在里""上关上，积在心下。"此以脉位候病在表在里的方法。简言之，即寸以候表，尺以候里，关以候半表半里。虽谓三阳合病，其实浮大均主热主虚。今浮大脉现于关上，正为少阳热盛津虚之应，故重点仍在少阳。吾以小柴胡汤加石膏治肺结核盗汗屡验，即从本条悟出，读者试之。

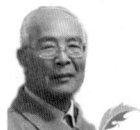

〈注〉① "三阳合病"，即三阳病同时发生。

② "脉浮大，上关上"，从脉的取法上看，浮以候表，沉以候里，中取以候半表半里。从部位来看，寸以候表、候上，尺以候里、候下，关（及关上）候半表半里及中（即心下部位）。从三阳病脉的特征来看，太阳病脉浮，阳明病脉大，少阳病脉弦。今脉浮大，浮主太阳病，大主阳明病，关上即关偏上的部位，主少阳病，因此知为三阳合病也。

③ "但欲眠睡，目合则汗"，邪热上攻，迫及头脑，即可见但欲眠睡，此亦可看作小柴胡汤证的"默默"之情。里热外蒸则汗出，又因津虚之故，尚不大汗，而仅目合则汗（即盗汗）。小柴胡汤证有时也有盗汗，应知。

〈按〉本条虽未出方，但三阳合病而少阳证独显，依法当治从少阳。269、270、271条都是讲并病，本条讲合病，但详脉而略证。

**274.** 伤寒六七日①，无大热，其人躁烦者，此为阳去入阴故也②。

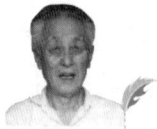

【释】伤寒六七日，为病传入里的时期。无大热者，谓外无大热，即无太阳病的翕翕发热，阳明病的不恶寒但

恶热及少阳病的往来寒热。躁烦者，当不是阳证的热烦，而属阴证的虚烦，故谓此为阳去入阴也。

【按】太阳病传里则为阳明病，传半表半里则为少阳病，亦间有传里为太阴病，传半表半里为厥阴病者。若其人素虚，或经误治，亦有转化为少阴病者。本条所谓阳去入阴乃概指三阴病说的，并未专指哪一种阴性病。

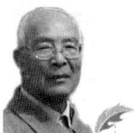

〈注〉① "伤寒六七日"，一般为传里之期，但转属为阳证还是阴证，则应细审其表现乃可知之。

② "无大热，其人躁烦者，此为阳去入阴故也"，"无大热" 三字，论中常指外无大热但里面有热，有时甚至里热还较重（例如麻杏石甘汤证）；但本条的 "无大热"，当理解为无热则更较确切，因为阴证以虚、寒为其常，偶有热象也只是反常的特例。"其人躁烦者"，论中常有烦躁和躁烦两种为证，不可混为一谈。一般来讲，烦为热，躁为虚。烦躁者，因烦而躁，以烦为主，热多虚少也；躁烦者，因躁而烦，以躁为主，虚多热少也。阳性病多为烦躁，阴性病多为躁烦。本条谓其人躁烦，故谓 "此为阳去入阴故也"。古人以外为阳，里为阴，若将 "此为阳去入阴故也" 理解为病由表入里，亦未尝不可。

〈按〉书中论烦与躁的条文大致有三种情况：太阳病表不解，其人发烦；热传入里或半表半里，则其人烦躁、烦疼、烦满、烦渴、虚烦、心烦；病转属阴证，则其人躁烦。

**275. 伤寒三日，三阳为尽，三阴当受邪①。其人反能食而不呕，此为三阴不受邪也②。**

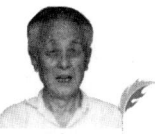

【释】伤寒一日太阳受之，二日阳明受之，三日少阳受之，四日太阴受之，五日少阴受之，六日厥阴受之。今伤寒三日，三阳已尽，依次当太阴受之。太阴病，则腹满而吐，食不下。今其人反能食而不呕，故知三阴不受邪也，言外病欲已。

段治钧
伤寒临床释疑录

295
辨少阳病脉证并治

胡希恕
临床大家解伤寒

【按】此为《内经》递传之说，不可信。病从表传入半表半里，或直传于里，或从半表半里再传于里，均系屡经屡见的事实。若据上说，则阳明可传少阳，太阴亦可传少阴，不但无此事实，书中亦未有此例，岂不自相矛盾？当系晋人撰次之文，待考。

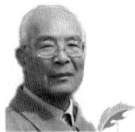

段治钧
伤寒临床释疑录

〈注〉① "伤寒三日，三阳为尽，三阴当受邪"，本条和下条的 "伤寒" 二字，不是指太阳病伤寒证，乃均指大病伤寒而言，须知。"三阳为尽"，乃六经按时日传递之说（一日太阳，二日阳明，三日少阳），三日过后就依日再传三阴（太阴、少阴、厥阴），不可信。

② "其人反能食而不呕，此为三阴不受邪也"，如果三日后，按上文文意 "三阳为尽"，再传则入太阴，太阴病当有 "腹满而吐，食不下"，但今其人能食，且不呕不吐者，则未传太阴，曰 "此为三阴不受邪也"。上句言病传是按日传经虽不可信，但本句言病传若未显某经的证候，则表示病证未传某经的论断，则又是可信的。盖读书时宜存去伪存真之念也。

### 276. 伤寒三日①，少阳脉小者，欲已也②。

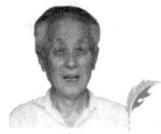

胡希恕
临床大家解伤寒

【释】阳证脉减为邪气衰。伤寒三日，少阳受之，脉当弦；今但小而不弦，为邪已微，病欲已之候。

【按】"三日" "少阳"，亦承上条《内经》之说，不赘述。据本人经验，感冒三日烧还不退者，多发小柴胡汤证，或小柴胡汤加石膏证，或大柴胡汤加石膏证，其发作绝不在阳明病之后。

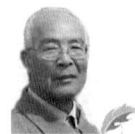

段治钧
伤寒临床释疑录

〈注〉① "伤寒三日"，同上条，宗《内经》之说 "伤寒三日，少阳受之" 的意思。

② "少阳脉小者，欲已也"，少阳脉弦，或弦紧，或弦细。小与细同，若脉但小不弦，即但细不弦，为邪已衰，病

欲已也。按部位少阳脉当取关上，关上脉小，欲已也，亦可作为解释。

〈按〉从脉象观察病的进退趋势、传与不传及邪正消长，很有临床意义，不管三阳的哪种病均如此。

**277. 少阳病欲解时，从寅至辰上。**

【释】*如前，不注。*

# 总　结

少阳病，即半表半里的阳证。半表半里为除体表躯壳和极里的胃肠等消化道系统外的诸脏器所在之地。病邪郁积于此，往往涉及某一脏器或几脏器，其证复杂多变，不似表里证单纯而易概括特征。篇首虽有"少阳之为病，口苦、咽干、目眩"，然此只限于少阳病热盛者，若无热或热微者，未必会出现口苦、咽干、目眩。另外，热结于里的白虎汤证亦有口苦、咽干、目眩的证候，可见其概括不了少阳病。那么，如何辨少阳病呢？这个问题当然须于仲景书中求解，兹探讨如下。

疾病的传变是由外而内，唯其如此，则三阳病当首太阳，次少阳，后阳明。反置少阳于最后者，正示人以要妙。证之为阳，除在表的太阳病和在里的阳明病，概属半表半里的少阳证也。循此求之，当亦不难辨。

少阳病的治则，法宜和解，汗、吐、下均当禁用。因少阳证的变化多端，故治剂亦繁多。然何以本篇条文很少，且只出小柴胡汤一方呢？这是因为有关少阳病的证治已散见于各篇，例如太阳、阳明篇中的叙述就很多，少阴篇及辨阴阳易劳复病篇亦有所论及。虽然本篇只出小柴胡汤一个方剂，须知少阳病并不限于柴胡汤证，也不限于太阳病的转属，其自发的反而更多。半夏泻心汤类、黄芩汤类均是少阳的治剂，学者可自整理识之。

辨少阳病脉证并治

# 辨太阴病脉证并治

**278.** 太阴之为病，腹满而吐，食不下，自利益甚，时腹自痛①。若下之，必胸下结硬②。

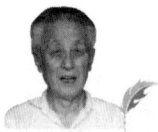

【释】太阴病，即里阴证，经常见腹满而吐、食不下、自利益甚、时腹自痛等一系列症状反应，故凡病若此者，依太阴病的方法治之，便不会错误的。太阴病的腹满属虚，慎勿误为阳明病的实满而下之。若下之，必致胸下结硬之变。

【按】太阴病与阳明病同在里位而阴阳性质不同，为了便于理解，再就其证候逐一说明。由于胃肠虚弱，停水多寒，故腹满而吐，食不下。里虚之极，不但停水，而且不能保持之，以是则下利。益甚者，谓自下利，较一般阳证的下利为甚也。时腹自痛者，谓腹中因有寒而痛，稍有暖时则痛自止也。基于以上的说明，太阴病不也和阳明病一样，都是来自胃肠的证候反应吗？不过一则为热为实，一则为寒为虚罢了。

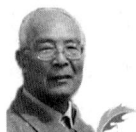

〈注〉①"太阴之为病"，意即太阴病的特征是什么，为书中该病提纲性的格式用语。"腹满而吐"，此腹满为虚满，喜按，按之无抵抗，亦不甚疼痛；胃虚则易停饮，故吐。"食不下"，太阴病，胃虚寒无热，消化力弱，故食不下。"时腹自痛"，以胃肠受到寒和水的刺激而腹痛，得暖则痛止，故时有痛止。"自利益甚"，自利，指未吃泻下药而下利；胃虚不但停饮，而且不能收持，故此这种阴证的下利更甚于阳证的下利也，亦是功能沉衰的明证。

②"若下之，必胸下结硬"，实满可下虚满不可下，若误下，则胃越虚，满益甚，利不止，邪愈凑而结于胸下（心下），必结硬。此结硬不是"痞

"硬"，类似于脏结也，乃因下而成的痞块。参见 135 条"病发于阴，而反下之，因作痞也"。

〈按〉本条可作太阴病提纲，其概括的特征与阳明病恰成对子。简言之，里证为实为热者均属阳明，里证为虚为寒者均属太阴。

## 279. 太阴中风①，四肢烦疼②，阳微阴涩而长者，为欲愈③。

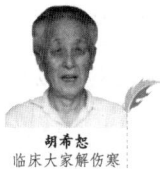

【释】太阴中风，即太阳中风转属太阴病者。太阳证未罢，故四肢烦疼。阳微，即脉浮取微；阴涩，即沉取涩。外邪已衰，故脉阳微。里虚故脉沉涩，但脉不短而长，示胃气不衰，故病当自愈。

胡希恕
临床大家解伤寒

【按】太阳病传里以转属阳明为常，然亦间有转属太阴者。本条所述即太阳转属太阴的欲愈证。

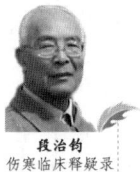

〈注〉①"太阴中风"，指太阳中风转属太阴病者。太阳病传里，以转属阳明为常而多见，若其人体质虚或多湿，亦可转属太阴。

段治钧
伤寒临床释疑录

②"四肢烦疼"，烦疼的"烦"，不是因里有热，乃是因肢痛而致烦。这是表证未罢而见太阳太阴的并病。亦可证明胡老对上句"太阳中风"解释的卓见。

③"阳微阴涩而长者，为欲愈"，此阳、阴，是指取脉方法的浮、沉。阳微者，是浮取脉微，为外邪将去或已衰之脉。阴涩者，脉沉取往来不流利，为里虚之应。长脉是脉动应指长短的太过脉（与短脉相对），乃血气充盈之象，主阳热盛，亦有禀赋强实而见此脉者。本条脉长是在阳微而阴涩情况下的特指，乃胃气不衰，正气有力应病之象，故曰为欲愈。

〈按〉阳性病之脉，越过越不好；阴性病之脉，越不及越不好。故有"脉长则生，脉短则死"，"阴证见阳脉者生"的论述。

辨太阴病脉证并治

**280.** 太阴病欲解时，从亥至丑上。

【释】如前。

**281.** 太阴病，脉浮者[①]，可发汗，宜桂枝汤[②]。

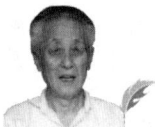

【释】太阴病，当指腹痛、下利等而言。脉浮为病在表。此表里合病之属，而非真的太阴病也，故宜桂枝汤以发汗解之。

【按】下利而有表证，宜发汗解之。前之太阳阳明合病而下利者用葛根汤，与本条用桂枝汤取法同。此只言脉浮，必兼缓弱，或有自汗出。若脉浮紧而无汗，则宜葛根汤而不宜桂枝汤。于此必须注意，葛根汤与桂枝汤均属发汗解热剂，宜于阳证不宜于阴证。若真虚寒于里的太阴病，虽表未解，亦宜先救其里，如太阳病所述下利清谷而身疼痛者是也。若合病，亦应用配伍干姜、附子的白通汤，葛根汤、桂枝汤均不中与之。

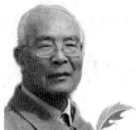

〈注〉① "太阴病，脉浮者"，句首冠以"太阴病"三字，当有腹痛、下利等症；"脉浮者"，当为病在表；可见本条亦当为表里并病或合病之属。

② "可发汗，宜桂枝汤"，太阴病不可汗、吐、下，而本条又说可发汗，并宜桂枝汤解之，可见本条即使有里证，也必非真正虚寒在里的太阴病也。读仲景书凡此等处均宜慎辨。以发汗法治下利，第32条葛根汤所治为太阳、阳明合病者；本条以桂枝汤解表同时亦治里证的下利，而谓为"太阴病，脉浮者"，何也？盖以葛根汤主表实，桂枝汤主表虚，此脉浮当是脉浮缓，表虚有汗，故本条发汗治下利只宜以桂枝汤也。

〈按〉表里同病，阳性病法当先治表后治里；阴性病法当先治里后治表。参见93条的〈注〉。本条里证并非真正里虚寒的太阴病，表证必为表虚，故可以桂枝汤发汗治之。

**282. 自利不渴者，属太阴**①**，以其脏有寒故也**②**，当温之，宜四逆辈**③**。**

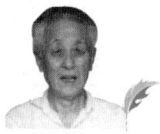

【释】凡病自下利而不渴者，均属太阴。太阴病下利之所以不渴，以其脏虚有寒饮，当服四逆汤辈以温其里。

【按】四逆辈，乃指四逆汤类而言。此述太阴病下利的正治法，其具体证治均详于各篇有关条文，于此只概要示之。

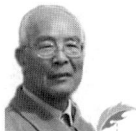

〈注〉①"自利不渴者，属太阴"，自利，均属胃肠病，但有虚实之别。若实而热者，则口中干、渴而思饮；若虚而寒者，则口中和而不渴。自下利不渴者，均属太阴也。

②"以其脏有寒故也"，这是上句"自利不渴"所以然的自注句。脏，指胃肠。脏有寒，当然包括虚在内，因虚而寒也。因里虚寒而下利不渴，是真正的太阴病。

③"当温之，宜四逆辈"，太阴证治则为"当温之"，汗、吐、下、和均不可，只有温之一法。四逆辈，指四逆汤、通脉四逆汤、附子汤等类。

〈按〉人死亡的一个重要方面就是胃肠的衰败，太阴的死候在后面少阴篇讲是有它的道理的（见后篇），提示阴性病证在外时即应抓紧治疗，入里则多正不胜邪，或治疗困难，或预后不良。

**283. 伤寒脉浮而缓，手足自温者，系在太阴。太阴当身发黄，若小便自利者，不能发黄**①**。至七八日，虽暴烦下利，日十余行，必自止**②**。以脾家实，腐秽当去故也**③**。**

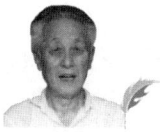

【释】本条自"不能发黄"句前半段同阳明篇，今就后半段解之。

前第194条述"至七八日，大便硬者，为阳明病也"，

辨太阴病脉证并治

胡希恕
临床大家解伤寒

段治钧
伤寒临床释疑录

胡希恕
临床大家解伤寒

本条述至七八日大便不硬而反暴烦下利，日十余行者，以胃气强，不容湿浊秽物存留，逐邪于下也，言外湿去利止，病当自愈也。

【按】里证者，机体欲借涌吐或下利以解除病邪，但往往限于自身功能，反致欲吐不能吐，或大便难的里实证，或虽吐利，但因胃肠功能沉衰，不但病邪不去，反致吐利不止的里虚证。本条"虽暴烦下利，日十余行，必自止，以脾家实，腐秽当去故也"，说明机体抗病机制的胜利（正胜邪退）。脾家实，可作胃气强解，以脾主运化，为胃行其津液也。

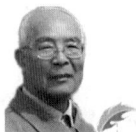
段治钧
伤寒临床释疑录

〈注〉本条承194条，言太阳病传里既可如彼转属阳明病，亦可如本条下利逐秽而自愈。

①"伤寒脉浮而缓，手足自温者，系在太阴。太阴者，身当发黄；若小便自利者，不能发黄"，这是阳明篇194条的文字，两者比较仅个别字句稍微有点出入，述意完全相同。主要是说，"伤寒脉浮缓"为湿盛于里、津液不充于外；不发热而只现"手足温者"，示表热已内陷于里；曰"系在太阴"，只表示与太阴有关而已。表热内陷与太阴的里湿相结，则身当发黄；若胃气强，传里之热逼湿下泄而小便利，则不能发黄。194条此后的述文是"至七八日大便硬者，为阳明病也"，说明若热盛于湿，则转属阳明的情况（参见前〈注〉）。

②本条接上句的文字是"至七八日，虽暴烦下利，日十余行，必自止"，太阳证传里，依人的体质、病邪的性质、治疗情况等的不同，既可转属为阳明病，也可转属为太阴病，也可有如本句下利逐秽的自愈证。患太阳伤寒已七八日，其证为手足温、系在太阴，若身既未发黄，大便又不硬，反而"暴烦下利，日十余行"，这是其人胃气尚强，通过下利去除腹内腐秽之物的反应。其烦当是热烦，而非阴躁。这样下利之后，腹秽去利自止，病亦当愈。若其人胃气沉衰，或经非法治疗，里无热而寒者，则必成下利益甚（或不止），甚至还有里虚寒的其他症状，那就转属为太阴病了。

③"以脾家实，腐秽当去故也"，这是上句下利自止病愈所以然的自注句。

〈按〉此条主述表病传里转属太阴或系于太阴、下利而烦者可自愈，以及自愈的原因。

**284.** 本太阳病，医反下之<sup>①</sup>，因而腹满时痛者，属太阴也<sup>②</sup>，桂枝加芍药汤主之<sup>③</sup>；大实痛者，桂枝加大黄汤主之<sup>④</sup>。

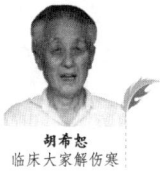

【释】太阳病宜汗不宜下，医者不依法发汗而反下之，使表邪陷于里而为表里并病。太阴病有腹满时痛，今亦腹满时痛，就此症状而言"属太阴也"。其实此腹满并非太阴病的虚满，时痛亦非太阴病的寒痛，是阳证而不是阴证。表未解，故以桂枝汤解外，加量芍药治腹满时痛。若更大实痛者，还须加大黄以下之。

胡希恕
临床大家解伤寒

【按】此腹满时痛本非太阴证，谓属太阴者，盖教人辨证宜全面细审。太阴病虽有腹满时痛，但腹满时痛者不一定即属太阴。如前条，自利不渴者属太阴，以其脏寒故也。言外自利而渴者，不但无寒反而有热，当然不属太阴。不过前者言在明处，而此则言在暗处也。

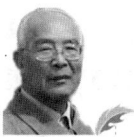

303

〈注〉① "本太阳病，医反下之"，由本条出方为桂枝加芍药汤可知，本来是太阳病的桂枝汤证，医者不依桂枝汤法治之，反用下法，此误治也。

段治钧
伤寒临床释疑录

② "因而腹满时痛者，属太阴也"，因误下桂枝汤证而腹满时痛，此腹满是实满而不是虚满。此时痛不是寒痛、当是挛痛，这和太阴病的时腹自痛很相像，乃利时的挛痛也。虽经误下，表邪内陷，表里并病，但幸而未成真的太阴病当知。只是腹满时痛有似于太阴者，故谓属太阴也。

③ "桂枝加芍药汤主之"，此腹满时痛，表证尚未罢，故以桂枝加芍药汤主之。

④ "大实痛者，桂枝加大黄汤主之"，大实痛，即腹满时痛得厉害，宜在上方中加大黄，以桂枝加大黄汤主之。两方证比较，后者较重，故曰"大实痛"。可见前者之腹满为实而不为虚也，更可知本条为阳证，而非

阴证。

〈按〉本条不是太阴病，故不用四逆辈。置于此，意在做比较焉。若误以为太阴病也有大黄证，那就曲解仲景的用意了。

上条的"系在太阴"和本条的"属太阴"均有甄别的寓意。是真正转为太阴病了？还是形似太阴，与太阴有关？熟读仲景书，当不难理解。

---

#### 桂枝加芍药汤方

桂枝（去皮）三两，芍药六两，甘草（炙）三两，大枣（擘）十二枚，生姜切三两。

上五味，以水七升，煮取三升，去滓，分温三服。本云桂枝汤，今加芍药。

---

〈方解〉于桂枝汤增加治腹挛痛的芍药，治桂枝汤证而腹挛痛甚者。

---

#### 桂枝加大黄汤

桂枝（去皮）三两，大黄二两，芍药六两，生姜（切）三两，甘草（炙）二两，大枣（擘）十二枚。

上六味，以水七升，煮取三升，去滓，温服一升，日三服。

---

〈方解〉于桂枝加芍药汤更加通便的大黄，治桂枝加芍药汤证而大便难者。


**285.** 太阴为病，脉弱，其人续自便利，设当行大黄、芍药者，宜减之①，以其人胃弱，易动故也②。

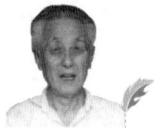

【释】太阴为病，本虚寒在里，故其人续自便利而脉常弱也。设若有腹满时痛，当行大黄、芍药者，则宜减量用之。因大黄、芍药宜用于胃实大便难，今胃气虚衰，不胜苦寒攻伐，故需酌减其用量。

【按】此承上条，腹满时痛、大实痛非阴性病，本条与之同，并其人脉弱、续自便利，所述不外阴阳虚实交错互见的下利，仍当用芍药、大黄而减其量。若真太阴病的下利，断无行芍药、大黄的道理。

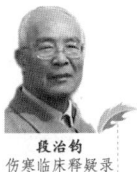

〈注〉① "太阴为病"，当指上条腹满时痛和本条"续自便利"而言，也是"系在太阴"的意思。其人"脉弱"，明示胃气虚衰。由此观之，病有由阳转阴趋势，但也没到真是太阴病的程度。所以"设当行大黄、芍药者"，"宜减之"，指宜减其用量。

段治钧
伤寒临床释疑录

② "以其人胃弱，易动故也"，这是解释减其大黄、芍药用量原因的自注句。胃弱，收摄无力，积秽则易动无存，这是大黄、芍药宜减量用之的原因。不难推想，此时用大黄、芍药如果不减量，容易造成下利不止，所以在辨证中要特别注意。

〈按〉太阴病关乎人的生死，虚衰之人若患少阴病，则维持在表的时间甚短，极易转属太阴，而且多属危证。为了强调里虚的重要性，所以太阴死证多放在少阴篇中去讲，也是警示医家对少阴病不可轻视也。

## 总　结

太阴病，即里阴证，与阳明病均属里。阳明偏于实热，以胃家实为特征；太阴偏于虚寒，以腹满而吐、食不下、自利益甚、时腹自痛为特征。

本章虽只有八条，而且大多不是真的太阴病，但278条有明确的太阴病概括提纲，282条又明确提出证治大法，对于太阴病的说明已无遗憾。

太阴病的治则，法宜温补，汗、吐、下的攻伐以及寒性药物均当禁用。呕吐下利，虚寒在里，胃气复则愈，胃气绝则死，故人之生死大都在太阴病时期，为治之道只有四逆辈温之一法。病之缓急生死，以及具体证治，均见于少阴篇，以太阴病常自少阴传入故也。

# 辨少阴病脉证并治

**286.** 少阴之为病①，脉微细，但欲寐也②。

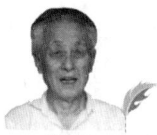

【释】少阴病即表阴证，它与太阳病是阴阳相对的表证。太阳篇第7条已有"病有发热恶寒者，发于阳也，无热恶寒者，发于阴也"的说明，此乃承前意，重申两者之异。少阴病不但无热恶寒与太阳病有别，而且脉偏微细，其人但欲寐也。

胡希恕
临床大家解伤寒

【按】体质虚弱或年老气血衰者患外感时，往往出现少阴病这样的表证。脉微细是对照太阳病说的，是浮中偏于微细也，此和太阳伤寒脉紧，太阳中风脉缓的说法同。由于气血内虚，病虽在表，但脉微细，其人困倦少神，但欲寐也。

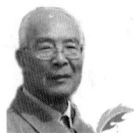

段治钧
伤寒临床释疑录

〈注〉①"少阴之为病"，是六经中某一个病的特征用语。少阴病为在表的阴性证，它与太阳病属于同一病位，但病性阴阳各异。少阴病的脉证，本质上是功能沉衰的反映。

②"脉微细"，细脉血虚，脉无以充之象；因为微脉为细而无力（虚）的兼象脉，它已含有细象，所以这里的"微"字不是脉象，乃比较量词；阴性病以虚为本，故"脉微细"者，乃指较脉紧而言稍细的意思；既为表证，脉亦当浮，故此"脉微细"又当是较浮紧偏于细也。若必得见极微细之脉才认为是少阴病，在治疗上岂不误事！"但欲寐也"，形容其人困倦少神、没有精神。

〈按〉太阳、太阴是病位在表而阴阳属性完全不同的两种病。本条只是就脉与主证（但欲寐）提出少阴病的特征，指出其与太阳病的不同点，其他的表证如头疼、身痛等也是存在的。少阴病有无发热呢？按第7条经文"发热恶寒，发于阳也，无热恶寒，发于阴也"，少阴既是在表的阴性病，以无热为常，但也有例外。凡此种种，在后面条文的学习中均当一一辨析，切勿囫囵吞之。

同样外感病邪，因人体的抗病功能不同，体质强者则发为太阳病，体质弱者则发为少阴病也。

**287. 少阴病，欲吐不吐，心烦，但欲寐，五六日自利而渴者，属少阴也①；虚故引水自救②。若小便白者，少阴病形悉具③；小便白者，以下焦虚有寒，不能制水，故令色白也④。**

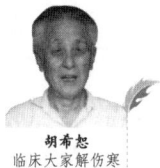

【释】少阴病里有水饮，欲吐而不得吐，故心烦。本来是少阴病，故但欲寐。五六日时传里，故并发自下利的太阴病。少阴病津液本虚，今又下利，益亡津液，故渴。

胡希恕
临床大家解伤寒

因为自利不渴者属太阴，今自利而渴，乃少阴转属太阴，因虚而引水自救，少阴病未罢，故谓属少阴。今小便色白为代谢功能沉衰，属少阴病的一症，故谓少阴病形悉具。小便色白，古人认为是下焦虚、有寒，不能制水的缘故。

【按】少阴病以传太阴为常，本条所述即少阴太阴的并病。太阴病下利为有寒，当不渴。今以少阴转属太阴多虚，故渴，与有热而渴者有别，临证需细辨。

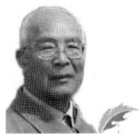

段治钧
伤寒临床释疑录

〈注〉①"少阴病"，言始发为少阴病也。人患病在表，若其内有水饮者，为证多有异常的反应。表阳证如此，如太阳篇第28条、第67条；表阴证亦如此，如本条，因其人内有水饮，故反映为"欲吐不吐，心烦"，此烦为恶心的难受

而非热烦也。"但欲寐"是少阴病的本证。少阴病过了"五六日自利而渴"，因为自下利为太阴证，这是病已由表传里，为少阴太阴并病。太阴病因为里寒的缘故，当"自利不渴"；但本条少阴病未罢，津液本虚、今又下利，机体仍欲饮水自救而渴，故谓"属少阴也"，与少阴有关的意思。另外，少阴

辨少阴病脉证并治

病里有水饮者，传变更快，应知。

②"虚故引水自救"，虚字指津液虚。这是解释上述"自利而渴"所以然的自注句，亦可见此渴属（津）虚而不属热也。

③"若小便白者，少阴病形悉具"，少阴病传里以传太阴为常，也有传阳明者。有热无热，当验之于小便。若里有热，小便当赤或黄；里无热，小便当白。今小便色白，加上前句的但欲寐，自利而渴，可知"少阴病形悉具"。

④"小便白者，以下焦虚有寒，不能制水，故令色白也"，这是解释上句小便白所以然的自注句。肾属下焦，膀胱与肾相表里，因下焦虚寒不能制水，所以小便清白，也说明无热。

**288. 病人脉阴阳俱紧，反汗出者，亡阳也，此属少阴**[①]**。法当咽痛而复吐利**[②]**。**

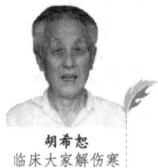

【释】太阳伤寒脉阴阳俱紧，但不汗出，今汗出，故谓反。邪盛（脉阴阳俱紧）正虚，精气（汗出）外越，故谓为亡阳也。此属少阴者，谓虽脉阴阳俱紧，形似太阳伤寒，但就汗出亡阳的情况，正可谓系于少阴，但不见得是少阴病。阳脉紧为外邪盛，阴脉紧为里有寒（饮），故法当咽痛而复吐利。

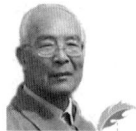

〈注〉①"病人脉阴阳俱紧"的阴阳，当指脉的浮沉取法而言。浮取脉紧主外邪盛，沉取脉紧主里有寒。阴阳俱紧不应有汗，今有汗出，故曰"反汗出者"。反汗出者"亡阳也"，言因汗出而津液外泄（越）的意思，阳者亦谓之气，非阳热之阳，乃指津液也，亡阳即亡津液（可见27、115条〈注〉）。另外，此反汗出不是太阳中风表虚之自汗出，若是太阳中风的自汗出，当有脉浮缓应之，今脉不浮缓而是阴阳俱紧，乃因人虚外邪盛、里有寒饮之故。故曰"此属少阴"，指与少阴有关，万勿以本证之脉而误认为是太阳证也。

②"法当咽痛而复吐利"，外邪盛、人虚而汗出，汗出则伤津亡阳，可致咽干而痛。而且内有寒饮被外邪激动，又可致吐利。

〈按〉本条主论体虚邪盛而汗出亡阳之象，病仍在表者，属少阴也。咽痛而复吐利者，亦为表里阴阳交错互见之证，而非单纯的少阴病，与后之猪肤汤证（315条）互参自明。本条"属少阴"的病理机制亦如上条，为少阴病里有水饮者，不过其证不如上条有"但欲寐"那么明显罢了。

**289. 少阴病，咳而下利，谵语者，被火气劫故也<sup>①</sup>。小便必难，以强责少阴汗也<sup>②</sup>。**

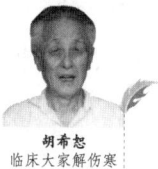

【释】火邪激动里饮，逆于上则咳，迫于下则利。火邪入胃，故谵语。少阴病津液本虚，复以火劫使大汗出，则小便必难也。

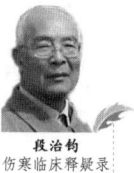

〈注〉①"少阴病"，即在表的阴证，有汗出者，亦有无汗者。本条是以火劫发汗的误治，为无汗者。少阴病本虚（人虚、津血虚）寒（里有水饮则寒），病在表也需发汗，但自有其特定的用药方法，见以后的论述，万不可用火劫之法。火劫强发汗，太阳病阶段人不虚尚不可用，况少阴病乎！"咳而下利，谵语者"，火邪追虚逐实，迫于上则咳；迫于下，激动里饮则利；入胃，则发谵语。这是少阴病被火劫误治的结果，故自注曰"被火气劫故也"。

②"小便必难，以强责少阴汗也"，少阴病被火劫发汗除可致"咳而下利，谵语者"外，还可致"必小便难"。其原因论中亦自注曰"以强责少阴汗也"，强责，即过分强求，此处指强使少阴病汗出太过的意思。少阴病本来就津虚血少，火劫迫使大汗出，津液内竭，故小便必难。

〈按〉本条重点论述少阴病不可以非法治疗强发其汗，包括火劫，亦包括太阳病的发汗方法。

少阴病在表，正治也需用汗法，但必须适当加亢奋药，可与306、307条互参。少阴病发汗必须轻微，万不可使大汗出，否则变证蜂起矣。

里有停饮的人见表证，用汗法必须兼顾水饮而适证选方（参见84条）。太阳病如此，少阴病更如是也。

309

辨少阴病脉证并治

胡希恕
临床大家解伤寒

段治钧
伤寒临床释疑录

**290. 少阴病，脉细沉数，病为在里<sup>①</sup>，不可发汗<sup>②</sup>。**

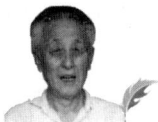

【释】细数之脉而见于沉，为里热血虚之候。此已转属阳明，故谓病为在里，不可发汗。

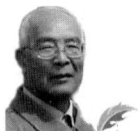

〈注〉① "少阴病"者，始得之为少阴病也。"脉细沉数"，少阴病脉微细，如若不传，此略细的脉当见于浮，而今见于沉，可见病已传也。少阴病传里，以传太阴为常，但也有传阳明者。细主津虚血少，数主热，沉主里，脉细沉数为热在里而津血不足之候，此已转属阳明，故曰"病为在里"。

② "不可发汗"，少阴病津血虚，转属阳明燥结更快，此时救津犹恐不及，况发汗乎！故曰"不可发汗"。

〈按〉此述少阴病不可发汗者。少阴病也可发汗，不可发汗者必有其原因，这与太阳证不可发汗的很多道理是一样的。要特别注意，不是少阴病不可发汗，而是转为阳明病不可发汗也。

**291. 少阴病，脉微，不可发汗，亡阳故也<sup>①</sup>。阳已虚，尺脉弱涩者，复不可下之<sup>②</sup>。**

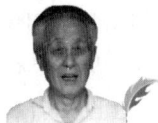

【释】少阴病，寸脉甚微者为津液虚于外，不可发汗。亡阳即无阳。若尺脉弱涩者，为血不足于里，更不可下之。

【按】由后文的尺脉弱涩可知，前文的脉微当是寸脉微，故解如上。前"少阴之为病，脉微细"与本条的脉微大有区别，前是浮取之微而细，此为但微而不浮。少阴病脉微者绝不可发汗，此于治疗甚关重要，不可不辨。

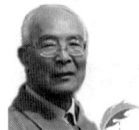

〈注〉①始得之即为"少阴病"，其脉象以略细而见于浮为常，本条连细都不显，但"脉微"。微是脉体细、虚而无

力的兼象脉（这与提纲中脉微细的微字意不同），主正衰气血不足。本条脉微更指津液虚极，正气甚衰也，而且不限于浮取，当类似"脉微欲绝"的意思。这样的脉象是不可发汗的，其原因论中自注曰"亡阳故也"，阳指津液，亡阳即无阳的意思（津液虚又血少）。这也当视为是一条发汗的禁忌。

②"阳已虚"，即津液已虚。"尺脉弱涩者"，尺脉主里；弱是绷直性能的不及脉，主气虚；涩主血少。综合观之，里虚血不足，故"复不可下"。这里指出了脉的部位"尺脉弱涩"，可见上句的脉微当是寸脉微，对应津血虚于外也，更证明上句之"不可发汗"。

〈按〉本条又是一种少阴病不可发汗的情况，同时说明复不可下。下法对表阳证都为逆，不可擅用，表阴证（少阴病）更当禁用。若遇大便难时，只可适情用润导之法，万不可吃泻下之药也。

**292. 少阴病，脉紧**①**。至七八日自下利，脉暴微，手足反温，脉紧反去者，为欲解也**②**；虽烦，下利，必自愈**③**。**

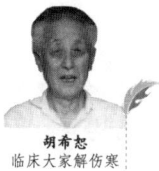

【释】"少阴病，脉紧"，即承前288条之"病人脉阴阳俱紧"而论者。至七八日，传里转属太阴，则自下利。邪陷于里，故脉暴微。下利前手足不温，而今反温者，为胃气复振，腐秽不容停留也。下利前脉紧，而今脉紧反去者，邪随下利排除于外也。胃复邪去，虽烦，下利，必自愈。

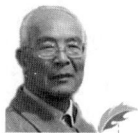

胡希恕
临床大家解伤寒

〈注〉①"少阴病，脉紧"，此承288条"病人脉阴阳俱紧"之意，为外邪里寒之脉应。少阴病，脉微细为常，但亦有脉紧者，当知其因。

②"至七八日自下利"，为少阴传里转属太阴，其病为进。但从病势发展来看，自下利有两种趋向：若其人胃气尚强，病邪可被排出体外，故太阴病有自愈证；若其人胃弱，正气虚衰，病必进一步恶化，致四肢厥逆、自利益甚等，坐实太阴病也。本条所述，为前一种向愈者，随着自下利，邪去正复。正复的表现就是"脉暴微，手足反温，脉紧反去"，原

段治钧
伤寒临床释录

来脉紧没有了，突然由紧转微；原来手足不温（手足冷），也随着邪去正复而反温；故谓"为欲解也"。

③"虽烦，下利，必自愈"，烦和下利是少阴病转属太阴后才有的为证，在转属太阴中有表示病进的一面，但在本条则是邪去正复、阴去阳回的表现。烦可视为正邪相争之象，下利为祛病外出之路，这并不为病进，所以断曰"必自愈"。

〈按〉脉的盛衰，是人体抗病能力的反映，也是邪气盛衰的反映。无论在何病位，都有正邪交争机制，因而凭脉辨证时一定要考虑这两个方面。

本条和283条均为太阴病的自愈证。283条言太阳伤寒转属太阴的自愈证，本条为少阴病转属太阴的自愈证，分别以脾家实、胃气强推论之，其理一也。

**293. 少阴病，下利①，若利自止②，恶寒而蜷卧，手足温者，可治③。**

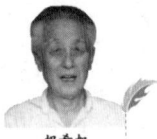

胡希恕
临床大家解伤寒

【释】蜷卧，即屈身向前而卧，因恶寒之极，乃屈缩其身而卧也。少阴病下利者，实即少阴与太阴合病。若利自止，其人虽恶寒而蜷卧，手足自温者，为胃气未衰，病可治。

【按】精气泄尽则下利止，胃气自复，下利亦止。前者死而后者生，本条所述属后者。

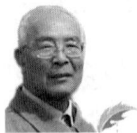

段治钧
伤寒临床释疑录

〈注〉①"少阴病，下利"，乃少阴太阴合病或并病。始为少阴病即有下利者，已系于太阴，即少阴太阴合病；少阴传里转属太阴亦有下利，为少阴太阴并病。不管合病、并病，此泛指少阴病又有下利者。

②"若利自止"，少阴病利自止的现象有好有坏。上条及283条胃气尚强，正气复，下利止而病愈，是好的现象；若里虚已极，无利可下而利止者，则为证极险。本条属好的现象。

③"恶寒而蜷卧，手足温者，可治"，阴性病但恶寒不发热、屈缩其身向前而卧，四肢蜷曲而眠，这是虚寒已极的表现，比阳性病的渐渐恶寒要重

得多。若其人手足温，说明胃气未衰，尚可治也；反之，若其人四肢厥逆，则示胃气已败，危殆矣。

〈按〉以上两条均以少阴病下利立论。

### 294. 少阴病，恶寒而蜷①，时自烦，欲去衣被者，可治②。

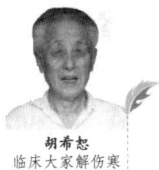

【释】少阴病，虽恶寒蜷卧，但其人时自烦而欲去衣被者，虽似极寒而里实真热，必不至并发太阴病呕吐、下利等重证，故为可治。

【按】此虽现少阴病极寒的外观，而实际是有大热的阳证，即前太阳病篇中所谓"身大寒反不欲近衣者，寒在皮肤，热在骨髓"是也。阴寒证多虚难疗，阳热证多实易治，故谓可治。

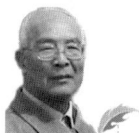

〈注〉①"少阴病，恶寒而蜷"，恶寒而蜷，即上条的恶寒而蜷卧，不过上条有下利，本条无下利。一般来讲，此乃阴寒殊甚的一种表现，可见于少阴病，亦可见于太阴和厥阴。这句话是表示了其人有少阴病的外观。

② "时自烦，欲去衣被者"，时自烦，不是一直烦。烦是热象，在阴性病是好事。这是正邪相争的反应，正胜（阳热复）则烦，邪胜（虚寒）则躁。今不见下利，说明未成太阴；时自烦而不躁，说明未入厥阴；欲去衣被，为阳热复于里之征。此句示里真热而外假寒也。综上所论，里有热、胃气未衰，故曰"可治"。

〈按〉阴病见阳脉或热复者，都是好现象，生机尚存，当有治愈之机。

### 295. 少阴中风①，脉阳微阴浮者，为欲愈②。

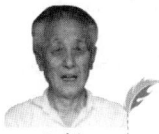

【释】脉阳微，即寸脉微。寸以候表，为表邪已衰。脉阴浮，即尺脉浮。尺以候里，为里气渐充。此为邪退正复之象，少阴中风见此脉者为欲愈。

辨少阴病脉证并治

〈注〉① "少阴中风"，即太阳中风转属少阴者（参见第3条〈按〉）。有一次胡老讲课把这句话释为少阴病的分类：太阳病以有汗、无汗分为太阳伤寒、太阳中风，少阴病也有相似的分类法，有汗出叫少阴中风，和前之"阳明中风""少阳中风"类似。现一并提出供作参考。

② "脉阳微阴浮者，为欲愈"，这里脉的阴阳指尺寸言。阳微者寸脉微，外邪已衰也；阴浮者尺脉浮，精气欲复也。邪去正复，故曰"为欲愈"。

〈按〉在脉诊中，尺脉的表现至为重要，因为尺以候里，尤其在危重病中，根据尺脉的有无及脉象，多可预知吉凶。本条的尺（阴）脉浮，当浮而较有力度，提示正气仍有力与邪相争也。

**296. 少阴病欲解时，从子至寅上。**

【按】不释。

**297. 少阴病，吐利①，手足不厥冷，反发热者，不死②。脉不至者，灸少阴七壮③。**

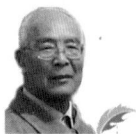

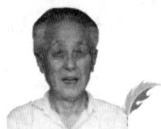

**段治钧**
伤寒临床释疑录

【释】少阴病转属太阴，呕吐、下利、手足不逆冷而反发热者，为胃气不衰，故不死。假设脉不至者，可灸少阴太溪穴七壮。

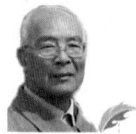

**胡希恕**
临床大家解伤寒

〈注〉① "少阴病，吐利"，始发为少阴病，并于太阴则呕吐、下利。吐利是少阴病并于太阴的重要标志（见太阴病提纲）。病入太阴可关系生死，但不是说必死，其预后还得看邪正交争的结果。太阴在里，是人体御病的最后一道防线，在治疗中不可不预先考虑，给以足够重视，争取防患于未然也。

**段治钧**
伤寒临床释疑录

② 本条虽有吐利的太阴证，但"手足不厥冷"，即无四肢厥逆；而"反发热者"（参见294条〈注〉、〈按〉），胃气不衰，当有治愈之机，故曰"不

死"。可见为医者一要顾护胃气，二要顾护津液，二者相辅相成，俗谓留得一分胃气、一分津液，就留得一分生机也。

③ "脉不至者，灸少阴七壮"，脉不至者，即脉不出，为一时的暂象。灸少阴，即在太溪穴施以灸法，可亢奋阳气，促其脉至。

〈按〉在汉代，针灸比汤液运用普遍而兴盛，一提灸少阴，一般都能知道，故不注明何穴。本注选太溪系后人经验，姑从之。其后世汤液盛兴，针灸反衰也。

**298.** 少阴病，八九日①，一身手足尽热者，以热在膀胱，必便血也②。

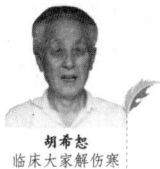

【释】少阴病八九日，传里而发阳明病，故一身手足尽热。由于其人便血，知为热入血室，故谓热在膀胱也。

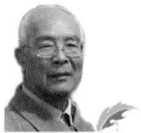

*胡希恕*
临床大家解伤寒

〈注〉①始发为"少阴病"。"八九日"，常为表证传里之期，表示病已传里。但要注意，少阴证其人必虚，虚寒较重之人病在表的时间甚短，一般用不了这么多天才传里。

*段治钧*
伤寒临床释疑录

② "一身手足尽热"，为热盛于里，知此传阳明也。"热在膀胱"，是指其热在膀胱的部位，不是膀胱之内，即膀胱部位蓄热。"必便血也"，少阴病本虚，虚热相搏，扰动下焦的血脉，因而便血。

〈按〉胡老【释】中说此便血为热入血室，热入血室有少阳证，有阳明证。109条、《金匮要略·妇人产后病脉证并治第二十一》的第7条属阳明证；150、151条属少阳证；热入血室还有自愈证。读者可前后互参。

**299.** 少阴病，但厥，无汗，而强发之，必动其血①。未知从何道出，或从口鼻，或从目出者，是名下厥上竭，为难治②。

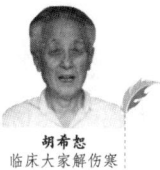

【释】血不充于四末则厥，故少阴病厥者必无汗，谓但厥。若强发其汗必动其血，致口鼻出血或目出血等，其道不一。肢厥者，血本虚，上出血更使之竭，因名之为下

*胡希恕*
临床大家解伤寒

厥上竭，为难治。

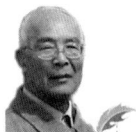

〈注〉①患"少阴病"。如果"但厥，无汗"，厥者，四肢逆冷，是津虚血少，血液阳热不达于四末的缘故。少阴病多虚，若虚的厉害则可致厥，真寒而厥者定无汗。少阴病而四肢厥逆，为少阴厥阴并病，从这个角度看也不当发汗。"而强发之"，即若强发其汗，或发汗不当而使大汗出，"必动其血"而发血证，夺汗者亡血也。

②上述强发其汗而致的出血证，"未知从何道出"，即血不一定从哪儿出。"或从口鼻，或从目出者"，则血竭于上。本厥于下，今又血竭于上，"是名下厥上竭"。此证温之碍于血，凉之碍于厥，故为难治，但不等于不治，当知。

〈按〉少阴病表证亦可发汗，但四肢厥冷属真寒证者绝不可发汗，切记。本条述少阴病而肢厥者，是少阴不可发汗证之一。

自本条以下论转属太阴的死证。

**300. 少阴病，恶寒，身蜷而利①，手足厥冷者，不治②。**

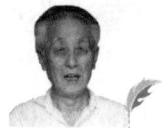

胡希恕
临床大家解伤寒

【释】少阴病，恶寒身蜷，虚寒已甚。若复转属太阴而下利，是为重虚。手足逆冷者，胃气已败，故不治。

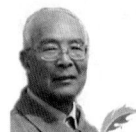

段治钧
伤寒临床释疑录

〈注〉①开始为虚寒在表的"少阴病"，后转属为太阴病（下同，不再赘述）。患少阴病，以"恶寒"（不发热）为常；"身蜷"，即蜷着手足，团身而卧，愿屈不愿伸，是恶寒相当严重的表现。这是少阴病的本证。"而利"，即除上述恶寒、身蜷外，还下利，这是转属太阴之证。

②不但有上述为证，而且还"手足厥冷者"，此又属厥阴。综观本条为三阴合病，一派阴寒之象，胃气已败，故曰"不治"。"不治"者，死证也，此为少阴病死证之一。

〈按〉单纯的少阴病，并不会致死。但少阴病为阴虚寒证，维持在表的时间甚短，常二三日并于里而发太阴证，若治不及时，胃气一败就有死亡的可能，这也是在太阴篇不论死证而放在少阴来讲的原因。

### 301. 少阴病，吐利躁烦，四逆者，死。

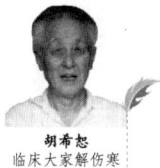

**【释】** 少阴病不解，并于太阴则上吐下利。若其人躁烦不宁，四肢逆冷者，为胃气已败，生机欲息之象，故死。

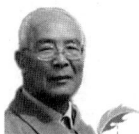

胡希恕
临床大家解伤寒

〈注〉患"少阴病"。出现"吐利躁烦"，吐利即上吐下利，在这里是少阴转属太阴的特征。曰躁烦而不曰烦躁，因躁而烦，伸胳膊撂腿躁扰不安，躁多烦少，主精气欲尽。"四逆"即四肢厥逆，为中气沉衰，阴寒极盛，残阳欲息之象，故死。

段治钧
伤寒临床释疑录

〈按〉曰厥逆、曰手足逆冷，皆形容气血不达四末的表现，厥阴篇342条明言"凡厥者，阴阳气不相顺接，便为厥"，是看胃气有无的关键，也是心脏衰竭的应征。只是手足逆冷还不要紧，若与其他阴寒证并见，则危矣。另外，手足逆冷还应辨寒热的真假。

《伤寒论》辨躁与烦也是个大眼目，论中以躁为主曰躁烦，以烦为主曰烦躁。烦属阳，躁属阴，也是正邪相争的反映，在病的后期，孰胜孰负可关乎生死。

### 302. 少阴病，下利止而头眩，时时自冒者，死。

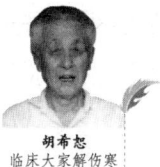

**【释】** 少阴病，并于太阴而下利，胃气不复，精气泄尽而利止，头眩时时昏冒者，为血虚上竭之证，必死。

**【按】** 头眩，时时昏冒者，有似于今所谓脑贫血症。本条所述为精气虚竭所致也。

胡希恕
临床大家解伤寒

〈注〉患"少阴病"，又有"下利"，此少阴病并于太阴。"下利止而头眩"，对下利止要辨佳恶：胃气复，利止为佳；里虚已极，无利可下而利止为恶；本条属后者。眩为头晕，头眩者，由于吐利而津液丧失太过所致。"时时自冒者"，冒为头发沉，如戴重物，其重者为休克，血虚不足以奉上也。以上都是虚脱衰竭的现象，故曰死。冒者，也有水气上冲，或热上冲而眩冒者，非不治之证，应结合脉证详辨之。

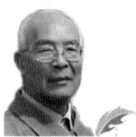

段治钧
伤寒临床释疑录

〈按〉阳气尽者死，阴血竭者亦死，此阴阳互根之理，兹不赘述。少阴并于太阴当虑此变也。

## 303. 少阴病，四逆，恶寒而身蜷，脉不至，不烦而躁者，死。

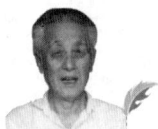

【释】少阴病，四逆，恶寒而身蜷者，虚寒至甚也。脉不至者，血不足而气衰也。因无热，故不烦。神欲离，故但躁。病属不治，必死。

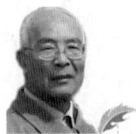

胡希恕
临床大家解伤寒

〈注〉患"少阴病"。"四逆"者，四肢逆冷也。"恶寒而身蜷"可谓是少阴本证，怕冷蜷缩而卧，言阴寒甚，虚已极也。"脉不至"，血不足，且心脏衰竭也。"不烦而躁者"，烦者为有热，正尚有力与邪相争；今无热，故不烦；躁者，乱也，躁动无暂安时；只躁不烦，有阴无阳，邪胜正负，神欲离散也。孤阴无阳，故曰"死"。

段治钧
伤寒临床释疑录

本条未见下利，而"四逆""脉不至，不烦而躁者"，可见其未传太阴而转属厥阴也。

〈按〉无下利，未传太阴。波及心脏，为少阴并于厥阴的死证。四逆，脉细欲绝者，与当归四逆汤尚可治。但若脉不至，不但血不足，心力亦大衰，尤其不烦但躁，死在顷刻也。

**304.少阴病六七日，息高者，死。**

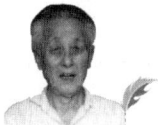

【释】少阴病六七日，已传入厥阴，若气促而息高者，为气脱于上也。此大凶候，主死。

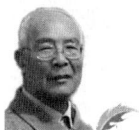

胡希恕
临床大家解伤寒

段治钧
伤寒临床释疑录

〈注〉始发为"少阴病"。至"六七日"，乃传半表半里厥阴之期。"息高者"，呼吸短促而费力、声音很重；气息出入全在胸上位，吸浅呼急，形容呼吸困难，竭尽全力的状态。此为气脱于上的凶候，故主"死"。

〈按〉此亦为少阴并于厥阴之死证。上条为心衰，本条为气脱。两条均无太阴病特征，故知系少阴厥阴并病也。

**305.少阴病，脉微细沉，但欲卧，汗出不烦，自欲吐[①]。至五六日，自利，复烦躁不得卧寐者，死[②]。**

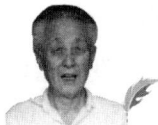

胡希恕
临床大家解伤寒

【释】脉微细，但欲寐，为少阴病本有的脉和证。始得之病在表，宜服麻黄附子细辛汤。微细之脉见于沉，可知为寒饮在里。汗出不烦者，暗示原来还有发热心烦，因服过麻黄附子细辛汤，汗后表解而烦亦去也。寒饮未除，故自欲吐。太阴病的为证渐显，急与附子汤温中逐饮或可得治。待至五六日，终因胃虚无力收摄而自下利。复烦躁，以至不得寐者，是生机欲息，难得暂安之象，故终不免于死。

【按】少阴病本虚，若里有水饮，势必转属太阴。其过程由渐至著，先有自欲吐，而后自利、烦躁不得卧。通过本条正告医者，要知防微杜渐也。学者宜与后之麻黄附子细辛汤、附子汤、四逆汤条互参而细研之。

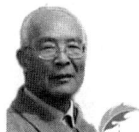

段治钧
伤寒临床释疑录

〈注〉①始发为"少阴病"。"脉微细沉，但欲卧"，脉微细但欲卧，是少阴本有之脉证；但脉不浮而见沉者，在仲景脉法中沉不但主里亦主水饮，此少阴病里有水饮者也。上述脉证本来还有烦（寓为有热）的症状，乃麻黄附子细辛汤证（参见308条），服药后，汗出表解而烦亦得除，故"汗出不烦"。虽热除烦去而病未已，反而"自欲吐"，这是因为少阴病里有水饮者，潜在有病传太阴的因素（参见278太阴病提纲），自欲吐即并于太阴之始也。从另一个角度看，表邪里饮用了上述的发汗法，若病得已，固然是收其全功的好事，但若病不已，则此发汗也会亡阳激动里饮而发生变证，或使阳热欲息的可能，这是需审慎观察在意的。

②"至五六日，自利"，或因误治，或因未治，或因人虚甚，到五六日时终于并发太阴下利。"复烦躁不得卧寐者"，此指太阴下利甚，乃至烦躁，既不得卧更不得寐，乃正不胜邪，生机欲息之象，故曰"死"。

〈按〉少阴病传里为太阴证，或传半表半里为厥阴证，有可治者，有不可治者。以上六条均为少阴转属太阴或厥阴的死证，确实危殆凶险，学者宜细观熟记。吐、利为表证传里的见证，宜把握阴、阳属性。又阴性病入里时传变迅速，不可等闲观之。

## 320　小　结

自286条至305条凡20条，可作为少阴病篇的总论。少阴病与太阳病为同在表位而阴阳不同的两种证，历来注家误于经络名称，不承认少阴病亦属表，但以上有三条述少阴病不可发汗，如不是病在表，列这些禁汗条例岂不是废话？少阴病本虚，维持在表的时间甚暂，二三日后即常传里或半表半里，传里多属太阴，传半表半里多属厥阴。此与太阳病传里多属阳明，传半表半里多少阳者正好相反。少阴病在表本无死证，其死证均于太阴或厥阴时见之，最后诸条乃其例也。

具体证治论述于后。

**306. 少阴病始得之，反发热脉沉者①，麻黄细辛附子汤主之②。**

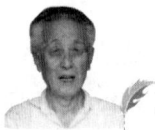

【释】少阴病以不发热为常，始得之病在表，脉亦不当沉。今反发热而脉沉，发热为邪在表，沉为寒饮在里，故以解表而兼温中逐饮的麻黄附子细辛汤主之。

【按】太阳篇谓"发热恶寒者，发于阳也，无热恶寒者，发于阴也"，故少阴病以不发热为常。脉沉主里有寒饮，本不宜发汗，今以始得之反发热，则表邪明显，故以两解表里的麻黄附子细辛汤主之。《金匮要略》曰："脉得诸沉，当责有水。"水在里者，热反外郁，此少阴病始得之所以反发热脉沉也。麻黄附子细辛汤，解表兼逐饮也。

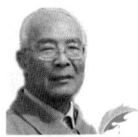

段治钧
伤寒临床释疑录

〈注〉① "少阴病始得之"，是在强调，开始一得少阴病即有下述的脉证反应。"反发热脉沉者"，反发热脉沉中间不当断句，表示"反"字贯彻发热、脉沉两者。少阴病本虚，以不发热为常；病在表，脉当见浮为常；发热、脉沉均不循常，故曰"反"；脉反沉，当责之里有水饮。反发热的原因有二：一是邪在表，其人抗病能力目前尚可；二是里有水饮，而发热不去。此亦同表阳证邪在表、里有水饮者，单纯发汗不但表邪不去，且激动里饮而生变证，小青龙汤证即其例也。不管是表阳证，还是表阴证，里有水饮者，必须解表逐饮同时施治。若是表阳证，先解表后逐饮，即有变证，尚容时调整方剂；若表阴证，解表逐饮分步治之则不可轻试也，必须同治。盖虚寒之人里有水饮，并于里则转太阴病之下利也。

② "麻黄附子细辛汤主之"，得少阴病的人本来就虚（津虚血少），即使用发汗药解表，也得减轻麻黄的用量，以小发其汗，且必加亢奋药。若里有水饮，必加逐饮药以两解表里也。本方附子、细辛正为此而设，故曰"麻黄附子细辛汤主之"。

〈按〉本条为少阴病兼里有水饮者，乃变治方剂，下条才是少阴病的正治方剂。

---

**麻黄细辛附子汤方**

麻黄（去节）二两，细辛三两，附子（炮，去皮，破八片）一枚。

上三味，以水一斗，先煮麻黄，减二升，去上沫，内诸药，煮取三升，去滓，温服一升，日三服。

〈方解〉此于麻黄附子甘草汤去甘缓的甘草，加驱寒逐饮的细辛，故治麻黄附子甘草汤证而有寒饮者。

**307. 少阴病，得之二三日，麻黄附子甘草汤微发汗①。以二三日无里证，故微发汗也②。**

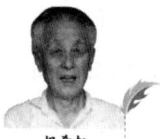

**胡希恕**
临床大家解伤寒

【释】少阴病得之二三日，以不传里而无里证为常，宜麻黄附子甘草汤微发汗以解表。

【按】二三日无里证，说明少阴证本是表证。以其本虚，维持在表的时间甚暂，四五日即常传里，并发呕吐下利的太阴病。若胃气衰败，则死也。外感而现少阴病，宜抓紧时间治疗，稍有疏忽，极易转属太阴或厥阴而致死。

由上条脉沉而用麻黄附子细辛汤可知，本条脉不沉。麻黄附子甘草汤为少阴病发汗的主方，亦即伤寒无汗者的发汗剂。若中风汗自出的少阴病，当于桂枝加附子汤类求之，已详于太阳病篇，故不重出。本条告人少阴病本是表证，以其多虚，传变较速，很快传里或半表半里，因此把少阴病看成在里的病是不对的。

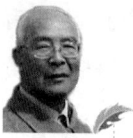

**段治钧**
伤寒临床释疑录

〈注〉①"少阴病，得之二三日"，强调得少阴病的时日不长，才二三日；这里隐言的意思是病仍在表、尚未传里，此时当然依表证的发汗法来治，但要注意此表证为阴性证，与在表的阳性证太阳病自当区别。少阴病津虚血少，即使发汗亦不可大汗，同时应加亢奋药。"麻黄附子甘草汤微发汗"，少阴病以虚为本，即使发汗也只宜微发汗，不可令流漓太过；这是治少阴病的基础方（主方）。少阴病也有无汗和自汗两种情况，这与太阳病发汗有麻黄甘草汤、桂枝甘草汤有类似之处。太阳篇21条"其人恶风，汗漏不止"，以桂枝加附子汤治之，就是少阴病有自汗出的类型，前后互参自明。本条是少阴病无汗的类型。

②"以二三日无里证，故微发汗也"，这是上述脉证可以微发汗所以然

的自注句，二三日无里证为辨证要点。若病已传里，并发太阴病，则不可再用汗法，急当救里矣。此为定法，需切记（可与93条〈注〉互参）。

〈按〉由此可知，少阴病脉微细当为浮而微细，因浮以应表也。

---

**麻黄附子甘草汤方**

麻黄（去节）二两，甘草二两，附子（去皮，破八片）一枚。

上三味，以水七升，先煮麻黄，去上沫，内诸药，煮取三升，去滓，温服一升，日三服。

---

〈方解〉麻黄、甘草，发汗缓急迫。附子，温中兴衰。此少阴病无汗发表之主方。以其本虚，麻黄用量甚轻，又有甘草缓之，故微发汗也。

**308.** 少阴病，得之二三日以上[①]，心中烦，不得卧[②]，黄连阿胶汤主之[③]。

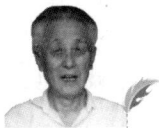

【释】少阴病，得之二三日以上，心中烦，不得安卧入睡者，病已传入半表半里而为少阴少阳的并病，故作虚烦，宜黄连阿胶汤主之。

胡希恕
临床大家解伤寒

【按】少阴病传半表半里，以传厥阴为常，然亦间有传少阳者，今于二三日以上转属少阳。以其本虚，上焦复有热，故使心中烦，不得眠也，黄连阿胶汤主之。

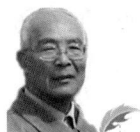

〈注〉① "少阴病，得之二三日以上"，二三日以上，指四五日或五六日言，为内传之期。

② "心中烦，不得卧"，心中烦，乃上焦（胸中）有热扰；不得卧，乃血虚烦甚，心中烦悸不得安卧入睡也，证属

段治钧
伤寒临床释疑录

少阳。它与栀子豉汤证的下后里已不实，但有热扰心胸，相对于阳明来说，为虚烦不得眠，不是真正的虚证，其方证偏于热。本方证则是真正的虚证，又有热扰心胸，可见是真虚烦不得眠也。

少阴病传半表半里，以传厥阴为常，也间有传少阳者。本句为证表现，

乃传少阳者也，当为少阴少阳并病。

③ "黄连阿胶汤主之"，病由少阴表证传半表半里，因虚而有热，即使传少阳也不显柴胡证。这与由太阳传少阳常显柴胡证者显然有别，黄连阿胶汤是个补虚（血虚）去热的方剂，正对以上为证的病机，故以"黄连阿胶汤主之"。

---

**黄连阿胶汤方**

黄连四两，黄芩二两，芍药二两，鸡子黄二枚，阿胶三两。

上五味，以水六升，先煮三物，取二升，去滓，内胶烊尽，小冷，内鸡子黄，搅和令相得，温服七合，日三服。

---

〈方解〉黄连、黄芩解热除烦，且有止泻利之功，芍药育阴，阿胶补血，鸡子黄补虚壮体。本方治上焦有热，阴血不足，而心中烦悸不得眠者。

【胡老按】久痢或下利腹痛、便脓血、血便、咯血以及吐血等诸失血证，凡血虚心中烦不得眠者，用本方均有验，读者试之。本方治心中烦不得卧，颇似栀子豉汤证，但本方偏于治虚烦不眠兼有以上诸血证者，栀子豉汤则无此功效。

〈按〉本方证为少阳方证，而非少阴方证。冠以"少阴病"，乃始得之的为证。

**309.** 少阴病，得之一二日①，口中和，其背恶寒者②，当灸之，附子汤主之③。

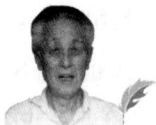

【释】里有寒，则口中和。胃中有饮，则背恶寒。少阴病一二日即见此候，急当温中逐饮，缓则必并于太阴而吐利也，故当灸之，并以附子汤主之。

【按】《金匮要略》曰："夫心下有留饮，其人背寒冷如掌大。"少阴病本虚，虽得之一二日尚未传里，但口中和，背恶寒，里寒有饮，法当温中以救里，止吐利于未萌，此良工治未病的手段。至于灸何穴，

胡希恕
越辨越明释
伤寒

胡希恕
临床大家解伤寒

书中无明文，吾以足三里为是。诸家有谓膈关（第七椎下两旁三寸陷中）及关元（腹中线任脉脐下三寸），存以待证。

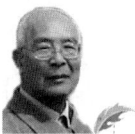

段治钧
伤寒临床释疑录

〈注〉① "少阴病，得之一二日"，始发为少阴病，才得之一二日，且不见吐、利之证，此尚未传里也。

② "口中和，其背恶寒者"，口中和，指口不干、不苦、无臭味、无黄苔等，说明无热，是虚寒的标志。背恶寒，或后背正对胃部恶寒如掌大，都是胃有停饮，比一般恶寒重。少阴病见此证，若不早治，必传太阴，为防传变，温中去饮正当其时，防患于未然也。

③ "当灸之，附子汤主之"，其治先以艾灸足三里以温胃，同时以附子汤温中逐饮以救里。本证不用麻黄附子细辛汤者，以表证不明显，亦无反发热之故。白虎汤证亦可有背恶寒，但其证口干舌燥，本证则口中和，这是二者的主要区别点。

---

#### 附子汤方

附子（炮，去皮，破八片）二枚，茯苓三两，白术四两，芍药三两，人参二两。

上五味，以水八升，煮取三升，去滓，温服一升，日三服。

---

〈方解〉主用附子温中驱寒，佐以人参健胃补虚，茯苓、白术利小便以逐留饮，与附子为伍解湿痹，芍药缓挛急而治腹痛。本方治里虚有寒饮，小便不利，或腹痛，或痹痛而脉沉者。

〈按〉本方温中逐饮治寒湿痹痛。与真武汤比较：两方相同的药物是茯苓、白术、附子、芍药，但本方增加了附子用量。不同的药物是，因无吐，所以本方无生姜，为健胃补虚、防病入里，本方加了人参。真武汤主用茯苓为君，以逐水毒；本方主用附子为君，以逐里寒。主证和组方均有别也。

本方白术、附子合用，共走皮中以逐水气，为治湿痹的要药，根据需要可加量茯苓。若去人参，留芍药以缓挛急，可治关节痹痛（寒湿之痹）。

胡希恕

越辨越明释

伤寒

胡希恕
临床大家解伤寒

段治钧
伤寒临床释疑录

326

**310.** 少阴病①，身体痛，手足寒，骨节痛，脉沉者②，附子汤主之③。

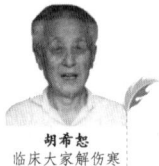

【释】中气内虚则手足寒，有水气则脉沉。身体疼，关节痛，知为湿痹而无关外邪，当属太阴虚寒证，故以附子汤主之。

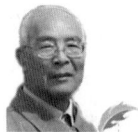

〈注〉①句首冠以"少阴病"三字，是因为后文所述身体痛、骨节疼属表证，形似外邪，但又无少阴病的其他脉证，故实非少阴病也。

②"身体痛，手足寒，骨节痛，脉沉者"，手足寒，是因为中气内虚、胃气不振。脉沉，为寒饮在里之应。在这样一种前提下的身体痛、骨节疼，为寒湿之痹，而非少阴证也。

③"附子汤主之"，寒湿在里而有身痛、骨节疼痛，虽无下利、呕吐，亦当属太阴虚寒证。治之之法，不应解外而应温中逐饮，故以附子汤主之。

〈按〉麻黄附子细辛汤证亦有脉沉，也是内有水饮，因有（反）发热，说明表邪重，故用小发汗法以解表。本方证手足寒，里虚已反映出来，故属太阴（与太阴有关），这是虚寒阴证偏里的证候，所以既不得小发汗，亦不宜用完全温里的四逆辈，而需用附子汤温中健胃去饮，以除寒湿痹痛也。

另外，风寒湿邪合而为痹，尤以关节痛为常见，并且常以表证的形式表现出来，或太阳或少阴，临证需分阴阳以治之。寒湿痹痛，而脉沉者多属本方证，尤以下肢拘急、屈伸不利者更验。

**311.** 少阴病，下利便脓血者①，桃花汤主之②。

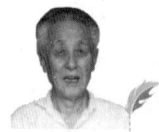

【释】少阴病转属太阴，下利便脓血久不止者，宜温中止利，桃花汤主之。

【按】下利便脓血，即今之痢疾的黏液脓血便。若脉微弱沉细而无里急后重，滑泄不止者，可与本方止之。若脉滑数而里急后重，多实热证，非温涩所宜，不可轻试本方。

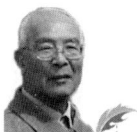

〈注〉① "少阴病，下利便脓血者"，此当有少阴病的脉微细、但欲寐，而又下利、便脓血。下利是少阴传里转属太阴的虚寒下利；便脓血是下利日久，寒湿浸淫大肠，以致黏膜溃疡滑脱而便脓血。又无热象，应不渴而口中和。

段治钧
伤寒临床释疑录

② "桃花汤主之"，这种下利与热利大异其趋，治宜温中固脱，故以本方主之。若是阳性病之下利（热利），因正气不衰，或里实，故一般有里急后重，万不可上来即用止泻药，使毒素潜伏于体内留下后患。

---

**桃花汤方**

赤石脂（一半全用，一半筛末）一斤，干姜一两，粳米一升。

上三味，以水七升，煮米令熟，去滓，温服七合，内赤石脂末方寸匕，日三服。若一服愈，余勿服。

---

〈方解〉赤石脂，甘平，收敛止血、止泻药。主泻利，肠澼便脓血，为主药。

干姜温中。粳米扶正，且治腹痛。本方治虚寒下利、腹痛而便脓血不止者。

〈按〉临床用本方的机会很少。本条为证不全，应与下条互参。

**312. 少阴病，二三日至四五日①，腹痛，小便不利，下利不止，便脓血者②，桃花汤主之③。**

【释】少阴病，二三日至四五日常传里转属太阴，其腹痛、下利不止、小便不利、便脓血者，桃花汤主之。

胡希恕
临床大家解伤寒

【按】此承上条而详申其证也。以上两条均指脉微细、但欲寐的少阴病并于太阴，便脓血下利不止，即所谓阴证

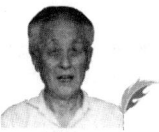

辨少阴病脉证并治

下利，故以温中固脱的桃花汤治之。

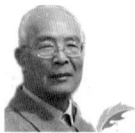

〈注〉① "少阴病，二三日至四五日"，始发为少阴病，释同前。二三日至四五日乃传里之期，后面述证即少阴已转属太阴也。

② "腹痛，小便不利，下利不止，便脓血者"，少阴转属太阴，里有寒则腹痛。里虚寒，水谷不别，水不走前阴而入肠道，故小便不利而下利不止。反之若下利不止，津水伤，亦可使小便不利。二者互为因果，均可造成虚脱的后果。

③ "桃花汤主之"，虚寒阴证的下利，急需温中固脱止利，故仍以桃花汤主之。

〈按〉本条较上条述证为详，除下利便脓血外，补述了腹痛和小便不利。但病理机制两条是一样的。

### 313. 少阴病，下利便脓血者，可刺。

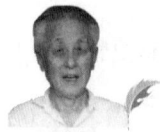

【释】少阴病，下利便脓血者，除以温中固脱的桃花汤主之外，亦可用针刺辅助治疗。刺何穴，如何刺，书中无明文。

〈按〉本条前边的文字与311条同，但又补充了针刺治疗。可刺，乃可用针灸之法做辅助治疗。愚以为灸法辅助之更妥。不管用针灸还是汤药治疗，此等下利万不可用苦寒之治之法也。意在言外，应注意。

### 314. 少阴病①，吐利，手足逆冷，烦躁欲死者②，吴茱萸汤主之③。

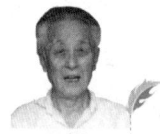

【释】少阴病转属太阴而吐利，若手足逆冷，烦躁欲死者，为胃虚寒饮逆迫之证，吴茱萸汤主之。

【按】烦者热，为阳；躁者乱，为阴。阴寒重证，阳复则生，阴进则死，故烦而不躁者吉，躁而不烦者凶。烦躁者，虽非不躁，但以烦为主；躁烦者，虽非不烦，但以躁为主。301条曰"少阴病，吐利躁烦，四逆者，死"，与本条所述颇相似。只以烦躁有别于躁烦，故犹可以吴茱萸汤主之。仲景用药极有分寸，不可混同视之。

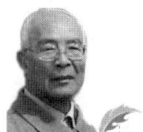

〈注〉①始发为"少阴病"。少阴病脉微细，但欲寐，本当不吐不利。

②但本条为证是"吐利，手足逆冷，烦躁欲死"，吐利者，为传里转属太阴也；虽上吐下利，但本方证以吐为主，吐重利轻应知也，联系下文可知。手足逆冷者，胃气不振，里有停饮所致。烦躁者，此以烦为主，盖因胃虚而饮留，邪正相争，寒饮上逆故呕吐，因吐得厉害而烦躁不宁，或有头痛。欲死者，是对吐得难受的形容，不等于病情危殆欲死也。本证烦多躁少，尚可治愈也。

③"吴茱萸汤主之"，本条的病机为胃虚、寒饮逆迫，以吐为主（因上逆重而手足逆冷，甚至头痛剧烈；亦因吐重而烦躁欲死），吴茱萸汤温中健胃，逐饮降逆除烦，故主之。

段治钧
伤寒临床释疑录

---

**吴茱萸汤方**

吴茱萸一升，人参二两，生姜（切）六两，大枣十二枚。

上四味，以水七升，煮取二升，去滓，温服七合，日三服。

---

〈方解〉吴茱萸，苦辛，大温，苦味健胃止吐剂。温中散寒，下气止痛，能解除肠胃痉挛。主呕吐、胃痛、痞满、腹胀等。伍以大量生姜更能降饮止呕。伍以人参、大枣补胃之虚。本方治胃虚寒饮逆迫，呕恶烦躁，或胃痛，或头疼，或眩晕，或下利者。

〈按〉吴茱萸汤为温中逐饮治呕的要方。凡胃虚寒伴有水饮冲逆而呕吐，以及有上述或然症状者，用之无不立验，读者试之。

《金匮要略·呕吐哕下利病脉证并治第十七》中"呕而胸满""干呕吐涎沫"，尤其右侧偏头痛者大多属本方证（不管吐不吐）。美尼尔病发作，恶心呕吐，胃有停饮而无热候者，多有用本方的机会。心下痞硬，肠鸣便溏而呕吐、恶心者，合半夏泻心汤用之多验。胡老曾以本方合柴胡桂姜汤、当归芍药散治愈剧痛的青光眼，说明古方新用具有极大空间，应深入探讨发挥之。有胃出血者不可用本方，以其性温故也。

**315.** 少阴病<sup>①</sup>，下利，咽痛，胸满，心烦<sup>②</sup>，猪肤汤主之<sup>③</sup>。

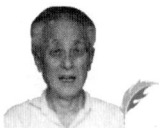

【释】少阴病，下利、咽痛、胸满、心烦者，为热邪内盛，充斥上下，是已转属少阳也。由于津液枯燥，故不宜苦寒，而宜咸甘，猪肤汤主之。

【按】少阳热甚，故胸满心烦，上炎则咽痛，下迫则下利也。少阴病本虚内寒者多，故常传太阴及厥阴。若内有热，亦有间传阳明或少阳者，前288条"少阴病，反汗出而脉阴阳俱紧"即热邪内盛之证，法当咽痛而复吐利者，乃预其后传少阳也。本条所述即其具体证治，宜互参。

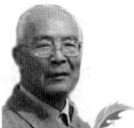

〈注〉① "少阴病"，始发为少阴病，或系于少阴的病。

② "下利，咽痛，胸满，心烦"，此为少阴病传半表半里转属少阳而兼阳明者。咽痛、胸满、心烦，理同小柴胡汤证，为热在半表半里而上炎的微象，为本条的主证；下利属热利而非寒利，虽不重，但可见又兼传阳明。

③ 少阴转属少阳，即使有热也是虚热，不宜苦寒，而宜用甘咸之品，故以"猪肤汤主之"。

---

**猪肤汤方**

猪肤一斤。

上一味，以水一斗，煮取五升，去滓，加白蜜一升，白粉五合，熬香，和令相得，分温六服。

---

〈方解〉猪肉偏寒，猪肤更是，用以润燥解热，合白蜜以治咽痛。白粉

即米粉，有轻微止利作用。

〈按〉本方极少用，对解烦、治咽痛有一定作用。

**316. 少阴病二三日，咽痛者，可与甘草汤①；不差，与桔梗汤②。**

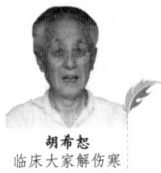

【释】少阴病二三日，咽痛别无余证者为传入少阳，可与甘草汤。若服后痛不愈者，可再与桔梗汤。

胡希恕
临床大家解伤寒

【按】少阴病津血本虚，少阳病则热上炎，少阴转属少阳，故咽痛。此当是论述扁桃体炎、咽喉炎的证治。红肿轻者则痛轻，与甘草汤即治；红肿重者则痛重，须更加桔梗治之。据经验，单用此二方的机会不多，反以小柴胡汤加生石膏、桔梗的机会多。

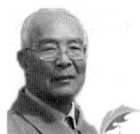

〈注〉①"少阴病二三日，咽痛者"，本条和上条一样，乃少阴少阳并病者，多显咽痛（315～318条皆属）；转属太阴或厥阴，则多显下利。究其原因，根本都在于少阴之虚。虚与热合，则上炎而咽痛；虚与寒合，则趋于下利也。"可与甘草汤"者，本条的咽痛指左或右的一侧痛且疼痛不重，故予甘草汤缓痛则治。

段治钧
伤寒临床释疑录

331
辨少阴病脉证并治

②"不差，与桔梗汤"，言上述咽痛与甘草汤若不差，则在原方中再加桔梗即治。桔梗汤证较甘草汤证的咽痛要重一些，往往有痰涎绕喉、有咽中不利之感。此二方均治咽痛轻证，故药亦轻。

---

**甘草汤方**

甘草二两。

上一味，以水三升，煮取一升半，去滓，温服七合，日再服。

---

〈方解〉甘草缓急止痛，凡痛而急迫者均可用之，不止于治咽痛也。

---

**桔梗汤方**

桔梗一两，甘草二两。

上两味，以水三升，煮取一升，去滓，分温再服。

---

〈方解〉桔梗，辛，微温，刺激性祛痰药。功能宣肺豁痰、利咽喉、排脓止痛。合于甘草汤，治甘草汤证排痰困难，或有脓肿而痛较剧者。

〈按〉甘草以生用为佳。

**317.** 少阴病[①]，咽中伤，生疮，不能语言，声不出者[②]，苦酒汤主之[③]。

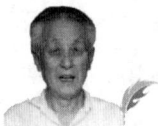

【释】咽中伤，生疮，即咽中有脓肿的意思。疮肿痛剧，张口困难，故不能语言，声不出，宜苦酒汤主之。

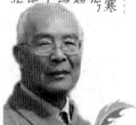

〈注〉① "少阴病"，始发为少阴病者。

② "咽中伤，生疮，不能语言，声不出者"，证属少阳。咽中伤，即破溃的意思。生疮，即咽喉脓肿。上两条的咽痛，一般指一侧咽痛，本方证是整个咽部全痛，因破溃或生疮肿痛重，而不能语言、声不出。

③此证需以敛疮、消炎、开声为治，故以"苦酒汤主之"。

---

**苦酒汤方**

半夏（洗，破如枣核）十四枚，鸡子（去黄，内上苦酒，著鸡子壳中）一枚。

上两味，内半夏著苦酒中，以鸡子壳置环中，安火上，令三沸，去滓，少少含咽之，不差，更作三剂。

---

〈方解〉半夏，辛平，鲜者有毒，不可内服。其性偏温燥，功能化痰止呕，温胃降逆，消肿止痛。治咽喉肿痛，为本方之主药。苦酒，酸以敛

疮伤；鸡子，润以和声音。少少咽之，使渍患处，实治咽中伤、生疮之妙法也。

苦酒即米醋。今用此方不必拘泥古之制法，但以法半夏 10g，置米醋中煎之，三五分钟后倾出去滓，稍置片刻，以蛋清一枚入煎液，搅令相合，即可含咽之。

〈按〉此当是扁桃体周围脓肿的证治。

### 318. 少阴病，咽中痛<sup>①</sup>，半夏散及汤主之<sup>②</sup>。

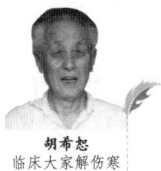

胡希恕
临床大家解伤寒

【释】316 条之咽痛是指或左或右咽之一处痛，此之咽中痛，是全咽中皆痛，较桔梗汤证更肿而痛剧，但未化脓成疮，故未至不能语言、声不出，宜半夏散及汤主之。

【按】此即上条所说的咽中伤、生疮之证，但因其表证还在，故以半夏逐痰涎，并治咽喉肿痛，合桂枝甘草汤以解外。

以上三条除甘草桔梗汤条所述为少阴少阳的并病，上条和本条均与少阴无关。因此类证候常见发热、恶寒，但咽喉肿痛者最忌发汗，故冠以少阴病，以示警诫。

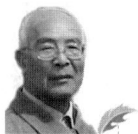

段治钧
伤寒临床释疑录

〈注〉① "少阴病"，始发为少阴病。"咽中痛"，指全咽中皆痛，为少阳证，少阴并于少阳。与上条区别在于尚未化脓成疮。另外，据方药组成分析，本方证还当有表不解。本条咽中痛；上条咽中伤、生疮，不能语言，声不出；前条咽痛。三者比较，前条最轻，上条最重。本条之证与上条同，但尚未化脓成疮且表未解。

②半夏散及汤是以桂枝甘草汤为基础方，加半夏以去痰涎，治咽痛。因有表证在而加桂枝，故以 "半夏散及汤主之"。

〈按〉俗谓缠喉风者极似今之急性咽炎，肿溃极速，汤水不下，语言难出，痰涎缠于咽中不得息。若不急治或误治，有生命之虞。只与本方尚恐不及也，宜配合西药消炎。

注家有以喉咽属少阴经脉循行部位而释之者，作为针灸学说自有其体系，作为六经辨证则非也，不可混为一谈。

以上三条，主要以咽痛立论（咽痛多为少阳证，参见316条①）。

胡老【按】中曰：本条和上条虽冠以"少阴病"三字，但实与少阴病无关。"因此类证候常见发热、恶寒，但咽喉肿痛者最忌发汗（与85条互参），故冠以少阴病，以示警诫。"但少阴病转属少阳，常显咽喉症状也是临床多见的事实，且少阳证在不可发汗亦与胡老所论相合，故〈注〉如上，读者可互参之。

---

**半夏散及汤方**

半夏（洗），桂枝（去皮），甘草（炙）。

上三味，等分，分别捣筛已，合治之，白饮和服方寸匕。若不能散服者，以水一升，煎七沸，内散两方寸匕，更煮三沸，下火令小冷，少少咽之。

---

334

〈方解〉桂枝，辛温，无毒，主上气、咳逆、结气、喉痹。与半夏合用，利咽喉而治肿痛。更以甘草缓急止痛，少少咽之，亦使溃患处也。三物协力以治咽中肿痛痰涎多而急迫者。

### 319. 少阴病，下利①，白通汤主之②。

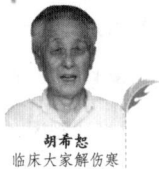

**【释】** 既有少阴病的外证，又有自下利的里证，当是少阴与太阴的合病，故以白通汤主之。

**【按】** 表里合病的下利证，现太阳证者，宜葛根汤；现少阴证者，宜白通汤。

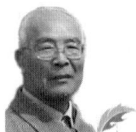

〈注〉① "少阴病，下利"，少阴病转属太阴而下利，为少阴太阴合病，可用合治之法，令里和同时表解也。此下利脉可以是细（参见286条），但脉并不微（与下条有别），宜注意。

② "白通汤主之"，本条为少阴太阴表里合病，故表里同治。治太阴下利，主用干姜、附子温中驱寒，振奋胃阳。用葱白发汗，以

解少阴表证。白通汤方证侧重在表，故葱白用量较重。

〈按〉合病者，病始即为两种或两种以上的病同时发作。合病治疗有两种情况：一是治从一经，如三阳合病治从少阳，这是因为在治则上，少阳病不可汗下的缘故；又如太阳阳明合病自下利者，用葛根汤表解则里和下利止等。一是合病合治，如表里合病，表里同治，如本条等。

并病者，或因病本身的传变，或因治疗不当而病有转属，或在转属过程中病有阴阳属性的变化，治疗上有先救表（阳性病），或先救里（阴性病）的区别。

---

**白通汤方**

葱白四茎，干姜一两，附子（生，去皮，破八片）一枚。

上三味，以水三升，煮取一升，去滓，分温再服。

---

〈方解〉葱白，辛温，发汗杀菌剂。发汗解肌，利小便，壮阳。主感冒发热恶寒，无汗鼻塞，咳嗽。既可与清凉药配伍，又可与温散药配伍。

方中干姜、附子温中止利。本方治少阴与太阴合病而自下利者。

〈按〉或云葱白通阳，若作通津液令汗出解则可，但若以为葱白可通真阳（生命之阳）者，则非也。昔日周慕新大夫曾以之壮肾阳，未试效果若何。

把本方看作和麻黄附子甘草汤、麻黄附子细辛汤一样的少阴表证发汗剂亦未尝不可，但要注意方证的不同。

**320.** 少阴病，下利[①]。脉微者，与白通汤利不止[②]。厥逆、无脉、干呕、烦者，白通加猪胆汁汤（应改为通脉四逆加猪胆汁汤）主之[③]。服汤脉暴出者死，微续者生[④]。

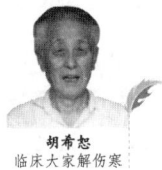

**【释】**少阴病，下利，虽如上条所述，宜白通汤主之，但脉微者为亡阳也，不可发汗。今下利而脉微，故不可与白通汤。若误与之，则不但利不止，而且必致厥逆无脉、干呕、烦等虚脱的恶候，须以通脉四逆加猪胆汁汤主之。

胡希恕
临床大家解伤寒

服药后，若脉暴出者，乃烛欲熄焰反高的凶兆，故主死；若脉微续而出者，为生气渐复，故主生。

白通加猪胆汁汤主之，当是通脉四逆加猪胆汁汤主之，可能传抄有误，宜改之。

【按】自成无己注谓"服汤利不止，厥逆无脉，干呕烦者，寒气太甚，内为格拒"云云，后之注家多宗其说，均谓不是白通汤药有所误，而是阴寒之极，初服热药反而格拒，见利不止、厥逆无脉、干呕而烦，宜热因寒用之法，白通加猪胆汁汤主之。吾早年也信其说，但经长期的研究，乃知其非，现将观点略述于下。

白通汤的葱白为一辛温发汗药，伍以干姜、附子，与麻黄附子甘草汤、麻黄附子细辛汤的配伍大意同，虽主证有所出入，但均属少阴病的发汗方剂是毫无疑问的。诸家为了自圆其说，或谓葱白通阳，或谓能升下陷的阳气，而避言其发汗作用，因而妄谓白通汤温中回阳的作用比四逆汤、通脉四逆汤等更为有力，这是与事实不符的。通脉四逆之所以能治四逆汤证阴寒更剧者，是由于增加了干姜、附子用量。白通汤的干姜、附子用量还不及四逆汤，更不用说通脉四逆汤了，何况发汗的葱白对于虚寒甚于里的阴证势在必禁。试看下利清谷、四肢厥冷、脉微欲绝等阴寒重证，均用无葱白的四逆汤和通脉四逆汤，而无一用有葱白的白通汤即其明证。葱白通阳无可非议，不过通阳是通气以致津液，即发汗也，名之为白通汤即取意于此。上条的少阴病下利，白通汤主之，乃下利而同时有少阴病的外证，即所谓表里合病之属，其用白通汤与太阳阳明而下利者用葛根汤是同样的治疗手段，只是阴阳有别、用药不同罢了。

本条的少阴病下利虽与上条证同，但脉微者三字岂无关紧要。"少阴病脉微，不可发汗，亡阳故也"。白通汤既为发汗剂，上条"少阴病下利，白通汤主之"当然是脉不微者。今下利而脉微，故不可与白通汤。若强与之，则利必不止，并由于误汗，更致厥逆无脉、干呕而烦的虚脱证候。诸家只看到方中臣药干姜、附子的温中，而忽视了主药葱白的发汗，又把前后两条误为同证，因而说不是药有所误，而是因证极阴寒，初服热药而反格拒云云。详审服药前后为证悬殊，后者明明是误治的虚脱，故有脉暴出者死，脉微续者生的预言。猪胆汁虽有治呕烦作用，但加于白通汤发汗剂，势必益其虚脱而速其死亡。厥逆无脉，只有通脉四逆一法，猪胆汁亦宜加于通脉四逆汤始较合理，故谓白通加猪胆汁汤当是通脉四逆加猪胆汁汤之误，宜改之。为便于参考，仍将白通加猪胆汁汤方照录于后。

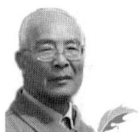

〈注〉① "少阴病，下利"，少阴太阴合病也。

② "脉微者，与白通汤利不止"。脉微，指首句"少阴病，下利"而又"脉微者"也，是本条辨证的关键。少阴太阴合病，可下可以发汗？上条可以白通汤发汗者，当是脉不微（或不甚微）；本条显示的是正气极不足，而到脉甚微（或脉微欲绝）的程度，则不可发汗，这正符合291条所示"少阴病，脉微，不可发汗，亡阳故也"的论述。本条不但脉甚微，且又有下利，更不可发汗甚明也，所以"与白通汤，利不止"，利不止是以白通汤发汗误治的结果。行文本身即是否定的意思，如果与白通汤是对的，依仲景书贯例，必曰"宜白通汤"或"白通汤主之"，此处经文显有不以为然的语气在内。

③ "厥逆、无脉、干呕、烦者，白通加猪胆汁汤（应改为通脉四逆加猪胆汁汤）主之"，厥逆、无脉、干呕、烦，与上之利不止一样，也是误与白通汤发汗治坏的病。发汗更伤津液和阳热，里阴寒愈甚，因而利不止、四肢厥逆而无脉。因此时尚有生机，正仍欲与邪争，故有干呕且烦；正因为有此一症，故仍可抱一线希望，选适方以治之。虚寒越重，越要加重干姜、附子用量，此当以"通脉四逆加猪胆汁汤主之"，而断非白通加猪胆汁汤主之也。

④ "服汤脉暴出者死，微续者生"，服汤脉暴出者，即服药后脉突然而至（可见本条"脉微者"，乃脉微欲绝也），是回光返照之象，死期至矣。若脉逐渐地恢复，则是阳气渐复的吉兆，故曰"微续者生"。

337

辨少阴病脉证并治

---

**通脉四逆加猪胆汁汤方**

甘草（炙，洗）二两，干姜三两（强人可四两），附子（生，去皮，破八片）大者一枚，猪胆汁半合（《金匮玉函经》为四合）。

上四味，以水三升，煮取一升二合，去滓，内猪胆汁，分温再服，其脉自来，无猪胆，以羊胆代之。

〈**方解**〉通脉四逆汤见后 322 条。猪胆汁为苦味亢奋药，有强心解烦作用。加于通脉四逆汤，治通脉四逆汤证心衰益甚、呕而烦躁者。

---

**附　白通加猪胆汁汤方**

葱白四茎，干姜一两，附子（生，去皮，破八片）一枚，人尿五合，猪胆汁一合。

上五味，以水三升，煮取一升，去滓，内胆汁、人尿，和令相得，分温再服。若无胆汁，亦可用。

---

**321.** 少阴病，二三日不已<sup>①</sup>。至四五日，腹痛，小便不利，四肢沉重疼痛，自下利者，此为有水气<sup>②</sup>。其人或咳，或小便利，或下利（应改为或不下利），或呕者，真武汤主之<sup>③</sup>。

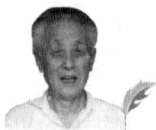

胡希恕<br>临床大家解伤寒

【释】或然证中的"或下利"当是"或不下利"，始与上文自下利者相应，必是传抄有误，宜改之。

少阴病二三日未已者，暗示虽服麻黄附子甘草汤而少阴表证未已也。所以然者，小便不利故也。至四五日腹痛，自下利者，水谷不别，转属太阴也。四肢沉重疼痛者，表未解复有水气也。其人或咳，或小便自利，或不下利，或呕者，皆属水邪相激，不论或有或无，只见以上主证，即宜真武汤主之。

【按】此为有水气，乃赅前后为证而言。即是说，少阴病二三日，所以服麻黄附子甘草汤未已，至四五日又腹痛、自下利、四肢沉重疼痛者，均因小便不利而有水气也。古文文法回环，语意含蓄，读者须细玩。

心下有水气，只发汗则表不解，必兼治其水，太阳病的小青龙汤证和少阴病的麻黄附子细辛汤证均属其例。本条所述即麻黄附子细辛汤证，误与麻黄附子甘草汤，因而转变为真武汤证也。

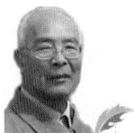

段治钧<br>伤寒临床释疑录

〈**注**〉① "少阴病，二三日不已"，少阴病，若无里证，本可以用发汗法治之（脉微甚者不可）。麻黄附子甘草汤为少阴表证的正治方剂，用该方二三日而少阴表证未已，原因是其人里有水饮，解表时没有配合逐饮的缘故（参考306条〈注〉①）。无论表阳证、表阴证，若里有水饮，一定要解表逐饮同时进行，不顾水饮而单解表，表必不解，而且易生变证。

②"至四五日，腹痛，小便不利，四肢沉重疼痛，自下利者，此为有水气"，四五日，常为少阴病传里之期。依前所言，少阴传里多传太阴，内有水饮者更易转属太阴。何以知"此为有水气"？其根本原因在于小便不利。小便不利则水饮内停，以是水谷不别而下利；寒饮在内而腹痛。四肢沉重疼痛，是少阴表证未解，风湿相搏于外也。

③"其人或咳，或小便利，或下利（宜改为或不下利），或呕者，真武汤主之"，这些或然证也是里有停饮的水毒为患：水气上逆则或咳，或呕。小便利是小便频数的互词，乃机体欲逐水饮于体外而又力所不及的表现。也有因小便频数致不下利者。凡此种种，不管主证还是或然证，皆为真武汤证。真武汤为温阳利水之方剂，适用于阴寒虚证之里有水饮、小便不利者。

---

**真武汤方**

茯苓三两，芍药三两，白术二两，生姜（切）三两，附子（炮，去皮，破八片）一枚。

上五味，以水八升，煮取二升，去滓，温服七合，日三服。

---

〈方解〉本方是附子汤去人参而加生姜，治里虚寒有水饮的太阴证。除本条为证外，尚可见身瞤动、头晕而呈现振振欲擗地者。

〈按〉附子汤与本方均治阴虚证而里有水饮者。附子汤证虽属太阴、里虚寒有饮，但未至吐利，证尚未传里，用人参偏重健胃逐饮，防传里于未然。本方证已传太阴，用生姜偏于治呕。方中茯苓、白术利小便以逐水饮，使小便利而止下利。附子亢奋功能以逐阴寒，合茯苓、白术以解湿痹。芍药缓挛急以止腹痛。

本方证因无水气上冲，故无头眩、身瞤动、振振欲擗地的现象。若有，亦可治之。

本条可与84条互参。84条为太阳病发汗激动里饮而转为阴虚证，本方证为少阴病转属太阴而兼里饮。

去水气何以不用苓桂术甘汤呢？盖苓桂术甘汤为阳性病利水的方剂，真武汤为阴性病利水祛饮的方剂，两者迥异也。

**322.** 少阴病，下利清谷，里寒外热，手足厥逆，脉微欲绝；身反不恶寒，其人面色赤①。或腹痛，或干呕，或咽痛，或利止脉不出者②。通脉四逆汤主之③。

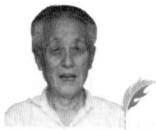

胡希恕
临床大家解伤寒

**【释】** 此少阴太阴并病。下利清谷，手足厥逆，证属里寒。身反不恶寒，其人面色赤，证属外热。脉微欲绝，为极虚欲脱之应。此里寒为真寒，外热为虚（假）热，即所谓无根之虚火上泛者是也。或以下均为客证，不问其有无，均宜通脉四逆汤主之。

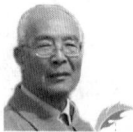

段治钧
伤寒临床释疑录

〈**注**〉①始发病为"少阴病"。传里并发太阴病，为证表现是"里寒外热"，即里真寒外假热也。里寒指"下利清谷""手足厥逆，脉微欲绝"，此为通脉四逆汤的主证。里虚极，则脉微欲绝；里寒甚，则无以腐熟消化水谷，故下利完谷不化；阴阳不顺接，远端循环滞涩，故手足逆冷不温；此里真寒也。外热指"身反不恶寒，其人面色赤"，少阴表证以恶寒为常，今不恶寒，故谓之"反"；其人面色不青白而赤，即阴寒极于里，虚阳格于外之谓也，为假热的表象。

②"或腹痛，或干呕，或咽痛，或利止脉不出者"，这些是或有或无的或然证。虚寒水气迫于里则腹痛；迫于上则干呕；虚热上炎则咽痛；津液虚竭无可利，则利止脉不出。

③凡此种种，因里虚寒过甚也。下利清谷，手足厥逆，虽有表证，亦只宜四逆汤先救其里；今脉微欲绝，四逆汤已不中与之；不管主证客证，均只宜"通脉四逆汤主之"。

---

**通脉四逆汤方**

甘草（炙）二两，附子（生用，去皮，破八片）大者一枚，干姜三两（强人可四两）。

上三味，以水三升，煮取一升二合，去滓，分温再服，其脉即出者愈。

---

〈方解〉此于四逆汤增干姜、附子用量，治四逆汤证阴寒剧甚而脉微欲绝或无脉者。

〈按〉阴寒剧，甚至脉微欲绝或无脉者，虚脱之为候也，非此不足以治之。本方之用，以脉微欲绝或无脉为要证。凡阴寒重证见此脉者，用之当验。方后加减法不可信，故去之。

以上均为太阴病或少阴太阴并病的正治，下面讲变治。

**323.** 少阴病，四逆①，其人或咳，或悸，或小便不利，或腹中痛，或泻利下重者②，四逆散主之③。

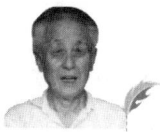

胡希恕
临床大家解伤寒

【释】热邪郁结于胸胁心下，气血受阻，使脉细肢厥，形似少阴四逆证，故以"少阴病"冠之。其实此乃热厥之属，非寒厥，属少阳而不属少阴也。其人或咳以下诸证，亦同小柴胡汤证，因涉及的脏器不同而可能出现不同症状，均宜四逆散主之。

【按】实践证明，本条的四逆证甚少见，只若形似大柴胡汤证，胸胁烦满，心下闭塞，不呕而不宜下者，即可用之。本条腹中痛或泻利下重，痢疾有现本方证者。

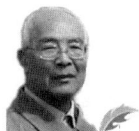

段治钧
伤寒临床释疑录

〈注〉①"少阴病，四逆"，本条冠以少阴病者，以气血受阻，脉细肢厥而形似少阴病也，实际并不是真的少阴病。四逆一证，阴寒者固为常见，但热邪郁结亦是一端（这是本条四逆的原因），食水结于心下时，也可致四逆。观四逆散方的药物组成，无一味温性药，而是热在半表半里解热的柴胡剂，故可知此四逆为热厥而非寒厥也。

②"其人或咳，或悸，或小便不利，或腹中痛，或泻利下重者"，为或然症状，可参见98条〈释〉和106条〈注〉。

③"四逆散主之"，若四逆非寒厥，或无四逆而属半表半里的阳证，显以上为证者，均可以四逆散或其合方治之。

〈按〉本方属柴胡剂，所以冠以"少阴病"，是就四逆的外观形象似阴证而论的。由此可见，对四逆证当慎辨其阴阳寒热。对冠以"少阴病"三字者，亦当仔细推敲焉！

---

**四逆散方**

甘草（炙），枳实（破，水渍，炙干），柴胡，芍药。

上四味，各十分，捣筛，白饮和服方寸匕，日三服。

---

〈方解〉本方含芍药甘草汤、枳实芍药散，故治芍药甘草汤与枳实芍药散的合并证而有柴胡证者。

枳实，苦寒，有行气消积、破结除满的疏滞消导作用，在本方中治心下急痞塞不通，为主药。柴胡去热、除胸胁间邪气积聚。枳实芍药散行气去滞，治腹痛。芍药甘草汤缓挛急。就热厥的四逆证来讲，痞塞通，结除热去，则四逆得治。

**324.** 少阴病①，下利六七日，咳而呕，渴，心烦不得眠者②，猪苓汤主之③。

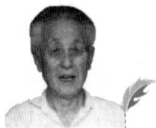

【释】小便不利，停湿蕴热，故下利而呕、渴，湿热侵及于肺则咳，波及头脑则心烦不眠也，猪苓汤主之。

**胡希恕**
临床大家解伤寒

【按】本条应有小便不利，已见于前，故略之。此亦非少阴病，由于下利而渴，有似虚以引水自救之证，特冠以少阴病。又以其有似水气在里的真武汤证，因并列于此，以示鉴别，读者可对照互参。

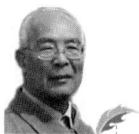

〈注〉①本条句首冠以"少阴病"，是因为后文述证有"下利六七日"而"渴"，形似少阳病"虚故引水自救"（参见287条）的缘故，实则不是少阴病，在此以示鉴别之意也。

段治钧
伤寒临床释疑录

②"下利六七日，咳而呕，渴，心烦不得眠者"，小便不利是猪苓汤的主证（参见230条），本条以猪苓汤主之，故知本条亦应有小便不利，这也是本条下利而呕、咳的主要原因。小便不利，则有停饮；水谷不别，水不走前阴而走后阴，故而下利，但这并非太阴虚寒下利，是实证而不是虚证。水合热逆于上，则咳而呕。另外，从下利、咳、呕来看，又有似于321条真武汤的或然证，但两者为证的阴阳属性不同。本条的渴，乃继呕而渴、里有热亦渴。湿热扰神，故心烦。因心烦不能安卧，故不得眠。由是观之，本证为阳证而非阴证也。

③"猪苓汤主之"，本条为证的根本原因在于小便不利，水湿内停，而且符合猪苓汤"渴欲饮水，小便不利"的主证，故以猪苓汤主之。利小便以止下利是治疗本证的手段，若虚寒下利，断非猪苓汤所宜。

〈按〉用猪苓汤治下利的机会有，但不太多。猪苓汤为利尿、消炎、解热之剂，治泌尿系感染效佳，有血可加量阿胶，加薏苡仁、大黄可治肾盂肾炎初起。

343

辨少阴病脉证并治

**325. 少阴病①，得之二三日，口燥咽干者②，急下之，宜大承气汤③。**

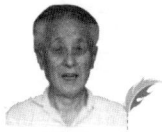

胡希恕
临床大家解伤寒

【释】少阴病津液本虚，若传里为阳明病，则燥结异常迅速。二三日乍传之时即口燥咽干，大有津液立竭之势，故需急下救其津液，缓则无及，宜大承气汤。

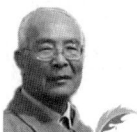

段治钧
伤寒临床释疑录

〈注〉①"少阴病"，意即始发为少阴病也。

②"得之二三日，口燥咽干者"，得病二三日，则骤然口燥咽干，这是病未传太阴，而很快就转属阳明的为证表

现。少阴病本来就津虚血少，转属阳明故热炽于里，津液虚竭的格外迅速，不可轻视。

③"急下之，宜大承气汤"，急下之，为急下其热。下热存津，以防人越来越虚，病越来越实，以致不救，其意和阳明病的急下存阴同。这也是大承气汤急下证之一。

**326. 少阴病**[1]**，自利清水，色纯青，心下必痛，口干燥者**[2]**，可下之，宜大承气汤**[3]**。**

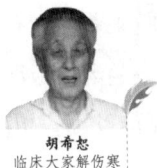

【释】自利清水，色纯青者，谓所便是青色秽臭水也。心下痛者，邪结实于胃也。此即《瘟疫论》所谓热结旁流者是也。虽形似少阴病（指脉微细，但欲寐言），而实系热毒暴发于里的疫证，病势凶猛，边下利清水，边结实心下，热亢津亡，灾祸立至。口干燥者，已见其端，故须急下之，宜大承气汤。

【按】此本属阳明，与少阴无关，以其燥结迅速，势当急下，与少阴转属阳明者相似，故并出于此，以少阴病冠之。

对本方证吾有亲身体会：年轻时，正在睡中，突然身如倒悬，昏冒不知所以，始以为梦，嗣后腹痛欲便，方知是病，遂下利黑水样便二三行，恶臭难闻。以后便沉昏不起，家人惶恐，乃请西医注射针药，次日头脑稍清，但口燥咽干，腹痛不已，因自拟大承气汤加甘草，得快下遂安。因所患与上证颇相似，故附此以供参考。

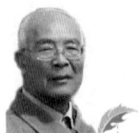

〈注〉① "少阴病"，本证虽冠以少阴病，但无一二日、二三日的时间过程，可见后面四症非由少阴病传里转属而来，此乃始发证而形似少阴病者也。冠以"少阴病"三字者，一是因病发迅猛，人虚而有少阴病的外观；二是下利亦颇似少阴转属阳明病者，出此以做比较，并可与少阴转属太阴的虚寒下利以做鉴别。

② "自利清水，色纯青，心下必痛，口干燥者"，清同圊，即入厕，所

便为水样粪便。色纯青者，即粪色发黑。心下指胃，心下必痛者，邪结实于此而痛也。口干燥，是热盛伤津的明证，也是判断本证属阳不属阴、属热不属寒的重要指征。此乃疫毒的热结旁流之证，水火不相容，里有邪热则向外排斥水分，从汗、小便、肠道出皆然；里热壅盛，同时亦有燥结，以是则结者自结，流者自流。

③ "可下之，宜大承气汤"，此证亦如上条一样，不可轻视，急当泻热存阴（津），宜大承气汤。上条曰"急下之"，本条曰"可下之"，似有缓急之别，其实本证亦当急下之，也是大承气汤急下证之一也。

### 327. 少阴病①，六七日，腹胀不大便者②，急下之，宜大承气汤③。

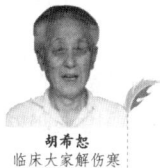
胡希恕
临床大家解伤寒

【释】腹胀不大便者，正属可下之候，尤其本自少阴转属阳明，更当虑其津虚。急下之，宜大承气汤。

【按】津液虚则热愈实，热愈实则津愈虚。虚实相搏，虚者愈虚，实者愈实，正虚病实，势难任药矣，故少阴病转属阳明者，略见热实之端，即宜急下也。

以上三条，326条属阳明病，325条和本条均为少阴转属阳明的急下证。

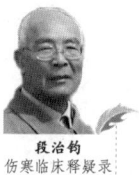
段治钧
伤寒临床释疑录

〈注〉① "少阴病"，意即始发为少阴病者。

② "六七日，腹胀，不大便"，本为少阴病，六七日若病不愈，肯定内传矣，此为转属阳明。腹胀、不大便，虽属可下之候，一般来讲也不是必用大承气汤治之。

③但是本条论中明示"急下之，宜大承气汤"，这是因为上证自少阴病转属阳明，由虚转实、燥结迅速，所以要急下攻邪，以防人越虚、病越实而救治失机。宜大承气汤。

〈按〉表证传里，阴性病和阳性病的传变（转属）情况大不相同，学者要在学习各篇的过程中不断地比较鉴别，总结其规律。

少阴病本不可下，转属阳明才有可下之证。阳明病篇有三急下证，本篇亦有三急下证，读者可互参。阳性病转属阳明的急下证，曰"大承气汤主之"，少阴病转属阳明的急下证，曰"宜大承气汤"，意在强调表阴证本虚，即使用大承气汤，更应谨慎斟酌也。

## 328. 少阴病，脉沉者[①]，急温之，宜四逆汤[②]。

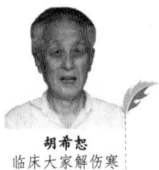

【释】少阴病本虚，转为阳明者，当虑其阴竭，法宜急下；转为太阴者，更当虑其阳衰，法宜急温也。脉沉主寒主饮，少阴病见此脉，无阳热证候，当急以四逆辈温其里，缓则转属太阴，吐、利、厥逆等重证随之而至矣。

胡希恕
临床大家解伤寒

【按】少阴病始得之，反发热脉沉者，可与麻黄附子细辛汤，解外兼温中。今无热而脉沉，则宜四逆汤急温其里。前后对照互参，才能看到古人辨证之精和用药之严。

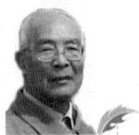

346

段治钧
伤寒临床释疑录

〈注〉①"少阴病，脉沉者"，始发为少阴病，指少阴病本证。

此处脉沉主寒主饮，为虚寒在里的脉应。少阴病脉浮而微细为常，今脉反沉，为其变，不可轻视，当虑其内传而发太阴病也。

②"急温之，宜四逆汤"，306条"少阴病始得之，反发热脉沉者，麻黄附子细辛汤主之"，本条与之不同的是脉沉而无发热，将有并于太阴的可能，故当急温之，宜四逆汤。

〈按〉93条有"下利清谷不止，身疼痛，急当救里"的为文，身疼痛是表证，但下利清谷为里虚寒甚，故应先救其里。本条虽未及此，且无明显的里候，但脉沉的病机是一样的，故亦应急救其里，两者可互参。

结合少阴转属阳明三急下证和本条，可体会仲景在《伤寒论》的论述中始终贯彻"观其脉证，随证治之"的原则，同时又出应急制变的条文。所以读仲景书要始于句下，而又不可死于句下。若认为太阳篇说的都是太阳病，少阴篇说的都是少阴病，则大相径庭，不得要领矣。

**329.** 少阴病，饮食入口则吐；心中温温欲吐，复不得吐<sup>①</sup>。始得之，手足寒，脉弦迟者，此胸中实，不可下也，当吐之<sup>②</sup>；若膈上有寒饮，干呕者，不可吐也，当温之，宜四逆汤<sup>③</sup>。

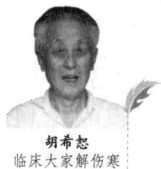

**【释】** 温温同愠愠，即恶心愤闷，难受之状。膈上有寒饮，即胃中有寒饮。病实于胸，气机受阻，故手足寒而脉弦迟，现少阴病的外观。上实则拒纳，故饮食入口则吐。既不饮食，其人亦有心中温温欲吐、复不能吐的状况，此为胸中实，宜顺其势以瓜蒂散吐之，不可误为食已而吐的大黄甘草汤证而下之。

若其人只干呕而无物，亦无心中温温欲吐、复不得吐的情况，此为里有寒饮，不可误为胸中实而吐之，宜四逆汤以温之。

**【按】** 最后四逆汤温之一段，亦少阴与太阴的并病。不过本条主要是就呕之一症示瓜蒂散证、大黄甘草汤证和四逆汤证的鉴别法，即：大黄甘草汤治食已即吐，虽有似瓜蒂散证饮食入口则吐，但并没有心中温温欲吐、复不能吐的苦闷情况；四逆汤虽亦治呕，但不是饮食入口即吐，只是干呕而已，不难分辨。

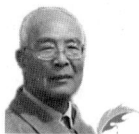

〈**注**〉本条所述为当吐的瓜蒂散证和当温的四逆汤证两个方证的鉴别。并指明当吐的瓜蒂散证不可下、当温的四逆汤证不可吐。

①"少阴病，饮食入口则吐；心中温温欲吐，复不得吐"，本条冠以"少阴病"三字，要认真推敲其意，是仅具少阴证的外观呢，还是已具少阴病的本证？饮食入口则吐，即一吃东西就吐。心中温温欲吐，复不得吐，即不吃也想吐，但又吐不出来，以是则胃中嘈杂而难受不堪。这显然是胃中有实邪，当攻，至于是用吐法攻还是用下法攻，还要联系下句的脉证来决定。饮食入口则吐，《金匮要略》呕吐哕下利病脉证并治第十七篇，大黄甘草汤证亦有之，但没有温温欲吐、复不能吐的情况，彼乃热涌之吐，两者当辨别。

②上述之证，若"始得之，手足寒，脉弦迟者，为胸中实"，弦为脉体

辨少阴病脉证并治

胡希恕
临床大家解伤寒

段治钧
伤寒临床释疑录

绷直性能太过的脉象，在此主邪实；迟主寒；这是邪实里有寒饮、正气与邪气相搏的脉应。由此脉则可确断上句的心中温温欲吐、复不能吐的原因，乃"胸中实"（寒实于胸），指胃中有痰饮或未消化的食物，且时时有上越之势。因寒实于胸，气机受阻，故"手足寒"。因"手足寒"也是少阴病的外观，故句首冠以"少阴病"三字。实际这是瓜蒂散证而与少阴病无关也。"不可下也，当吐之"，是说这种情况应当治以吐法将邪排出体外，而不可用下法攻之。也就是说，实邪虽可下，但病有上越之势则不可下，从而给出了一个治病须适应人体抗病机制的治疗原则。瓜蒂散证"温温欲吐，复不能吐"厉害的时候可气冲到咽，难受得很，故应因势利导吐之而愈。

③ "若膈上有寒饮，干呕者，不可吐也，当温之，宜四逆汤"，意即：上两句的"少阴病""始得之，手足寒"，若这个手足寒（或手足逆冷），确实为少阴病，而又干呕（也叫哕，哕哕连声，但有声而无物）者，此为"膈上有寒饮"，指这是虚寒在里的证候，因气逆而停饮动于膈上。这是少阴转属太阴的并病，里有停饮而非实结，当温之，不可以吐也，故宜与"四逆汤"。

〈按〉本条中瓜蒂散证曰"此胸中实"，四逆汤证曰"膈上有寒饮"，其实胸中、膈上，就其病邪反映的部位都是胃，不过瓜蒂散证病邪有上越欲出之势，而四逆汤证的干呕只是因气逆于上有声而无物，就这种病势高低的区别而用胸中、膈上形容之。干呕与饮食入口即吐、胸中实与膈上有寒饮，病理机制不同，其治法迥异。

通过本条对瓜蒂散证和四逆汤证的比较鉴别，可见治病不但要认证，还要看病情，辨病因、病机，特别对疑似之证尤当细辨（以四逆证来说，有多种原因，更有寒热真假之别），不可不慎。

**330.** 少阴病，下利，脉微涩，呕而汗出①，必数更衣，反少者②，当温其上，灸之③。

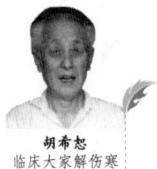

胡希恕
临床大家解伤寒

【释】少阴病，津血本虚，今转属太阴，下利且呕而复汗出，则津液大量亡失，故脉微涩。中虚气陷，故必使其数更衣，但因津液内竭，虽数更衣而利下反少。当温其上者，暗示宜四逆辈温在上的胃，不可以赤石脂、禹余粮辈固涩在下的肠也，并宜以灸法辅助之。

【按】津液虚竭因热而致者，除其热则治。由胃气沉衰而致者，则必振兴其胃气始治。后世医家一见津液不足即以温药为戒，此但知其一，不知其二也。对本条亦有谓曰，阴虚（指津液、血液）不可用姜附温药，而把"当温其上灸之"解为宜灸顶上的百会穴，又何其可笑。试看《伤寒论·厥阴篇》中大汗、大下利而厥冷者，《霍乱篇》中吐利汗出、发热恶寒、四肢拘急、手足逆冷者，较本条所述津液虚尤甚，但无一不用四逆汤者，此之宜四逆汤又复何疑焉！至于灸之，虽未指明何穴，我谓宜取足三里，只是辅助治疗。

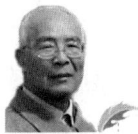

〈注〉① "少阴病，下利，脉微涩，呕而汗出"，始发为"少阴病"。下利、呕，为少阴并于太阴的为证，太阴下利乃里虚寒，呕乃寒饮上逆所致。汗出，说明表虚不固。下利、呕而汗出，津液丧失更甚，脉故脉微涩，微者气不足，涩者血不足，此气血俱虚之重者也。

段治钧
伤寒临床释疑录

② "必数更衣，反少者"，古人入厕时更衣，此更衣即指入厕，因里虚寒甚、不能收摄，故便意频频数更衣入厕也。反少者，指便出之物少，津液内竭，虽有便意而无物可下也。

③津液虚竭，因于热者，除其热则治，当然不可再用热药；由于胃气沉衰者，复其胃气则津液生，复胃当然须温之。"当温其上"者，指当温其胃，宜四逆辈以救吐、利、汗出、虚脱之象；"灸之"，即可以灸法辅助治疗。

〈按〉当温其上者，应着眼于温胃，暗示不要收敛止利也，这是用四逆汤而不用桃花汤、赤石脂禹余粮汤的原因。保得一分胃气，即保得一分生机也。

# 总　结

少阴病与太阳病是同在表位而阴阳性质不同的证。阴证多虚，维持在表的时间甚暂，一般二三日后即传里或半表半里，而为表与里或表与半表半

辨少阴病脉证并治

里的并病。麻黄附子细辛汤、麻黄附子甘草汤、白通汤等均属少阴病的发汗剂；太阳病篇的桂枝加附子汤、桂枝去芍药加附子汤等亦属少阴病的解表剂。前者宜于无汗而后者宜于汗出，不可不知。

胃为水谷之海，气血之源，人之病死大多由于胃气的衰败，所以太阳篇中即有"伤寒，医下之，续得下利清谷不止，身疼痛者，急当救里"的说明。少阴病多条死证，亦以关系到太阴者为多。太阳篇曾说："自利不渴者，属太阴，以其脏有寒故也，宜四逆辈。"本篇所出附子汤、桃花汤、真武汤、通脉四逆汤、四逆汤等均属四逆辈，其为太阴病的证治甚明。

何以太阴病的证治和死证不出于太阴病篇，而反出于少阴病篇呢？其故有二：其一，少阴病传里以传太阴为常，所列证治和死证均为少阴病转属太阴者；其二，少阴病在表，本无死证，但以其传变迅速，二三日后即常转属太阴而有死亡的可能。此正是警告医家，见少阴病不得轻视之，要抓紧解外，使之不转太阴；既转太阴，则当急救其里。篇中呕吐、下利诸条多为少阴太阴并病，表虽未罢，亦宜舍表救里，所用多为四逆辈，实即治太阴也。仲景略于太阴而详于少阴，其用意之深可概见也。

少阴病亦间有传为阳明病者，少阴病若传属阳明，则燥结分外迅急，有津液枯竭之患，故宜急下，不可循常规迟疑等待。

少阴病入半表半里以传厥阴为常，而间有传少阳者。本章只有转属厥阴死证二条，以厥阴病篇列于全书最后，故未涉及其具体证治。本篇猪肤汤、黄连阿胶汤、甘草汤、桔梗汤等条皆少阴转属少阳的证治，至于苦酒汤、半夏散及汤、四逆散、猪苓汤等条均属于类似证治，与少阴无关。

少阴病在表，依法当发汗，但阴证发汗须配伍亢奋药，且宜小发其汗，即用麻黄也应减其量也。少阴病发汗亦有麻黄汤法和桂枝汤法之别，以无汗和有汗而适证选之。若其人里有水饮者，当发汗逐饮并用，只发汗则激动里饮，也会发生变证。

# 辨厥阴病脉证并治

**331.** 厥阴之为病①，消渴，气上撞心，心中疼热，饥而不欲食，食则吐蛔②，下之利不止③。

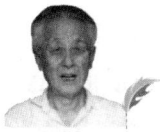

【释】厥阴病，即半表半里的阴证，是与少阳病在同一病位而阴阳相对立的一类病证。病陷于半表半里本由于精气不足，不能御邪于外也。少阳病口苦、咽干，不只热亢，并亦津虚；厥阴病本阴寒（无热）虚（津血虚）证，津虚则引水自救，故见虚渴，甚则形似消渴。上虚则寒自下上乘，故气上撞心。热为寒隔（胸中阳气被遏，不能下布），故心中疼热。上热下寒，故饥而不欲食。蛔恶寒而喜暖，被下寒所迫而上于膈，故食则吐蛔。半表半里证不可下，阴证更不可下，若误下之，则利不止。

【按】半表半里为诸脏器所在之地，病邪郁积于此往往影响不同的脏器，证情复杂多变，很难做出简明的概括提纲。即如少阳病，其口苦、咽干、目眩的共性亦不免失之空泛，须合柴胡汤证观之，方可看清少阳病的概要特征。至于阴证，则更难做出明确的概括。本条所述亦只是对照少阳病各证：少阳病因热口苦、咽干；厥阴病因虚，故渴欲引水自救。少阳病因实结，胸胁苦满；厥阴病以膈气虚，寒自下上乘，故气上撞心。少阳病只是热烦，而厥阴病心中疼热。少阳病由于热郁，嘿嘿不欲饮食；厥阴病上热下寒，故饥而不欲饮食。少阳病邪高痛下，故喜呕；厥阴病下寒迫蛔上膈，故食则吐蛔。这种对照法虽说明了厥阴病的一些证候，但厥阴病的变化并不限于此。至于少阳、厥阴之辨，将于章末另附专题讨论，于此不拟多赘。

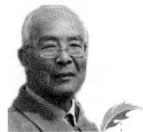

〈注〉①"厥阴之为病"，意即什么是厥阴病，这是书中对六经病特征做概述的固定语式。前五篇均以这种语式开头，但有的能概括得全，有的则概括不全。首先要知道厥阴

胡希恕
临床大家解伤寒

段治钧
伤寒临床释疑录

病即半表半里的阴性病。

阴性病亦如阳性病，遵循由外向里传变的规律，少阴病传里以转属太阴病为常，传半表半里则为厥阴病。如果始得之即为太阴证或厥阴证，也可以叫作直中。在病的转属过程中，也会有病性阴阳的转变。特别是厥阴病以寒热虚实错综互见之证居多，这一点在本篇的学习中，宜时时注意辨析之。

半表半里涉及广大的胸腹腔间，为证表现非常复杂，少阳病就难于用某个提纲来概括，厥阴病就更难有一个概括的提纲。本条后面所述的五个为证，亦当是厥阴病的可见证，而非厥阴病的必见之证也。

② "消渴，气上撞心，心中疼热，饥而不欲食，食则吐蛔"，厥阴病以阴寒虚（津血虚）为本，有时亦兼有热（虚热）。消渴，就是口渴得厉害，乃因津液虚、机体欲饮水自救，不是消渴病之饮多尿多者。气上撞心，因上虚下寒，邪气或寒饮自下上冲。心中疼热，因上热下寒，热被寒隔，不得下降，寒气上凑，故心中（当指胸中）攻冲疼而觉热；但是此热者，并非发热，而是里有热的自我感觉。饥而不能食，亦因上热下寒，有热则饥，但受寒攻而不能食。食则吐蛔，在卫生条件差的地方，人多有寄生的蛔虫，蛔在下被寒扰，又喜趋暖，闻食臭则上出，因而有吐蛔之事。凡此种种，均以上虚下寒或上热下寒为其机也。以上五证是与少阳证相比较而论者，若以之为厥阴病的提纲，显有不足。

③ "下之利不止"，半表半里证的少阳病不可下；厥阴病更不可下；下之为逆。若以药物下之，则更虚其里而下利不止也。

〈按〉《伤寒论》编撰顺序，先讲阳性病，后讲阴性病。阳性病，先讲太阳，次讲阳明；阴性病，先讲太阴，次讲少阴。古人认为外为阳、里为阴，阳性病先从表讲，阴性病先从里讲，但都把半表半里的病放于末后，这是有明显用意的。半表半里病，不管阳性还是阴性，范围大，病情复杂，有广大探索空间。

冯世纶教授在《中国汤液经方》中曰："表证可以从汗解，里证可从吐下解（非吐下之治法，而指机体吐下之反应），邪有直接出路。半表半里证邪无直接的出路，故最易寒郁化热，呈上热下寒之证。"

厥阴病的主要特征：一是寒多，微有热，或但寒不热。二是上热下寒或上虚下寒。再有就是厥热往复或厥利和发热往复等，也反映在半表半里的沉衰期，具有邪正交争的特点。

### 332.厥阴中风<sup>①</sup>，脉微浮为欲愈，不浮为未愈<sup>②</sup>。

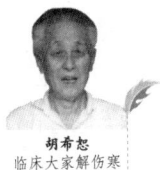

**【释】**厥阴病，脉虽微而见浮，病有从阴转阳之象，故为欲愈。若但微而不浮，乃阴寒重之候，故为未愈。中风如此，伤寒亦可类推。

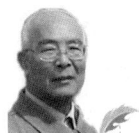

胡希恕
临床大家解伤寒

**〈注〉①**"厥阴中风者"，太阳病中风转属厥阴之谓。

**②**"脉微浮为欲愈，不浮为未愈"，阳性病传变过程中，脉由盛转衰，多主邪退；阴性病传变过程中，脉由衰转盛，多主正复。厥阴病脉微而见浮，说明正复，病有由阴转阳之

段治钧
伤寒临床释疑录

机，是吉状，故曰"为欲愈"。若但微而不浮，此虚寒之情未除，故"为未愈"也。

### 333.厥阴病，欲解时，从丑至卯上。

**【释】**如前不释。

### 334.厥阴病，渴欲饮水者<sup>①</sup>，少少与之愈<sup>②</sup>。

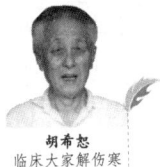

**【释】**厥阴病，渴欲饮水者，胃中干也，可少少与饮之，胃气和则愈。

**【按】**厥阴之渴和少阴同，均属虚，乃饮水自救使然。

胡希恕
临床大家解伤寒

多饮则停蓄，当有厥利之变，故虽渴欲饮水，亦少少与之佳。

篇中只以上四条以"厥阴病"三字为首，自此以下便无一冠以厥阴病者，前后显然不是同一主题。《金匮玉函经》（晋·王叔和收集仲景遗作编纂）别有一篇，题曰"辨厥利呕哕病形第十"，审其内容确是题中主述四病

证治，想必叔和当日以为三阳三阴篇后出此杂病一篇，似属不类，而厥阴病又只此了了四条，且无具体证治，可能是厥阴续文，乃合为一篇。不过叔和亦未尝无疑，故仍按原书命题，留得后人研讨。惜注家不察，竟把这四条以后的证治条文均看作是厥阴病，而与上述提纲（331条）交相附会，把厥阴病说得极其怪异，令人无法理解，此又非叔和所始料也。其实仲景此篇另有深意，简言之，可有以下三端。

①胃者生之本，胃气存则生，胃气无则死，故治病必须重视胃气。此取与胃有关的四种常见病（厥、利、呕、哕），示人以生死缓急之辨和其具体的证治，为三阳三阴篇做一总结。

②正告医家，表里阴阳概括万病，与伤寒杂病辨治无殊。试看桂枝汤、柴胡汤、栀子豉汤、白虎汤、承气汤、瓜蒂散、四逆汤、吴茱萸汤等，均是见于三阳三阴篇（章）中，但适证用之，亦治杂病也。

③仲景论出《汤液经》，六经名称、提纲以及一些法律当皆《汤液经》原文，虽有疑问，亦均如实照录，以存其真。厥阴病的提纲亦其一例，故于论厥中间有为厥阴病补充之文，尤其乌梅丸、当归四逆汤等条，虽论治厥，但证属厥阴，又无不暗为厥阴病证治略示其范耳。其所以不列于厥阴篇者，因与提纲不相属也。

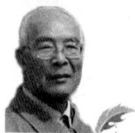

〈注〉①"厥阴病，渴欲饮水者"，渴之为证，渴亦有阴阳，里有热则渴，口干舌燥为之端，里热重，渴亦甚，甚至大渴引饮，当清热以止渴。津液虚亦渴，或是胃中缺津少液（释中的胃中干之意），或胃不能正常消化吸收而使水分不能正常循环，其表现为欲饮水自救，少少与饮之则愈，严重者当复胃以生津。

段治钧
伤寒临床释疑录

②"少少与之愈"，即让病人少少喝点水即愈，可知此渴不是消渴，为虚而饮水自救之渴甚明。

〈按〉冠以"厥阴病"的条文仅以上四条，可看作是对厥阴病原则性的论述。依其惯例，后面当讲厥阴病的证治，但本篇不是。自本条之后不再冠以"厥阴病"字样，而是以厥、利、呕、哕四种杂病分别立论。这就示范性地告诉后人，《伤寒杂病论》六经八纲的辨证施治方法不是专为伤寒而设，乃是在患病机体规律反应的基础上对其辨治的一般方法，是可以统驭百病的。后世新药物的发现、新方剂的创制、新理论的提倡、诸家学说的创立，不过是在此基础上对中医学宝库的极大丰富和发展而已。

从下条开始，先从厥证论起。

### 335. 诸四逆厥者，不可下之<sup>①</sup>，虚家亦然<sup>②</sup>。

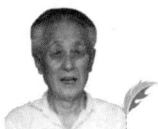

【释】四肢厥逆，多属虚寒，故不可妄用下药。虚家当然亦不可下。

【按】从本条以下至篇末，《金匮玉函经》别为一篇，题曰"辨厥利吐哕第十"。细按条文，亦确是就以上各病而论其不同的证治，其中亦有关于厥阴病证者，故仍合为一篇而注解之。

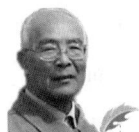

〈注〉① "诸四逆厥者，不可下之"，四逆厥者，即手足逆冷者是也，四肢自远端向上逆冷（上不过肘膝，也有同时兼见晕厥的情况），可与后面的342条互参，不赘。三阴病篇都有四肢厥逆，厥逆证虽多属虚寒，但其为证也有寒、有热、有气郁、食滞等的不同机理。不管哪种原因，都是"阴阳气不相顺接"，动脉末稍与静脉末梢血液循环发生障碍的缘故。尤其胃气虚衰，则谷气不布，血不充于四末则厥逆。"不可下之"，四肢厥逆多不可下，虚寒证的四逆更不可下，但亦有特例（如340条），临床需辨病机及寒热的真假。

② "虚家亦然"，虚家，指身体虚弱的人。虚寒之证不可妄下，虚家亦不可下，下之则重虚也。

### 336. 伤寒先厥<sup>①</sup>，后发热而利者必自止<sup>②</sup>，见厥复利<sup>③</sup>。

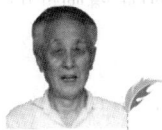

【释】伤寒先厥而自下利，其后发热则利必自止。若热去复厥，则亦必复利。

【按】厥利与发热往复，同少阳病往来寒热一样，是

辨厥阴病脉证并治

胡希恕
临床大家解伤寒

段治钧
伤寒临床释疑录

胡希恕
临床大家解伤寒

正邪分争的表现，只因阴阳不同，故为候亦异。其主因在胃气，胃气沉衰故手足厥而下利。厥止而发热为胃气复，故下利必自止。见厥复利者，胃气复衰也。

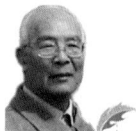

段治钧
伤寒临床释疑录

〈注〉① "伤寒先厥"，不提厥阴病而冠以 "伤寒" 者，是对当时流行病的泛论；患者先是四肢厥冷而下利（根据后面文意，下利必在其中）。

② "后发热而利者必自止"，其后当发起热来的时候，随着发热、下利亦必自止。

③ "见厥复利"，上述发热厥回而利止，但病并未因此而痊愈。过了一会儿又四肢厥冷起来，随着厥起则又开始下利。

这就是厥利和发热的往复，反映的是正邪的分争。无论广义的伤寒还是狭义的太阳伤寒，若发展到厥阴病的阶段，多会发生厥热往复，或厥利与发热往复，或上热下寒等一类的为证反应。其实本条厥利和发热往复的机理，对杂病亦如是。不过本条的厥利与发热往复，事关阴阳转化，当是对厥阴证而言。

**337.** 伤寒，始发热六日，厥反九日而利①。凡厥利者，当不能食，今反能食者，恐为除中；食以索饼，不发热者，知胃气尚在，必愈；恐暴热来、出而复去也②。后三日脉之，其热续在者，期之旦日夜半愈；所以然者，本发热六日，厥反九日，复发热三日，并前六日亦为九日，与厥相应，故期之旦日夜半愈③。后三日脉之，而脉数，其热不罢者，此为热气有余，必发痈脓也④。

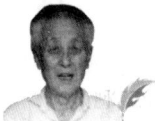

胡希恕
临床大家解伤寒

【释】除中，谓除去中气，即胃气衰竭的意思。索饼即素饼。

伤寒先发热六日，厥反九日而下利。凡厥利者多属胃虚有寒，一般当不能食，今其人反能食，恐为除中恶候，因试以素饼。若食后不暴发热者，知胃气尚在，还能任食，非除中证候，其病必愈。唯恐食后暴热，来而复去，则为除中，必死也。后三日脉之，乃指厥反九日而利，复发热而利止的后三日而言也。若其热续在者，可期之明日夜半愈。所以然者，以始发热六日，厥反九日，复发热三日，合前六日亦为九日，与厥相应，故可期之于明日夜半愈。若后三日脉仍数而热不罢者，此为热气有余，虽不至再作厥利，但热过伤荣，必发痈脓。

【按】此承上条，详申厥热往复为正邪分争之机，而归重于胃也。"凡厥利者……恐暴热来出而复去也"一段是倒插笔。"食以索饼"当在厥利时期。后三日脉之，是指复发热、利止后三日脉之，不是指食索饼后三日脉之。其热续在者，是说复发热续在，而不是说食索饼发热续在也。古文简奥，读者须细玩。

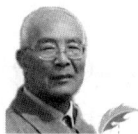

〈**注**〉① "伤寒，始发热六日，厥反九日而利"，伤寒者，指大病伤寒，非太阳病伤寒证。大病进入厥阴病阶段，始发热六日，继而厥反九日而利者，为阴进阳退也。后文对这一病程再做进一步的观察分析。

段治钧
伤寒临床释疑录

② "凡厥利者，当不能食，今反能食者，恐为除中"，在厥利并作这几天，预后好坏，其旨在胃，要注意观察病人的饮食情况。厥而利，多属阴寒虚衰之证，本当不能食，若反能食，要特别注意是不是有除中之变。中指中气，除中者胃气绝也。是不是除中，可以用给病人吃索饼（素饼）的方法试之。若"食以索饼，不发热者，知胃气尚在，必愈"，必愈者可望痊愈也；若吃素饼后，"暴热来出而复去"，突然发热，而且暴热不久就无热了，这是除中的凶候，必死。

除中这种胃气欲绝的情况，是患者生理上欲求助于食的一种反应。胃气很衰弱的病人，病还没好，也没有胃气逐渐恢复现象，突然嗜食不是好事，而是一种回光返照。在临床中要警惕这种情况的发生。

③ "后三日脉之，其热续在者，期之旦日夜半愈"，当接第一句"厥反九日而利"之后，即其后又发热三日。据上条，此时因发热当厥回利止，是阳进阴退，胃气有复的表现，故可期之以次日夜半而愈。旦日夜半，即次日夜半的意思。"所以然者，本发热六日，厥反九日，复发热三日，并前六日亦为九日，与厥相应，故期之旦日夜半愈"，这是解释旦日夜半而愈的原因，

辨厥阴病脉证并治

为自注句。与厥相应，即发热与厥利的时日相当（厥利前发热六天，厥利后又发热三天，前后发热亦九日），其病愈大致就在这个时候。至于病愈何以在"旦日夜半"，乃呼应333条"厥阴病欲解时，从丑至卯上"之说也。

④病起始发热六日，又厥利九日，其后发热三日，热与厥时日相当，若病当愈而仍未愈者，其"后三日脉之，而脉数，其热不罢者"，这是"热气有余"，这有余之热又成了太过的邪气，故"必发痈脓也"。热气有余，必发痈疮，其事可有之，亦非必有之也。

〈按〉此承上条，重申厥热往复为正邪分争之机，关系病的进退与生死。胃气衰则厥利作，胃气复则渐发热，尤其除中，其本在胃，故胡老按曰"归重于胃也"。

**338. 伤寒脉迟，六七日（应有"厥而下利"四字），而反与黄芩汤彻其热**[①]**。脉迟为寒，今与黄芩汤复除其热，腹中应冷，当不能食；今反能食，此名除中，必死**[②]**。**

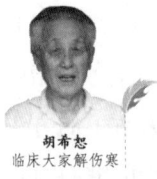

胡希恕
临床大家解伤寒

【释】伤寒脉迟，为表热里寒。六七日转属太阴，有厥而下利证，医不详查，误为太阳与少阳合病的下利，乃与黄芩汤以彻其热。不知脉迟为寒，与黄芩汤除其热，则腹中应冷，当不能食。今反能食，此名除中，必死。

【按】此述除中死证亦有误治而致者，告诫医者治病要时时珍视胃气，假有失慎，除中者必死也。

六七日后应有下利二字，未言者，以黄芩汤已详于前，读者互参自明。

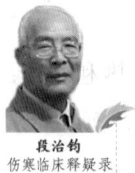

段治钧
伤寒临床释疑录

〈注〉①"伤寒脉迟，六七日（应有'厥而下利'四字）"，此伤寒二字，当指太阳伤寒。试看其后医误以黄芩汤治之，黄芩汤乃治太阳少阳合病自下利的方剂（参见178条），故知其为太阳伤寒也。脉迟，为虚寒在里的脉应。"六七日"，病由表传半表半里或里之期，《医宗金鉴》谓："六七日之下当有'厥而下利'四字。"胡老【按】中曰当有"下利"二字，个人愚见，六七日若传厥阴则有厥利与发热往复，若传太阴则有厥而下利。以上为文但言伤寒脉迟，而略去厥而下利，此突出脉而略于证也。"而反与黄芩汤彻其热"者，医不察阴阳，误以为是太阳少阳合病，以黄芩汤而彻其热，这是误治。医者因何误与黄芩汤？其必有类似之证，这个证就是下利。厥阴证有下利，黄芩汤证亦有下利，医者误把寒当热治了，故而造成了医疗事故。

②"脉迟为寒，今与黄芩汤复除其热，腹中应冷，当不能食"，脉迟主寒，不温里而反以黄芩汤彻其热，故致腹中冷。冷者，寒之甚也。服黄芩汤加重了里寒，当不能食。"今反能食，此名除中，必死"，今反能食，乃胃气将绝的异常现象，乃除中死证也。

〈按〉此承前条，仍归重于胃也。顾护胃气是治病的关键，本条本不算大病，因误治而致除中，可不慎欤！

**339.** 伤寒，先厥后发热，下利必自止①。而反汗出，咽中痛者，其喉为痹②。发热无汗，而利必自止；若不止，必便脓血；便脓血者，其喉不痹③。

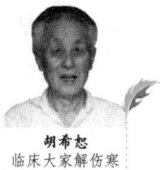

【释】伤寒，先厥后发热者，阳进而阴退也，故下利必自止。而反汗出，咽中痛，其喉为痹者，为热有余而亢于上也。（伤寒先厥后）发热无汗者，亦阳进而阴退也，故下利必自止；若利不止，必便脓血者，为热有余而迫于下

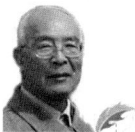

胡希恕
临床大家解伤寒

也。热不上而下，故其喉不痹。

〈注〉①"伤寒，先厥后发热，下利必自止"，伤寒，指广义伤寒。先厥后发热为正胜邪祛，下利必自止，其理同336条。

②"而反汗出，咽中痛者，其喉为痹"，发热利止后，但病当愈而未愈，反有汗出，这是热气有余的表现。热伤津

段治钧
伤寒临床释疑录

液攻于上，则咽中痛。其喉为痹者，即这种咽喉红肿疼痛，名之为喉痹。简要地说，这是发热利止、因热太过有汗伤津而作喉痹的一种情况。

③厥后如果是"发热无汗"，其利也"必自止"，这亦是阳进阴退的表

现；"若不止，必便脓血"者，意即因发热厥利应自止，但利却未止、发热亦未止，这是因为虽发热但无汗，太过的热气既未外出由汗解，又未亢于上作喉痹，而是随利陷于下，发为协热利，故而便脓血也。简要地说，这是因为无汗，发热及下利均未止，而作协热利便脓血的另一种情况。"便脓血者，其喉不痹"，便脓血者，热不上炎而下迫，故其喉不痹也。

〈按〉此承337条厥利与热往复，热气有余时发生的另外两种变证。热进寒退，则厥利自止。若热厥相应，乃属顺候，厥利止而热亦当解，此为欲愈。热还不解则为太过，于是才有喉痹或便脓血的发生。

喉痹和便脓血乃证由阴转阳，与厥之为病无关矣，须知。

**340.** 伤寒一二日至四五日，厥者，必发热；前热者，后必厥①。厥深者热亦深，厥微者热亦微②。厥应下之，而反发汗者，必口伤烂赤③。

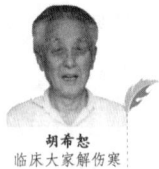

胡希恕
临床大家解伤寒

**【释】**伤寒一二日至四五日而厥者，多为热厥，同时必发热也。前热后必厥者，即厥前有盛热耗伤津液，热为厥之原因，厥为热之结果也，即厥由热致。故后之厥深者，前之热必深；后之厥微者，前之热亦微。热厥当下其热，粗工泥守伤寒治表而反发其汗，伤津助热，必致口伤烂赤。

**【按】**厥有寒热虚实的不同，本条所述即因热所致的厥，故下热则厥即治。此所谓下之，前之四逆散和后之白虎汤证均属之，不是必以承气汤攻下。此与前之"诸四逆厥者不可下"的说法并不矛盾。

形似太阳伤寒，始得之即厥而发热、不恶寒，乃温热之属，非伤寒也。"厥应下之"一语要活看，热实者固宜承气汤，热不实者则宜随证选用适方以除热，亦下之意也。此证多有，宜注意。

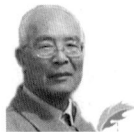

段治钧
伤寒临床释疑录

〈注〉① "伤寒一二日至四五日，厥者，必发热"，此处"伤寒"二字指太阳伤寒。太阳伤寒一二日或在表，至四五日或传里转属阳明，而发手足逆冷的厥证。"必发热"为倒装句，即在厥前必有发热的意思。总之，发热在先，其后才有厥证，也可理解为发热时而伴有手足厥冷；不要理解为凡厥之后必有发热也。因而可判断本条为热厥，而非寒厥。"前热者，后必厥"，这句话是补充说明，也可说是明示上句话"厥者，必发热"，是先发热而后厥也。究其原因，为热盛伤津耗液，气血受阻而发手足逆冷的厥证。临床中不但常见伤寒一二日至四五日先热后厥的情况，病开始伴随发热即有手足逆冷的现象也不少见，尤以小儿为多。虽厥证出现前后不同，但因于热则同也。

② "厥深者热亦深，厥微者热亦微"，本条之厥以发热为前提（原因），所以其厥深者发热亦必重，厥微者发热亦必微也。

③ "厥应下之，而反发汗者，必口伤烂赤"，335条言"诸四逆厥者，不可下之"，本条又言"厥应下之"，何也？盖彼为虚寒所致之厥，故曰不可下之；而本条之厥是里热炽盛之厥，故曰"应下之"，是应下其热，包括清法在内。"而反发汗者，必口伤烂赤"，若误用汗法，则更伤津助热，使口伤烂赤矣。

〈按〉在泛论阴性病的厥证中插入本条，示人对厥证寒热的辨别耳，宜与303条互参。

**341.** 伤寒病，厥五日，热亦五日，设六日当复厥，不厥者自愈①。厥终不过五日，以热五日，故知自愈②。

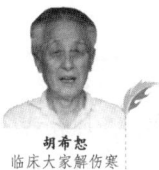

**【释】** 伤寒病，先厥五日，后发热亦五日。设厥热往复，则六日当复厥，若不厥者，正胜邪已也，必自愈。以厥终不过五日，而热亦五日，厥热相应，故知自愈。

胡希恕
临床大家解伤寒

**【按】** 此证厥热往复，与前之厥利与发热往复同，不过前者证较重，而此则较轻。

邪胜正则厥，正胜邪则热。此与少阳病往来寒热同属正邪分争之征，唯以阴阳不同，为候亦异也，故谓厥热往复者属厥阴。

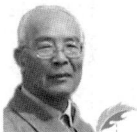

段治钧
伤寒临床释疑录

〈注〉① "伤寒病，厥五日，热亦五日，设六日当复厥，不厥者自愈"，伤寒病，指广义的伤寒，而非狭义的太阳伤寒证。从后文厥热往复而后自愈的情况看，本条当指伤寒病进入厥阴证阶段而言。

先发厥五日，后发热亦五日，这是厥热往复，而不是厥利与热的往复发作。若邪正分争未已，则第六日当复厥；若第六日未厥，可见正已胜邪也，则可自愈。设若发热超过厥的时间，那就是337条的热气有余了。设若五日后又厥来，此邪进正退，非佳兆也。

②"厥终不过五日，以热五日，故知自愈"，这是解释上句"不厥者自愈"所以然的自注句。厥终不过五日，指本条厥的时间没有超过五日，并不是说凡厥都不会超过五日。试看337条，不是有"厥反九日"的吗？这句话是总结厥热往复可自愈的规律，即厥热相当者可望自愈。

〈按〉综观以上有关条文所论，则可知厥利与发热往复及厥热往复，皆属厥阴病也。

**342. 凡厥者，阴阳气不相顺接，便为厥**①**。厥者，手足逆冷者是也**②**。**

【释】此所谓阴阳气，当指静脉与动脉而言。手足为阴阳交合之处，若血液不充于此，则阴阳气不相顺接而为厥。厥者，手足逆冷是也。

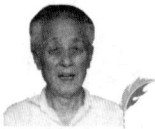

胡希恕
临床大家解伤寒

【按】此论厥之成因及形象。厥之原因虽多，但血不充于四末则一也。

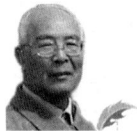

段治钧
伤寒临床释疑录

〈注〉①"凡厥者，阴阳气不相顺接，便为厥"，凡厥者，即不论是哪种原因所致之厥，古人都归纳为一个理由解释之，就是阴阳气不顺接。中医"气"的概念所指甚广，包括体内的精微物质（如水谷之气）；脏腑组织的活动能力（如五脏、六腑之气）；脏腑功能失调引起的病状（如肝气犯胃）等，皆取类比象的表述也。本条阴阳气当属第一者，为动脉血和静脉血。不顺接，就是手足远端血液循环产生障碍，使血液不充于四末，因而手足得不到温煦。这"便为厥"。

②"厥者，手足逆冷者是也"，这是对厥者证象的描述，根据上句病理的分析，总结为厥就是从四肢末端向上逆冷的症状，一般不会过肘膝以上。

〈按〉以上诸条是对厥的概述，下面则示例性的讲厥的治疗。在厥、利、呕、哕四病中，讲厥的较详，因厥与厥阴病相关较多也。

**343.伤寒，脉微而厥，至七八日肤冷，其人躁无暂安时者，此为脏厥，非蛔厥也**①**。蛔厥者，其人当吐蛔。今病者静，而复时烦者，此为脏寒，蛔上入膈，故烦；须臾复止；得食而呕，又烦者，蛔闻食臭出，其人常自吐蛔**②**。蛔厥者，乌梅丸主之。又主久利**③**。**

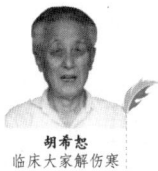

【释】伤寒脉微而厥者，津虚血少也。至七八日肤冷者，胃气已衰，营气绝于外也。其人躁无暂安时，虚极欲脱也。以上为脏厥，非蛔厥也。蛔厥者，其人当自吐蛔，而且病者静，不似脏厥的躁无暂安时也。其所以复时烦者，以胃中寒，蛔被寒迫上入其膈，但须臾即止。得食而呕，复烦者，以蛔闻食臭出，其人当自吐蛔也。蛔厥者，乌梅丸主之。

胡希恕
临床大家解伤寒

【按】脏厥者，为脏器衰竭而厥也，多死，故未出方。本条主述蛔厥的证治，属厥阴病的证治甚明。蛔厥只是脏中有寒，脏器也未至衰竭，故可治。不过此所谓脏乃指胃而言，胃气不振，精气不生，阳热不充于四末，因作厥。又治久利，当是方后语，《玉函经》无此四字。

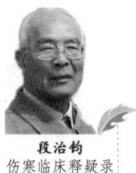

363

辨厥阴病脉证并治

〈注〉本条主述两种手足逆冷的厥证，二者都是寒厥。一为脏厥，一为蛔厥；一不可治，一可治；一未出方，一出乌梅丸主之。二者预后吉凶差之甚远矣。

段治钧
伤寒临床释疑录

①这句话专论脏厥。"伤寒"，指大病伤寒的后期；"脉微而厥"，微脉主津虚血少，厥为寒邪盛，此虚寒已甚也；"至七八日肤冷"，不只四肢逆冷，因病势益进而体肤俱冷也；"其人躁无暂安时者"，只躁不烦，无阳也。"此为脏厥，非蛔厥也"，古人只言脏不言腑，此处的脏当指胃，以上为证是脏厥，乃胃气将绝的凶候。对脏厥本条未出治法，在后文348条也只是出了灸法治疗，可见脏厥为大证而难治也。

②本句专论蛔厥，蛔厥就其胃寒、四肢厥逆来讲，与脏厥相似，但还有

其他证候则迥不相同，置于同一条，意在鉴别。"蛔厥者，其人当吐蛔"，蛔厥第一个特征就是其人有吐蛔的情况。"今病者静，而复时烦者，此为脏寒，蛔上入膈，故烦；须臾复止"，病人一会儿安静、一会儿又烦，是因为其人胃寒，蛔虫趋暖而入于膈上时，蛔动则令人发烦；一会儿蛔不动则烦止，病人也就安静无苦；但此烦为蛔扰之烦、非热烦也。"得食而呕，又烦者，蛔闻食臭出"，病者一吃东西，则蛔闻食臭而动，因虫动受扰则令人作呕，同时虫一动又烦。"其人常自吐蛔"者，过去卫生条件差，很多人腹内有蛔虫，所以在呕时常吐蛔，吐蛔虽是常有之事但并非必有之事。此为蛔厥也。

③"蛔厥者，乌梅丸主之。又主久利"，蛔厥主用乌梅丸治疗。又主久利者，虽为方后语，但利久而陷于阴证者用之确实有效。

---

**乌梅丸方**

乌梅三百枚，细辛六两，干姜十两，黄连十六两，当归四两，附子（炮，去皮）六两，蜀椒（出汗）四两，桂枝（去皮）六两，人参六两，黄柏六两。

上十味，异捣筛，合治之。以苦酒渍乌梅一宿，去核，蒸之五斗米下，饭熟捣成泥，和药令相得。内臼中，与蜜杵二千下，丸如梧桐子大。先食饮服十丸，日三服，稍加至二十丸。禁生冷、滑物、臭食等。

---

〈方解〉乌梅，酸涩温，为助酸剂。兼清凉解热、生津杀虫、收敛作用。除热烦满，安心敛肺，涩肠。主下利，口干好唾，汗出久利。

蜀椒，辛温，有毒。温中下气，逐骨节皮肤死肌。主邪气咳逆，寒湿痹痛，杀虫。

当归，辛苦温，滋养镇静调经药。温中止痛，补血活血，调经润肠，生肌排脓。主胎前产后诸病，疮疡创伤，痢疾腹痛后重。

方中黄连、黄柏不但可除热解烦，且苦寒，具收敛性，又可止痢。干姜、附子、细辛、蜀椒温中驱寒。桂枝降其冲气（得食而呕也是上冲的一种）。人参健胃，当归养血，合用以补气血。蜀椒逐寒湿痹痛，杀虫。乌梅下气除烦，杀虫，妙在乌梅渍之以苦酒，大酸大敛，既生津止渴，又固脱止泻，制辛温之太过。此方治蛔厥上虚热、下沉寒，见心下痞硬，气上冲胸，心中烦热，渴欲饮水，或呕逆，或下利者。

〈按〉乌梅丸证寒热并举、阴阳互见、虚实交错，符合厥阴病变化多端的特点。因乌梅偏于酸，是为固脱止泻之治剂。酸苦、辛苦并用，亦驱蛔的妙制。

**344. 伤寒，热少微厥，指头寒，嘿嘿不欲饮食，烦躁①；数日小便利，色白者，此热除也，欲得食，其病为愈②。若厥而呕，胸胁烦满者，其后必便血③。**

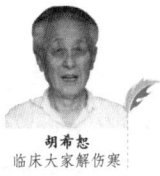

【释】热少故厥亦微，而只指头寒。嘿嘿不欲饮食而烦躁者，为热在半表半里，属少阳柴胡证。数日后小便利、色白者，为热已除。欲得食则胃亦和，故其病为愈。若数日后厥而呕，胸胁烦满者，则已并于里，所谓厥深热亦深也。久不治，其后必便脓血。

胡希恕
临床大家解伤寒

【按】此述热厥，前半为小柴胡汤证，后半为大柴胡汤证，可详见前及《金匮要略》妇人产后篇。读者自能理解，故未出方。

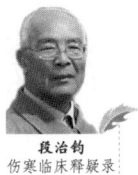

辨厥阴病脉证并治

〈注〉①"伤寒，热少微厥，指头寒，嘿嘿不欲饮食，烦躁"，伤寒者，因有热而形似伤寒者也。其人发热而厥，但热度不高，厥也只限于头寒，其厥逆不甚，乃340条热微厥亦微也，此厥为热厥而非寒厥。嘿嘿不欲饮食而烦躁，小柴胡汤证。以上诸证是太阳伤寒转属少阳的为证反应，可见少阳证亦有厥证，即热厥亦有小柴胡汤证也。当用小柴胡汤为宜。

段治钧
伤寒临床释疑录

②"数日小便利，色白者，此热除也，欲得食，其病为愈"，言上证若治疗及时，过了数日小便利、色白者，为热从小便下泄而除，且厥亦除也。欲得食为胃气和，故其病为愈。

③"若厥而呕，胸胁烦满者，其后必便血"，前证若不治或失治，数日之后厥不但未愈，而且呕的厉害，胸胁满而烦躁，较小柴胡汤证为重，病进近于里也。热进病深，大柴胡汤证也。若不治，其后热深厥亦深，热伤津血必便血。可见大柴胡汤证亦可有厥。

**345.** 病者手足厥冷①，言我不结胸②，小腹满，按之痛者，此冷结在膀胱关元也③。

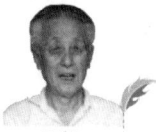

**【释】**病者手足厥冷，言我不结胸，即自觉胸胁宽快，毫无烦满之苦，谓无热也。小腹满，按之痛，知为冷结下焦也，故为寒厥而非热厥。

**【按】**此手足厥冷由于冷结下焦所致者。结上多热，结下多寒，亦辨别寒热的一法，须知。

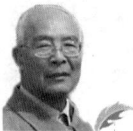

胡希恕
临床大家解伤寒

段治钧
伤寒临床释疑录

〈注〉① "病者手足厥冷"，手足厥冷是对厥逆较甚的描述，其所以厥逆较甚，是因为寒实积冷结于下焦，阻碍气血交接而致手足逆冷。寒实积冷结于下焦的表现就是后文之小腹满、按之痛。此为寒厥，非热厥也。

② "言我不结胸"，这句话夹在前后述证句的中间，它是隐含着言外之意的。因为结胸证是水热结于胸胁心下，按之剧痛。今言我不结胸，即胸胁部无痛、满、烦等不适，可知其上无热也。

③ "小腹满，按之痛者，此冷结在膀胱关元也"，这是阐释上述证候反应所以然的自述句。关元穴在脐下小腹膀胱之部位。小腹满，按之痛，乃沉寒积冷结于此所致。

〈按〉沉寒积冷结于下焦，若为实证，当用温下之法，如大黄附子细辛汤类；若为虚证，当用温法，如大建中汤、附子粳米汤。

**346.** 伤寒①，发热四日，厥反三日，复热四日，厥少热多者，其病当愈②。四日至七日热不除者，必便脓血③。

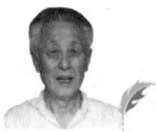

**【释】**发热四日，厥反三日，复发热四日，此厥少热多，为阳进阴退之象，故其病当愈。四日至七日而热仍不除者，为热气有余，必便脓血也。

胡希恕
临床大家解伤寒

〈注〉本条指伤寒大病已至厥热往复的厥阴证阶段。

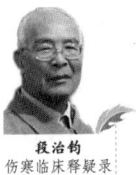

① "伤寒"，广义的伤寒。

② "发热四日，厥反三日，复热四日，厥少热多者，其病当愈"，是说其病已进入厥热往复的厥阴证阶段，并由发热和厥逆的具体时日，反映出正邪进退和预后的情况。厥为三日，前后发热共八日，厥少热多，故其病当愈。

③ "四日至七日热不除者，必便脓血"，假如其病当愈而未愈，四日至七日热不除者，为太过的热气有余，伤津动血，因判断其"必便脓血"也。

〈按〉本条不是前述诸条的重复，与336、337、339条互参可知。彼为厥利与发热的往复，本条无下利，为厥与发热的往复，但阴阳进退的机理是一样的。

**347. 伤寒**[①]**，厥四日，热反三日，复厥五日，其病为进**[②]**。寒多热少，阳气退，故为进也**[③]**。**

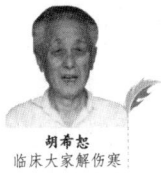

367

【释】先厥四日，后发热三日，复厥又增至五日，此寒多热少，为阴进阳退，故其病为进。

【按】以上两条重申厥热往复为正邪分争之证，故厥少热多为病退，厥多热少为病进也。正邪分争而厥热往复归结于胃，前已言之，其道理尚有加以说明的必要：胃为水谷之海，气血之源。胃气沉衰则气血虚，不充于四末，故手足厥；胃气复振则气血充，故厥回而发热。前之除中必死者，胃气已败故也；上之便脓血者，胃气过亢故也。

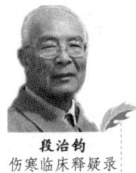

〈注〉① "伤寒"，如上注。

② "厥四日，热反三日，复厥五日，其病为进"，厥逆与发热往复的具体时日与上条相反，热为三日，前后厥共九日，据此判断为"其病为进"。

③ "寒多热少，阳气退，故为进也"，这是说明上句"其病为进"所以然的自注句。依上对厥热时日多少的分析，此厥热往复是寒多热少，正邪分

争的结果是阴进阳退，故其病为进也。

〈按〉本条为上条的对应条文。厥之为证有阴阳寒热之别，其因不一。正邪分争，厥热往复，理在阴阳进退，故此厥为阴寒甚明。

下面论厥的死证。

**348.伤寒六七日[①]，脉微，手足厥冷，烦躁，灸厥阴[②]。厥不还者，死[③]。**

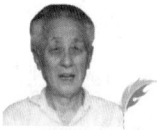

【释】伤寒六七日已内传厥阴，脉微，手足厥冷，烦躁者，即343条脏气欲绝的脏厥也。以未至肤冷、躁无暂安时，还可灸厥阴治之。若厥仍不还，则胃气已败，故死。

【按】仲景未言灸何穴，或谓宜灸太冲，其为厥阴脉之所主，在足大趾、二趾间后二寸陷中，灸三壮。是否，存疑待考。

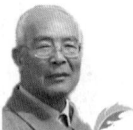

〈注〉①"伤寒六七日"，始病为太阳伤寒。六七日一般为病向内传的时日，据后面的证候表现，当是内传为厥阴证。

②"脉微，手足厥冷，烦躁"，所述无表证，故不属少阴；无呕、哕、利，非太阴证；可见其为半表半里的厥阴证也。此与343条意同，为脏厥，但未至营已绝于外的肤冷，其躁亦未至无暂安时，虽以躁为主，但有烦，较前之脏厥为轻。因为有此程度上的差别，故可治之以灸法。"灸厥阴"，未指何穴，后世注家有的说灸太冲，在针灸学中，太冲属足厥阴肝经，这可能是以厥阴病而附会取之，亦未可知也。其实《伤寒论》的厥阴病与针灸学的肝之经脉并不是一回事。也有的注家谓灸关元、气海者，均供参考。

③"厥不还者，死"，厥不还者，即经治疗阳热不回而厥不止的意思，此胃气已败，故死。

〈按〉三阴病，死证多在太阴，但由本条可知，阴性病在半表半里，只若阴极阳绝（阳气不复）、厥不还者，亦可有死证也。

**349. 伤寒发热①，下利，厥逆②，躁不得卧者，死③。**

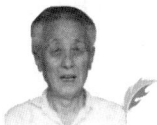

【释】伤寒发热为外邪盛，下利、厥逆为中气虚而不守。若复躁不得卧，胃气欲绝。气血虚而邪独留，故死。

【按】此和下条均述邪留精去而胃气沉衰的死证。

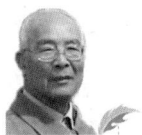

〈注〉①"伤寒发热"，此为太阳伤寒，发热为阳证，乃外邪盛，故知也。

②"下利，厥逆"，这是里气虚寒。下利乃精气下泄，中气不守，为太阴证。今发热与厥利并见，可看作太阳太阴合病之属。其发热者是邪盛，还是阳复？若为阳进而复，当下利止而手足温；但本条下利厥逆不止，可见此发热为邪气盛，非阳气之复也。若治，急当救里，但因外邪盛，救里之效也只能看正邪斗争的情况了。当此阴阳交争、生死未卜时，观其后之变以定生死也。

③此时若"躁不得卧者"，即只躁不烦，因躁扰不安至不得卧者，乃胃气衰败，虚极而邪气独留，故主死。

〈按〉从上条知，阴寒之厥不止者（脏厥）可致死。从本条知，厥热并见，阴阳交争，邪盛精去，精气竭而邪气独留者，更可致死也。

**350. 伤寒发热①，下利至甚，厥不止者，死②。**

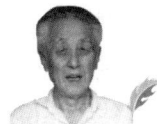

【释】伤寒发热则外邪未解（外邪盛），下利至甚则精气为虚，若更厥逆不止，则胃气虚寒。精虚无俾（俾同裨，音 bì，意为辅佐，段注），邪气独留，故死。

【按】以上两条均外邪盛、里虚寒的表里同病，属太阳与太阴合病或并病之类。精气欲竭，胃气复衰而邪气独留，与阴阳离绝死证颇相似。

369

辨厥阴病脉证并治

〈注〉① "伤寒发热"，意同上条。

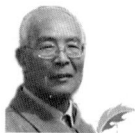

② "下利至甚，厥不止者，死"，言下利曰"至甚"，言厥曰"不止"，可见利厥都较上条为重。下利甚，则精气脱于下；厥不止，为里虚胃气不复。胃气不复则精气虚竭，而邪气独留，故曰死。

〈按〉本条也是阐述阴证的虚寒下利和邪盛发热并见的表里同病，属太阳与太阴合病或并病之类。本条与上条机理同，但为证有别。若胃气衰而精无裨，必厥逆不止，此时若邪盛发热，则为邪气独留，这样的为证反应，则多是阴阳离绝的死证。治疗上更凸显保胃复津的重要。

在太阳篇屡言汗出伤精气，阳明篇亦言下利亦伤精气，但阳性病一般胃气尚盛，抓紧时机攻邪愈病较为容易；对于阴虚寒证，对汗利之伤津要高度重视，尤其有外邪时，要不待正气衰竭，抓紧时机扶正（保胃复津）以胜邪（或待驱邪之机），错过机会则救治不及矣，故其治为难也。

**351.** 伤寒六七日，不利①；便发热而利，其人汗出不止者，死②。有阴无阳故也③。

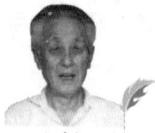

【释】伤寒六七日不利者，谓伤寒六七日本不下利，邪气仍相持在表而未传也。发热者，邪气也。下利、汗出者，精气也。便发热而利，其人汗出不止者，为精气暴脱，邪气独留，故死。

【按】阴指邪气，阳指精气。精脱邪留，故谓有阴无阳。以上四条均论厥逆死证，后三条即《内经》所谓阴阳交者是也。仲景所论尤有发挥，为易于理解，见12条〈按〉。邪正交争时，精在内而邪在外，结果邪留于内而精越于外，阴阳形势恰好倒置，交易其位，故谓为阴阳交，交则死也。

细审以上所述，阴阳交之所以为死证，不只是汗出而复热，更重要的是胃虚不能食。因为汗出复发热，不过精气虚，不足以驱邪，但不至于死。不能食者，精气来源断绝，终至精竭邪留，乃致死也。故若伤寒发热，虽不汗出，但胃气先衰，精气下脱，亦必死。仲景依此发挥以上诸条死证，读者宜细玩。

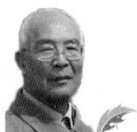

〈注〉① "伤寒六七日，不利"，太阳伤寒六七日，此乃正邪交争于骨肉的期间，尚未内传的病理阶段。原本不下利。

段治钧
伤寒临床释疑录

② "便发热而利，其人汗出不止者，死"，便发热而利，即不但发热未止，忽然又有下利，显然是病已传里；其人还汗出不止，如果胃气不衰，随着汗出，发热当止也，但其热又不因汗出而解，胃气已衰可知。由于下利、脱汗，精气（津液）殆尽，而邪气独留（指仍发热），故死。此发热亦如349条为邪盛。

③ "有阴无阳故也"，这是解释上证致死原因的自注句。有阴指邪气、无阳指精气，有阴无阳，即有邪而无正之谓也。这也是邪气独留的缘故。

**352. 伤寒五六日，不结胸，腹濡①；脉虚，复厥者，不可下②。此亡血，下之死③。**

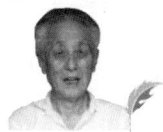

胡希恕
临床大家解伤寒

【释】伤寒五六日，病常去表而内传半表半里。不结胸而腹濡者，里无实也。脉虚复厥者，津液血少也。此属厥阴，即有大便难也不可下，下之利不止则死。

【按】伤寒五六日以传少阳为常，然亦间有传厥阴者。本条所述属厥阴的血虚之厥也。

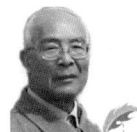

段治钧
伤寒临床释疑录

〈注〉① "伤寒五六日，不结胸，腹濡"，太阳伤寒五六日，常为传里或半表半里之期。观后无下利，知非传里，而是传半表半里也。不结胸，则上无湿热。腹濡，按之无抵抗，虚软似绵，则里不实。

② "脉虚，复厥者，不可下"，脉虚，主津虚血少。复厥者，又有四肢厥逆，气血不充于四末。此一派虚寒可知，这是半表半里的厥阴证。虚寒之

厥不可下也。

③ "此亡血，下之死"，亡，同无。虚寒之厥，因津虚血少，下之利不止则死。此时不但不可下，发汗亦当禁也。其治应着眼在胃，可与335条互参。

### 353. 发热而厥①，七日下利者②，为难治③。

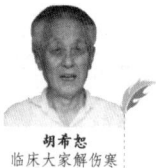

**【释】**伤寒发热而厥已属邪盛精虚，七日传里又复下利，胃气渐趋不振，精气又夺于下，故为难治。

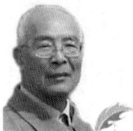

〈注〉"发热而厥"，《金匮玉函经》在"发热"之前有伤寒二字，是也。《康平伤寒论》本条和上条合为一条，后世坊本多将本条单列为一条，若以此为据，则"发热而厥"者，亦当是"伤寒发热而厥"。

① "伤寒发热而厥"，广义的伤寒，始发证为发热而厥也。发热者，邪气盛；四肢厥逆，精气（胃气）虚。开始并无下利，尚未传里也。参考340条，此发热而厥乃温热之属也，不过这也是按理推论，若临床确断还要与脉及他证合参。

② "七日下利者"，病已传里，说明胃气日渐虚衰，抗邪无力。如果厥不退，又下利，那么就转属为太阴病了，是为太阳太阴并病。

③ "为难治"，太阴病里虚寒，不能发汗，更不能下（见上条〈注〉③），救里又碍于邪气盛（情同349条）。此乃正虚精脱之象，邪又不退，故为难治。如果再发展下去，见下利甚，或躁不得卧，或大汗出不止者，则胃气竭，精气欲尽，邪气独留，必死矣。

〈按〉以上六条（348～353条）均以邪盛正虚立论。其中349、350条和本条是论述发热、厥、利并见之危证，349、350条曰"死"，本条曰"难治"，可互参。此和发热与厥利往复之证完全不同，不可以为此发热为阳进而厥止的一般厥阴证也。如果确断其发热而厥者为热厥，热去则厥止。若发热、厥、利并见者，为难治也。

以下示例厥的治疗。

## 354. 伤寒脉促<sup>①</sup>，手足厥逆<sup>②</sup>，可灸之<sup>③</sup>。

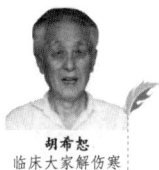

**【释】** 伤寒脉促为表未解，手足厥逆为里虚寒，故虽表不解亦不宜发汗，可灸之，先回其厥。此亦即先救里而后救表的定法。

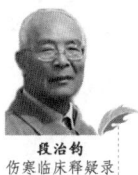

〈**注**〉① "伤寒脉促"，太阳伤寒，表不解；脉促，寸浮关以下沉。促有逼近、上冲之意，迫于外主表，迫于上主上冲。表未解，故寸浮；里（下）虚，故关以下沉。

② "手足厥逆"，虽表未解，但里已虚而气血不达四末，故四肢厥逆。因无下利的里证，故此厥逆为太阳转属厥阴的并病。

③ "可灸之"，表不解，里已虚，依法当先救里，不可发汗，灸之以先回其厥也。

〈**按**〉由本条可知，表不解、里虚寒者不可发汗，当记。以下治疗，首出白虎汤证，示治厥不可以虚寒为成见，必当辨其寒热及其他各种证型也。

## 355. 伤寒脉滑而厥者，里有热<sup>①</sup>，白虎汤主之<sup>②</sup>。

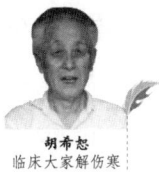

**【释】** 脉滑为里有热。伤寒脉滑而厥者，里热所致之厥，白虎汤主之。

**【按】** 热甚于里则精气耗损，即《内经》所谓壮火食气者是也。厥，即前述的热深厥亦深之厥。

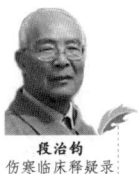

〈**注**〉① "伤寒脉滑而厥者，里有热"，滑为邪热盛、血气奔腾之象，主邪实热盛。病起太阳伤寒，表证罢而内传阳明，故里有热。本条邪热盛于里；上条表未罢，而同时里虚寒。本条脉滑；上条脉促。本条为热厥；上条为

辨厥阴病脉证并治

寒厥。

②"白虎汤主之"，里有热而胃不实，故用白虎汤主之。服白虎汤，热去则厥回。

〈按〉宜与340条互参，为"厥深者热亦深"者也。

**356.** 手足厥寒，脉细欲绝者①，当归四逆汤主之②。

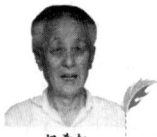

【释】脉细主血少，脉细欲绝为血极虚之应。手足厥寒，脉细欲绝者，为血虚于内、荣卫不利于外也，以当归四逆汤主之。

胡希恕
临床大家解伤寒

【按】此即352条所谓血虚之厥而出其治也。

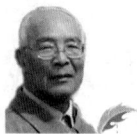

段治钧
伤寒临床释疑录

〈注〉①"手足厥寒，脉细欲绝者"，不言厥冷，而言厥寒，二者有别焉。厥，皆因血虚不充于四末也。厥冷者，四肢厥逆，不但他觉四肢发凉，且自觉冷从里来。厥寒者，四肢厥逆，他觉四肢发凉，且自觉寒自外侵，且病因亦来自外寒所侵。何以知寒为外侵？下条有"若其人内有久寒者"的说明，故可知也。脉细为血虚之应，脉细欲绝，为血极虚之应。本条即352条"脉虚，复厥者""此亡血"的血虚之厥。

②"当归四逆汤主之"，血虚于内而又受外寒之侵，故以当归四逆汤主之。当归四逆汤以桂枝汤为基础，意在外调营卫而内和血脉也。因寒不在里，无呕吐、下利等症，故亦不用干姜、附子。

---

**当归四逆汤方**

当归三两，桂枝三两，芍药三两，细辛三两，甘草（洗）三两，通草二两，大枣（擘）十二枚。

上七味，以水八升，煮取三升，去滓，温服一升，日三服。

---

〈方解〉此即桂枝汤以细辛易生姜，而加当归、通草。

当归，辛温微甘，滋养、镇静、活血、调经药。功能补虚养血，消肿止痛，排脓生肌，活血润肠。主月经不调、胎前产后妇科病，疮疡金创，血气凝滞疼痛，痢疾后重腹痛等。

通草即木通。木通，辛苦平，微寒，清凉性消炎利尿药。除脾胃寒热，通利九窍血脉。主泌尿系炎症，小便不利，痈疽恶疮。因其有通利血脉的作用，与当归合用补血行滞，合细辛可祛风湿痹痛。

当归、芍药合用，内和血脉，祛瘀，并有强壮作用。本方内治血虚，外则治营卫不利而见脉细欲绝、手足厥寒者。

〈按〉此方治手足冻疮效良，并可治腹痛、关节疼而脉细欲绝者。

## 357. 若其人内有久寒者①，宜当归四逆加吴茱萸生姜汤②。

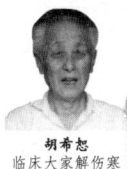

【释】内有久寒者，当指积冷、癥瘕等症。此承上条言，若其人内有久寒而手足厥冷，脉细欲绝者，则宜与当归四逆加吴茱萸生姜汤。

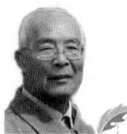

胡希恕
临床大家解伤寒

〈注〉① "若其人内有久寒者"，此承上条 "手足厥寒，脉细欲绝" 的脉证。其人内有久寒未出确证，但据加吴茱萸、生姜观之，当有或呕吐，或头痛，或腹痛，或冲逆冒眩等寒饮在里的证候。

段治钧
伤寒临床释疑录

② "宜当归四逆加吴茱萸生姜汤"，血虚于内，营卫不利于外，又内有久寒者，宜当归四逆加吴茱萸生姜汤。

---

**当归四逆加吴茱萸生姜汤方**

当归三两，芍药三两，甘草（炙）二两，通草二两，桂枝三两，细辛三两，生姜（切）半斤，吴茱萸二升，大枣（擘）二十五枚。

上九味，以水六升，清酒六升和，煮取五升，去滓，温分五服。

---

〈**方解**〉此于当归四逆汤中加温中止呕的吴茱萸、生姜，故治当归四逆

375

辨厥阴病脉证并治

汤证内有久寒而呕逆者。

〈按〉本方可治寒疝腹痛、冲逆眩冒、头痛等。本方与上方均以血虚为前提。

**358.** 大汗出，热不去，内拘急，四肢疼，又下利厥逆而恶寒者①，四逆汤主之②。

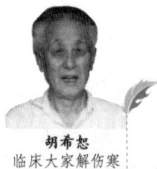

【释】大汗出，津液亡于外；热不去，邪反留于内。津虚并有寒，腹内拘急。外邪兼血瘀，四肢酸痛。中气沉衰，故又下利。阳去入阴，故厥逆而恶寒。此宜舍表救里，四逆汤主之。

【按】大汗出而又下利，厥逆恶寒，中气沉衰，大有虚脱征象。虽有表候，亦宜救里。若误与桂枝汤以攻表，则祸变立至。

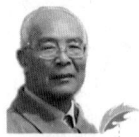

〈注〉①本条述证有七。其中"大汗出，热不去"，此精亡于外而邪反留于内，精祛而邪胜也；加之"四肢痛""而恶寒"，此可看作太阳病。但要注意，"四肢疼"不单纯是表未解，亦因虚寒血郁不畅也；"而恶寒"（同时还有热不去）亦非单纯表证，因有"下利厥逆"证在，故又具里阴证性质也，此当责之于胃虚，特先提示之。

"内拘急"者，大汗出伤津耗液，津虚而生寒也。进而有"下利厥逆"，此里虚寒甚也，为病转属太阴。

②"四逆汤主之"，太阳太阴并病，虽表未解，亦急当救里，故以四逆汤主之。若有脉微欲绝者，更应以通脉四逆汤主之也。

〈按〉此为太阳病转属太阴而表不解，应舍表救里的证治。前349、350、351条为发热、厥、利并见，兼有躁不得卧，或下利甚、厥不止，或汗不止的危证。本条亦厥、热、利并见，但其大汗出是因以药发汗，热虽不去，但汗已止；虽有发热、厥利，但未至躁不得卧；亦无下利甚、厥不止等死证。虽属难治，但也只可用四逆汤或通脉四逆汤以救里也。

**359.** 大汗，若大下利，而厥冷者<sup>①</sup>，四逆汤主之<sup>②</sup>。

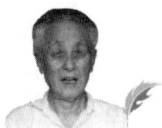

【释】大汗则津液亡失于外，大下利则津液亡失于内。津血虚少，故四肢厥冷，以四逆汤主之。

【按】阴寒下利，又复脱汗，津液亡失，以致四肢厥冷，病已由阳入阴，病情极其险恶，此时唯有四逆汤温中救里一策。胃气一振则汗收利止，津液复，厥冷自解矣。

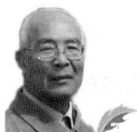

〈注〉① "大汗，若大下利，而厥冷者"，意即不但"大汗出"，而且还有"大下利"，因而至四肢"厥冷"者。无论是"汗"还是"利"，其关键都在于一个"大"字。"大汗"则津亡于外，"大下利"则津泄于内，津亡则阳热亦伤，胃气再不振，病由阳入阴，则阴阳气不顺接而"厥冷"矣。若大汗、大下利造成脱水而厥，病情确实险恶，即使现代补液可做急救，胃气不复亦难收其全功。

② "四逆汤主之"，胃气虚衰可致津液不守，津液亡失亦可致胃气不振，不论哪一方面均当以四逆汤为治疗手段。本条言体液大量亡失，胃气不振，血气不充于四末而四肢厥冷者，主以四逆汤治之。本条无发热，若发热、躁扰不宁者，乃精虚无裨，邪气独留之死证矣。

**360.** 病人手足厥冷，脉乍紧者，邪结在胸中<sup>①</sup>。心下满而烦，饥不能食者，病在胸中，当须吐之，宜瓜蒂散<sup>②</sup>。

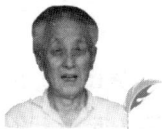

【释】邪结于胸中，气血受阻，故手足厥冷而脉乍紧也。胃中有停滞，故心下满，饥不能食。欲吐不能吐，故烦满。此病在胸中，下涉及胃，当须吐之，宜瓜蒂散。

【按】厥之为证原因很多，非阴证所独有。本条所述为邪结胸中而致厥逆之证治。

辨厥阴病脉证并治

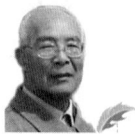

〈注〉① "病人手足厥冷，脉乍紧者，邪结在胸中"，邪结在胸中者，谓胸中有痰饮实邪也。因邪结在胸中阻碍气机通畅，故而病人手足厥冷。紧为实证的脉应，脉乍紧者，即脉骤然有紧象，如果胸中的痰饮实邪伴气上冲而欲呕吐时，病有上越之机，就会出现这样的脉象。

② "心下满而烦，饥不能食者，病在胸中，当须吐之，宜瓜蒂散"，心下指胃，胃有停滞（包括寒饮、停食在内），故觉满闷而饥不能食；气上冲则欲吐，而又不能吐，故心中懊恼而烦。这是涉及胃有实邪的为证反应。病实在上，又有上越之机，故需因势利导，宜瓜蒂散吐之。

**361.伤寒，厥而心下悸，宜先治水，当服茯苓甘草汤，却治其厥①；不尔，水渍入胃，必作利也②。**

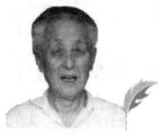

【释】《金匮要略》曰："水停心下，微则短气，甚者则悸。"伤寒厥而心下悸者，此厥为胃中停饮所致，当先治水，故先宜茯苓甘草汤，水去而厥自已。虽治水，却能治其厥也。若不知厥由水作，一味治厥，不但厥不能治，水充斥胃中更必下利也。

【按】此水饮所致之厥，虽说先治水，实亦治厥。由水渍入胃一语观之，当有小便不利甚明，水不得下泄，故上渍入胃也。

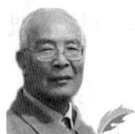

〈注〉本条为太阳伤寒而里有水饮致厥者。

① "伤寒，厥而心下悸，宜先治水，当服茯苓甘草汤，却治其厥"，患太阳伤寒，同时又有厥而心下悸的证候。心下指胃而言；悸为自觉跳动，与惊悸的悸不同。这是胃有停水证的反映。《金匮要略·痰饮咳嗽病脉证并治第十二》曰"水停心下，甚者则悸，微者短气"，此之谓也。厥，胃有停水，气血受阻所致。此为上条胃有停滞的一种，不过停滞的东西不同而已。这种情况不可单纯治表发汗，应当以茯苓甘草汤先治其水。胃水去营卫畅则厥亦得治，故曰"却治其厥"，

意即虽是治胃的水饮但却是（或却能）治厥。

②"不尔，水渍入胃，必作利也"，水渍入胃，必作利也，指若不先治水，水入于胃（指肠道）则必作利。

〈按〉茯苓甘草汤亦称苓桂姜甘汤，可与73条互参。

**362. 伤寒六七日，大下后**<sup>①</sup>**，寸脉沉而迟，手足厥逆，下部脉不至，咽喉不利，唾脓血，泄利不止者，为难治**<sup>②</sup>**，麻黄升麻汤主之**<sup>③</sup>**。**

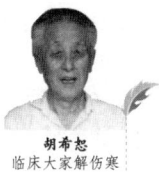

【释】寸脉沉迟，下部脉不至，即促而沉迟的脉，为表未解而里虚寒之应。咽喉不利，吐脓血者，邪热不得外解而反壅逆于上也。手足厥逆，泄利不止者，津血不足，胃气亦虚也。此乃正虚邪实，表里俱困，属误下的坏病。救表救里，补虚攻邪，颇难措手，故谓难治。随证用药，与麻黄升麻汤。

胡希恕
临床大家解伤寒

【按】此为误下所致的坏病，审脉与证，均不宜麻黄剂以发汗，其中必有错简。附方于下，以供研讨。

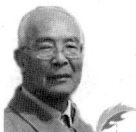

段治钧
伤寒临床释疑录

〈注〉①"伤寒六七日，大下后"，太阳伤寒六七日，常为内传之期，表不解而大下之，这是非法的治疗，因误治使病传入里。其后出现表里同病、寒热虚实并见、阴阳交错的复杂症状，后文乃误治的坏病。

②"寸脉沉而迟""下部脉不至"，脉沉迟而见于寸部，脉动促击于上，表不解也；沉脉主里主虚，迟脉主寒，下部（即尺脉）脉不至，下部虚寒甚也。"手足厥逆"，大下后津虚里寒，气血不得达于四末也。"咽喉不利，唾脓血"，因表热内陷而壅于上也。"泄利不止"，在于"不止"二字，与太阴下利"益甚"二字意相类，乃胃虚里寒也。误下后的主要证情，寒热错杂、上热下寒证属厥阴；下利不止证属太阴；此厥阴太阴并病也。综观脉证，邪气尚盛而人已虚，故"为难治"。

③"麻黄升麻汤主之"，论中说难治者多不出方，但不是说不必治，示人以随证治之。既出方，当云"宜某方"或"可与"某方，而此曰主之，因

疑此非仲景语气也。

〈按〉冯世纶教授认为本条证属寒热交错，病位在表、里、半表半里，病性属于阴证。可供参考。从方药组成看，麻黄升麻汤寒热兼顾，尤其用干姜不用生姜，因此不同于麻黄汤发汗，而是与柴胡桂枝干姜汤、乌梅丸、当归四逆汤相类，属于治疗厥阴病的方剂。

---

**麻黄升麻汤方**

麻黄（去节）二两半，升麻一两一分，当归一两一分，知母十八铢，黄芩十八铢，葳蕤（一作菖蒲）十八铢，芍药六铢，天冬（去心）六铢，桂枝六铢，茯苓十六铢，甘草（炙）六铢，石膏（碎）六铢，白术六铢，干姜六铢。

上十四味，以水一斗，先煮麻黄一两沸，去上沫，内诸药，煮取三升，去滓，分温三服。相去如炊三斗米顷，令尽，汗出愈。

---

〈**方解**〉升麻，甘平，微寒，解毒（兼有发汗作用）解热药。主解百毒、辟瘟疫、瘴邪、风肿诸毒、头痛寒热，为治咽喉要药。

葳（一作萎）蕤，甘平，清凉性滋养药。和胃补脾，生津润肺，补不足，润颜。主中风暴热、诸不足、肌肉萎缩。

天冬，甘寒，清凉性滋养药。强骨髓，保肺气，益气力，生津止渴，滑肠。主暴风湿痹、虚热、口干舌燥、咳痰难出、大便难。

本方既用麻黄、桂枝、升麻发汗以解表；又用干姜、白术、茯苓、甘草温中利水以止泻。既用黄芩、知母、石膏除热去烦；又用白芍、当归、萎蕤、天冬益血滋津。故为邪在半表半里与里，寒热虚实交错的治剂。但方后云"令尽，汗出愈"，说明方剂之效在于发汗，则不可理解，置此供学者研讨之。

〈**按**〉古之一两等于24铢，约合现代14克（胡老经验用量是一两合三钱，折现代9克）。本方麻黄约35克，一剂量约12克。石膏约3.6克，一剂量约1.2克。小量石膏配大量麻黄，疑非仲景方也。

以上335～362条共28条，主在论述厥逆证，反复讲厥的进退、生死变化及其具体证治。其为证表现阴阳寒热虚实都有，句首均无"厥阴病"字样,《伤寒论》各篇唯此独异,论中所举,有的属厥阴病、有的不属厥阴病,其为泛论甚明。注家拘于循经发病的成见,牵强附会,反把厥阴病说得莫名其妙。

厥即手足逆冷,其原因虽多,但均由于阴阳气(动静脉之末端)不相顺接于手足。若脏气尤其胃气虚衰,血液不充于四末则厥,亡津液、亡血液、大汗出、大下利、热耗、邪阻,均有致厥的可能。厥无定性,因证而异,不要以为厥阴病必厥,或厥均属厥阴病。

上热下寒、厥利和发热往复、厥热往复、上虚下寒,属厥阴。此与少阳病的往来寒热等类似,都是正邪分争之象。乌梅丸和当归四逆汤均为厥阴病的治剂。死证诸条(如348、352条)亦均属厥阴病,不可不知。

以下讲利、呕、哕。

### 363. 伤寒四五日,腹中痛①,若转气下趣少腹者,此欲自利也②。

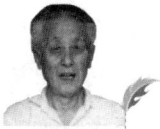

【释】伤寒四五日,若腹中痛而觉有气转动,下趋于少腹者,为欲自下利的先兆。腹中痛为里有寒,转气下趋少腹者,寒气下行,将产生下利。

胡希恕
临床大家解伤寒

【按】伤寒四五日,腹中痛,欲自下利,暗示为少阴病转属太阴。少阴病二三日后以转属太阴为常,腹中痛、转气下趋少腹即其征兆。

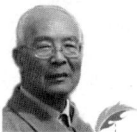

段治钧
伤寒临床释疑录

〈注〉①"伤寒四五日,腹中痛",伤寒四五日才有腹中痛,可见其二三日时无里证,参见307条"少阴病二三日,麻黄附子甘草汤"微发汗法以解表,那也是因少阴病二三日无里证的缘故。可见句首的"伤寒"二字,乃广义的伤寒,隐始发为少阴病也。本句"腹中痛"为里有寒的腹中疼痛。

②"若转气下趣少腹者",趣,同趋。转气下趋少腹,是寒气下行的自觉证候。有此为证表现,乃是欲作下利的先兆,故曰"此欲自利也"。

**364.** 伤寒本自寒下，医复吐下之<sup>①</sup>。寒格，更逆吐下，若食入口即吐，干姜黄芩黄连人参汤主之<sup>②</sup>。

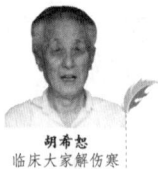

胡希恕
临床大家解伤寒

【释】伤寒本自寒下者，谓其人下焦本自有寒，而今又患伤寒也。伤寒在表不可吐下，其人本自寒下，尤其不可吐下，医者无知而复吐下之。寒格，指上热下寒的证候而言，即是说其人下本有寒，今患伤寒，上又有热，若更逆之于吐下，则下愈寒而上愈热，因致食入口即吐，宜以干姜黄芩黄连人参汤主之。

【按】自263条以后专论下利的证治，本条亦应有下利一症。实践证明，本方治胸中烦热，吐逆不受食而下利者，确有验。故本自寒下应有下寒且利的意思。

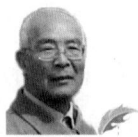

段治钧
伤寒临床释疑录

〈注〉① "伤寒本自寒下，医复吐下之"，其人本有寒在下焦，且有下利之证（胡老【按】，当有下利，从方药组成来看亦如此），今又患太阳伤寒而上有热也，明示其为上热下寒之证。此时本不可吐下，"复"作相反讲，医者反而吐下之，这是误治。

② "寒格，更逆吐下，若食入口即吐，干姜黄芩黄连人参汤主之"，寒格即上热为下寒所格拒。前句的上热下寒证，更逆于医者吐下的误治，因而导致食入口即吐，吃不下东西。胡老曰"当有下利"，从方药组成来看亦如此。似此上热下寒、食入即吐而又下利的厥阴太阴并病，治从厥阴，当以寒热并施的干姜黄芩黄连人参汤主之。

---

**干姜黄芩黄连人参汤方**

干姜、黄芩、黄连、人参各三两。

上四味，以水六升，煮取二升，去滓，分温再服。

---

〈**方解**〉干姜温中，祛下寒而止呕逆。人参健胃而主心下痞硬。黄芩、

黄连解热除烦，并治下利。本方以温中祛寒健胃为主、兼去热止利，主治上热下寒而胸中烦闷、心下痞塞、呕逆或下利者。

〈按〉本方治呕，以吐下伤胃又有热蕴不食为主，与橘皮或半夏组成的方剂以治水饮为主者不同。冯世纶教授谓本方证属厥阴。

## 365. 下利，有微热而渴，脉弱者，今自愈。

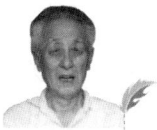

**胡希恕**
临床大家解伤寒

【释】下利不渴者为里有寒，今下利而渴，为里有热甚明。身有微热而脉又弱，是邪衰而热渐退的表现，故断言曰今之下利必自愈。

【按】此述热利欲自愈的脉和证。

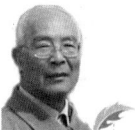

**段治钧**
伤寒临床释疑录

〈注〉"下利，有微热而渴"，下利不渴，有寒属太阴；下利而渴，有微热，属阳明也。本条的下利为热利，而非虚寒下利。"脉弱者，今自愈"，阳性病脉由强转弱，为邪退之应。前面所言有微热，即示原有的身热亦有所退的意思。

383

## 366. 下利脉数，有微热汗出，今自愈①；设复紧，为未解②。

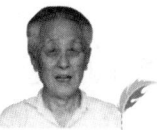

**胡希恕**
临床大家解伤寒

【释】下利脉数为有热，但只微热而有汗出，则热共汗而外越，故知此利当自愈。假设脉数而复紧者，为热犹实，肯定为未欲解。

【按】由脉复紧为未解观之，前之脉数亦必复缓弱。此承上条，说明热利欲愈或否的脉与证。

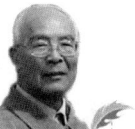

**段治钧**
伤寒临床释疑录

〈注〉① "下利脉数，有微热汗出，今自愈"，下利里证，脉数为有热，可知此下利亦为热利，属阳明；身微热而汗出，为表证，属太阳。此述太阳阳明合病的下利，其自愈的原因在于汗出一症。表邪因汗出而解，下利亦自愈，其与葛根汤证自下利之治相同，可与32条互参。

辨厥阴病脉证并治

② "设复紧，为未解"，如果脉又有紧象，脉紧是邪实表未解的脉象，因而下利亦未欲解也。因有此句脉紧的追述，亦可知上句判断 "有微热汗出" 是表证为有据也。

〈按〉以上两条均述热利欲愈的脉证，上条偏于内热（有渴），而本条则偏于外热（有汗出的表虚证）也。

据此可知，热利邪实者验之于脉，无力为佳，主邪退，有力为邪盛，病不解也。

**367.** 下利，手足厥冷，无脉者<sup>①</sup>，灸之不温，若脉不还，反微喘者，死<sup>②</sup>。

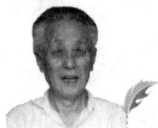

【释】下利而手足厥冷以至无脉者，为阴寒极虚之候，宜急灸之。灸后若仍手足不温，脉不还，反而微喘者，为生机欲息，气脱于上也，故死。

【按】此述阴寒下利的死证。

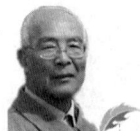

段治钧
伤寒临床释疑录

〈注〉① "下利，手足厥冷，无脉者"，下利，手足厥冷，此胃气至虚。无脉者，阴寒至极也。这是阴证的虚寒下利，此当急温之，先施以灸法。

② "灸之不温，若脉不还，反微喘者，死"，施灸后，不但手足不温，脉不还，反而有微喘者，此气脱于上，生机欲息也，故死。

〈按〉"下利，手足厥逆，无脉者"，乃通脉四逆加猪胆汁汤证，参见320条胡老【按】。不过论中出的是灸法。

**368.** 少阴负趺阳者，为顺也。

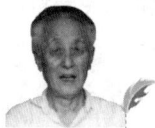

【释】少阴脉候肾，趺阳脉候胃，少阴脉较趺阳脉弱者，为少阴负于趺阳，在下利为顺候。胃属土，肾属水，利之为病，概因胃土虚不能制肾水。今少阴负于趺阳，则胃土有权，肾水归源，故为顺候。

【按】此附会五行家言，非仲景本意，不足取。

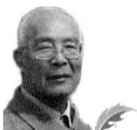

〈注〉"少阴负趺阳者"，少阴、趺阳均指脉位。据五行经络学说，少阴脉指肾脉，尺以候肾；趺阳脉，又名冲阳脉，古代三部九候遍诊法切脉部位之一，属足阳明胃经，专以候脾胃，在足背上踝关节前横纹两筋间搏动处。此承上条，意思说这种下利，按五行家言是因为胃虚水动的缘故，如果少阴脉负于趺阳脉，则表示胃气较强胜过上述下利的原因，这对下利和厥的恢复是有利的，故曰"为顺也"。

〈按〉以上两条原文为一条，胡老讲课时分成了两条，故从之。

## 369. 下利，寸脉反浮数①，尺中自涩者，必清脓血②。

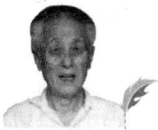

【释】下利为病在里，脉当沉，今脉反浮数，乃热邪亢盛之象。涩主亡血，尺中自涩为亡血失于下之应。下利见此脉，故知便脓血也。

【按】此热利便脓血的脉证。

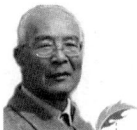

〈注〉①"下利，寸脉反浮数"，下利为病在里，脉当沉。若为阴寒下利，脉当沉迟。若为热利，亦当沉数。今不沉而浮，不迟而数，且见于寸上，一说明此非阴寒下利，而是热利，二说明内里津液虚而热邪亢盛于外。

②"尺中自涩者，必清脓血"，上述脉证又尺中脉涩，整体脉象为寸浮数尺中涩的复合脉。因为热盛使血妄行，不循常道而随大便下，故便脓血。亡血者脉涩，因失血在下焦，故尺中涩也。可见尺中脉涩是便脓血的脉应。

辨厥阴病脉证并治

## 370. 下利清谷，不可攻表①，汗出必胀满②。

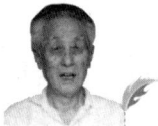

临床大家解伤寒

**【释】**下利清谷为里虚寒，即表未解，亦宜先救其里，不可攻表。若误攻其表，汗出亡津液，益虚其胃，必胀满不能食。

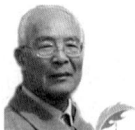

伤寒临床释疑录

〈**注**〉① "下利清谷，不可攻表"，下利清谷，即入厕便下没有消化的东西，即完谷不化的意思。这是里虚寒证，属太阴。不可攻表者，说明原来有表证，同时又下利清谷。有表证（或为太阳，或为少阴）同时下利清谷，此太阳（或少阴）太阴并病，急当救里，不可攻表。

② "汗出必胀满"，如果发汗法攻表，则汗出必胀满。此胀满为虚胀虚满，因为本来下利即里虚，若再汗出亡津，更虚其胃，故胀满且不能食也。救里宜四逆汤。

〈**按**〉此述下利清谷属虚寒在里者，不可发汗以攻表。

## 371. 下利，脉沉弦者，下重也①；脉大者，为未止②；脉微弱数者，为欲自止，虽发热，不死③。

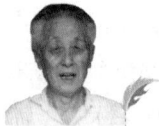

临床大家解伤寒

**【释】**脉沉为在里，弦主拘急，下重即后重。下利，脉沉弦，为里急后重，即滞下的痢疾也。下利，脉大，为邪盛，故为未止。脉微弱为邪已衰，虽脉数而热未已，故可断言为欲自止。自止者，即虽暂发热，不久当去，必不至于死也。

**【按】**此述里急后重的热利证欲自止或否的脉。由"脉微弱数者，虽发热，不死"可知，下利发热，脉大实数者为凶险之候。

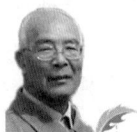

伤寒临床释疑录

〈**注**〉① "下利，脉沉弦者，下重也"，本条的"下利"指热利，即临床的痢疾一类。脉沉主里，弦主拘急，这是里急后重证的脉应。下重即里急后重，频欲入厕而利，又不得快利，肛门重坠而酸，并当有腹痛。

②"脉大者，为未止"，痢疾多伴发热或高热，其病进退吉凶可验之于脉，当与366条的〈注〉、〈按〉互参。热利忌脉洪大，因为脉大多主邪热盛，所以热利脉大者病为进、为重，故曰其病"为未止"。

③"脉微弱数者，为欲自止，虽发热，不死"，痢疾之脉若微弱数者，即脉不弦而弱、细而无力（微脉），主邪已衰，病情转轻为退，这是利欲自止的佳象，此时虽仍有热而脉数，但其发热亦不至于危殆致死。对比阴寒下利，热复者、脉数者、有力者吉，脉微细虚弱者不佳，其病为进也，两者要加以区分。

〈按〉痢疾发热不止，或吐不止，或腹痛不止者（有谓奇恒之痢者），均非佳候，可致死，不可不慎。

**372.下利脉沉而迟，其人面少赤，身有微热，下利清谷者，必郁冒汗出而解，病人必微厥①。所以然者，其面戴阳，下虚故也②。**

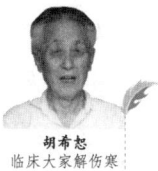
胡希恕
临床大家解伤寒

【释】下利脉沉而迟，为阴寒在里。其人面少赤，身有微热，为阳气怫郁在表，阴去阳复之象。知病有外解之机，故虽下利清谷，必郁冒汗出而解，同时其人必微厥。所以然者，以其人面戴阳，由于下虚，欲自解时必作战汗等瞑眩反应。

【按】面色稍赤，身有微热，为阳气怫郁在表，欲得小汗出也，《伤寒论》太阳篇屡有说明。下利清谷，脉沉迟的阴寒证。见此证候，正是从阴转阳、病有欲汗自解之机。若胃气沉衰，手足逆冷者，则面色赤、身微热反为正不胜邪，虚阳外浮之证，不得以欲自解论也。此可与四逆汤、通脉四逆汤等条互参。

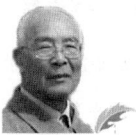
段治钧
伤寒临床释疑录

〈注〉①"下利脉沉而迟"，沉主里迟主寒；还有"下利清谷"和"微厥"的为证表现，说明不但里寒而且胃气亦虚；因可断此为虚寒下利。但未至脉微欲绝、手足逆冷的危

387

辨厥阴病脉证并治

殆程度。同时还有"其人面少赤，身有微热"，"少"同稍，轻微的意思。颜面稍有赤色，且身有微热者，为阳气怫郁在表，欲得小汗出的反映，太阳病篇第23条对此有注，可互参。虚寒下利，甚至下利清谷，但尚未至胃气衰败，见此证乃是病由阴转阳的佳兆，有欲汗自解之机。"必郁冒汗出而解"，这是体虚之人病解时出现的瞑眩状态。郁冒（即头晕），头一晕再自然的出点儿汗病就好了。不过必须注意，此乃欲自愈时的自然反应，慎勿认为此证可以用发汗法解之。阴寒下利者不可发汗，此与第370条之下利清谷不可攻表道理相同。

②"所以然者，其面戴阳，下虚故也"，这是解释上述郁冒汗出而解所以然的自注句。其面戴阳，即面稍有赤色或两颊潮红。阴寒下利，其下已虚，当阳进阴退时，阳热怫郁于外而欲战汗自解，故发以上瞑眩之态。

〈按〉此论阴寒下利，阴退阳复必自愈的为证。

本条与322条均是面色赤，同为阴寒下利，但前者脉微欲绝，故以通脉四逆汤治之，本条为自愈证。

**373.** 下利脉数而渴者，今自愈①。设不差，必清脓血，以有热故也②。

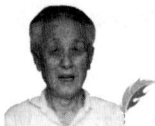

【释】脉数而渴者为里有热，常以自下利而解，故谓今自愈。设脉数不解而下利不止者，以热久不去伤及阴血，则必致便脓血。

胡希恕
临床大家解伤寒

【按】前半段为有热下利的轻证，后半段为先之利不愈，续便脓血的重证，此均常见之病。平时不慎饮食，里有积热者，往往因自利而解，但积热甚者必进而便脓血，即先腹泻不已，后为痢疾是也。

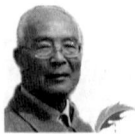

段治钧
伤寒临床释疑录

〈注〉① "下利脉数而渴者，今自愈"，数为有热之脉，渴为有热之证，故脉数而渴者为里有热也，故可断此为热利也。里热证的下利，亦常有自愈者，原因在于其人平时饮食无节，内有积滞，若有下利则热和腹秽共下利而去，故可自愈。由此可见，腹泻有时能愈病，亦人体自然良能排毒于外的反映。即使为阴寒下利，见此脉证者亦佳，可参考371条〈注〉②。

②"设不差，必清脓血，以有热故也"，不差者，即发热而渴的里热不因自下利而愈。下利热久，必伤阴血而便脓血也。

〈按〉此述热利自愈与不愈之辨。

**374.下利后，脉绝，手足厥冷**①**，晬（zuì）时脉还，手足温者生**②**；脉不还者死**③**。**

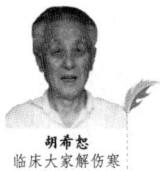

【释】下利后，即指下利已止之后。下利虽止而脉忽绝，手足厥冷。若晬时（即周时，一昼夜）脉还，手足复温者，此为病去，虽精力困乏，只若糜粥自养，尚可恢复，故生。若晬时脉犹不还而厥冷不止者，则胃气绝，精气尽也，故死。

胡希恕
临床大家解伤寒

【按】此述阴寒下利胃气已败的死证。

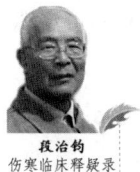

〈注〉①"下利后，脉绝，手足厥冷"，下利后，即下利止后。下利伤人胃肠、精气至甚，下利虽止，但胃气未复，精气虚竭，故脉绝而手足厥冷。脉绝者，心气衰。手足厥冷者，胃气衰，且津虚血少不达四末也。

段治钧
伤寒临床释疑录

②"晬（zuì）时脉还，手足温者生"，晬时，约一昼夜后。脉还、手足温者，为胃气复振，精气渐还，生机仍存，故曰生。

③"脉不还者死"，承上，下利虽已，但厥不止而脉不还者，主胃绝精尽，故死。

〈按〉由是观之，下利止之预后亦有好坏之别：手足温，脉还为佳候；厥不止，脉不还为凶兆。若无可下之物而利止，是胃绝精尽也。

辨厥阴病脉证并治

## 375. 伤寒下利①，日十余行，脉反实者，死②。

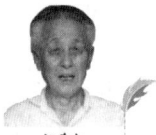

**【释】** 伤寒下利，即病太阳伤寒而下利之谓，其人发热可知。下利日十余行，其人当虚而脉当微弱，今脉反实，为邪盛之应。人虚邪盛，发热不已，故死。

**【按】** 下利频数，发热脉实，多难治，疫病见此脉证更多凶，宜注意。

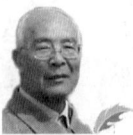

〈注〉① "伤寒下利"，此谓先病太阳伤寒，而后又下利频数者。表证已去而发热不解之下利，为热利。此时不可看作是太阳阳明合病的自下利。若为太阳阳明合病自下利者，则葛根汤可解；若为太阳太阴并病，依法急当救里；本条为热利，当解热治利，后面有方证示例。凡此情况，均须前后互参，要在辨证尔。

② "日十余行，脉反实者，死"，每天下利十多次，表示下利频数，其脉应虚，为脉病相应；今反而脉实，脉实在此主邪盛，与病不相应，故主凶。

〈按〉自363条至此凡13条，泛论各种下利的脉证之辨。本条和上条为下利死证，示人以辨证的精神。

以下讲下利的辨证施治。

## 376. 下利清谷，里寒外热，汗出而厥者，通脉四逆汤主之。

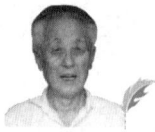

**【释】** 下利清谷而厥为里寒，汗出属外热，故谓里寒外热。其实此汗出不是因热而致，乃虚寒极于里，精气外脱的恶候，故以通脉四逆汤主之。

**【按】** 下利清谷而厥，并无脉微欲绝或脉不至，用四逆汤已足治之，所以用通脉四逆汤者，只在汗出证。下利清谷以至于厥，胃气虚衰，血脉已不畅于四末，再加脱汗，脉当立绝。通脉之用，正其时也。

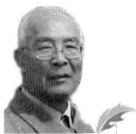

〈注〉本条述证即"下利清谷""汗出而厥"。其"里寒外热"一句，乃概括本条为证机理的自注句，里寒，即里虚寒，指下利清谷而厥言；外热，指汗出（或身微热，或面有赤色等，无根之火虚热外浮的现象）。此以里寒外热概之，外假热而里真寒也。下利完谷不化且四肢厥逆，这是里虚寒证，当责胃气不振、整体功能沉衰；病进应有"脉微欲绝"应之。论中未言者简文也，观方后语曰"其脉即出者愈"可知。这种情况下尤当注意汗出而厥句中的汗出二字，实际是脱汗（俗谓虚汗），乃里虚精气欲竭的凶候，万勿以发热汗出的阳证视之也。此时之治唯当回阳救逆、振复胃气，故以"通脉四逆汤主之"。

〈按〉本条与372条都是阴寒下利，但彼为阴退阳复，此为阴进欲脱；彼有自愈而解之机，此则必须以治里虚寒重证的通脉四逆汤主之。凡此辨证的精神实质，必须于脉和证中——细求之。

辨厥阴病脉证并治

### 377. 热利下重者<sup>①</sup>，白头翁汤主之<sup>②</sup>。

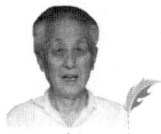

【释】热利下重者，即指里急后重，滞下的痢疾，宜白头翁汤主之。

【按】热痢里急后重者，虽宜本方主之，但实践证明，滞下甚者，须加大黄方有速效。

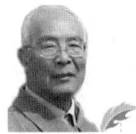

〈注〉① "热利下重者"，热利，即实热证的下利。下重，即里急后重，是因为其人里有腐秽，或受细菌感染而产生内毒素，人体欲排毒于体外，故里急频于入厕。热伤津液，滞涩难下，虽欲便但不爽，因而肛门重坠。经验中于本方加大黄，因势利导以得捷效也。

② "白头翁汤主之"，下利有菌为痢疾，无菌为肠炎。急性肠炎或痢疾均可用本方，但须为热利，而以下重、欲饮为要征。

> **白头翁汤方**
>
> 白头翁三两，黄柏三两，黄连三两，秦皮三两。
>
> 上四味，以水七升，煮取二升，去滓，温服一升，不愈，更服一升。

〈方解〉秦皮，苦，微寒，为消炎收敛解热药。泄热明目，涩肠止利。适用于肠炎下利或目疾赤肿炎症。

白头翁，苦寒，微酸，亦消炎收敛解热药。逐血止痛，又有通经作用。主热利腹痛、鼻衄、便脓血。

黄连，广谱消炎解毒药。少量用有健胃作用，尤适上部充血性炎症，下治腹痛下利、便脓血。

黄柏，解毒消炎药。适用于化脓性炎症，性趋于下，又为性欲亢进之镇静剂。

四味均属苦寒，为解热止利药，四物合用，治热利下重、烦热腹痛而便脓血者。

〈按〉本方证腹痛加芍药，血痢加阿胶、甘草，现柴胡证者可合大柴胡汤。

**378.** 下利腹胀满，身体疼痛者，先温其里，乃攻其表[①]。温里宜四逆汤，攻表宜桂枝汤[②]。

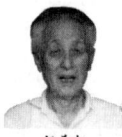

**【释】** 下利腹胀满为里虚寒，身疼痛为太阳表证还在，此为太阳太阴的表里并病。里虚寒者，法当先救里而后攻表，故宜四逆汤先温其里，而后以桂枝汤解其表。

**胡希恕**
临床大家解伤寒

**【按】** 表里并病，里实热宜攻下者，宜先解表而后攻里，里虚寒须温者，宜先救里而后攻表。此为定法，前于太阳篇已屡言之，宜互参。

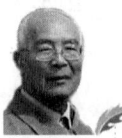

**段治钧**
伤寒临床释疑录

〈注〉① "下利腹胀满，身体疼痛者"，下利，虚其里而腹反胀满，其为虚满而非实满甚明；从宜四逆汤先温其里可知，其里不但虚而且寒也；可见此下利腹胀满为里虚寒证。

以方析证，也是读仲景书的一种方法。经书如此，亦省文也。"身体疼痛者"为太阳表证还在。此为太阳太阴并病，故法应"先温其里，乃攻其表"。

②"温里宜四逆汤，攻表宜桂枝汤"，治法为"先温其里，乃攻其表"这是定则，治剂则应适证选方，论中温里选四逆汤、攻表选桂枝汤，这也是简言，其必有四逆汤、桂枝汤的适应证和病理机制方为对证，论中"下利腹胀满""身体疼痛"仅就里虚寒、太阳表证撮其要耳。这也是我们研究经文、学习辨证施治的精神所在，宜注意。

〈按〉本条和370条同样是强调虚寒下利，若有表证，不可攻表，宜先救里，但两者表现不同：一为下利清谷，一为下利腹胀满。二者可互参。

本条下利有表证，当与葛根汤证相鉴别：二者里证的阴阳属性不同，发病机制亦不同。可与32条互参。

### 379. 下利欲饮水者，以有热故也①，白头翁汤主之②。

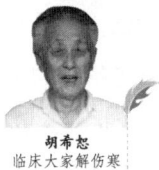

【释】下利渴欲饮水者，为里有热的阳明证，宜白头翁汤主之。

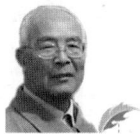

〈注〉①"下利欲饮水者，以有热故也"，下利欲饮水，即下利而渴、欲饮水。此为里有热，当属阳明。

②"白头翁汤主之"，虽里有热属阳明，但治法上不应予石膏剂用白虎汤清热，原因在于其主要矛盾为下利（热利），渴是下利亡津的表现。热铄津液属次要矛盾，故应以白头翁汤主之。可与377条〈注〉②互参。若口干舌燥者，宜加石膏。

〈按〉本条为里热下利，虽渴欲饮水而未至里实。若至里实，则本方不中与之，而当以下条之小承气汤治之。

本条与373条"下利脉数而渴"比较，彼为自愈证，本条下利不解，需以方治之。373条后半段"设不差，必清脓血"者，亦宜以本方（或本方加味）治之。

太阳病篇282条谓"自利不渴者，属太阴，以其脏有寒故也，当温之，宜四逆辈"。可见，渴与不渴为辨热利寒利的要证。程知曰："按少阴自利而渴，亦有虚而引水自救者，犹当以小便赤白，脉之迟数辨之。"（见287条）又《皇汉医学》曰："本方证有渴虽如师论，但其渴也不出微渴之范围，非如石膏剂证，烦渴引饮也。"此二说俱于本方证之辨渴有所发挥，特录以备参。

### 380. 下利谵语者，有燥屎也①，宜小承气汤②。

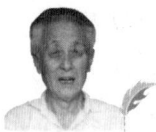

临床大家解伤寒

**【释】**里实有燥屎则谵语。下利谵语，为里有燥屎的小承气汤证，故用小承气汤下之。

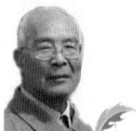

段治钧
伤寒临床释疑录

〈注〉① "下利谵语者，有燥屎也"，乍看论中曰"下利"、又曰"有燥屎"，两者为证似相矛盾，其实不然。谵语无虚证，里实有热，胃不和，则据结实程度可发谵语。若结实为有形之物，则有在胃久不消化的宿食和在肠难排出的干燥大便或硬屎的区别。此有燥屎也，当是胃有宿食，而又有下利之证。

② "宜小承气汤"，本证无潮热、手足濈然汗出等症，故不是大承气汤证，而是小承气汤证，故曰宜小承气汤。

### 381. 下利后更烦，按之心下濡者，为虚烦也①，宜栀子豉汤②。

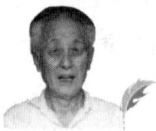

临床大家解伤寒

**【释】**下利时本烦，下利愈时烦亦解，但其后复烦，仍有热也。按之心下虚弱无物，故肯定为虚烦，宜栀子豉汤以解热除烦。

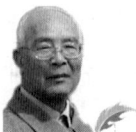

段治钧
伤寒临床释疑录

〈注〉① "下利后更烦，按之心下濡者，为虚烦也"，下利后，即下利止后。更烦，不是烦更加重，而是指下利时本来有烦的证候（由此可见此下利为热利），今下利虽止但烦仍不解也，即原来的烦不因下利止而除的意思。烦是热证，此烦为实烦还是虚烦？第一要点是下利之后仍烦；第二要点是"按之心下濡"，按胃部濡软无抵抗；可见此烦为虚烦，这是相对于里实之烦而言的。

② "宜栀子豉汤"，下利后仍有热扰心胸而虚烦者，此为栀子豉汤证，故宜之（与77条互参）。

〈按〉自376条至此共6条，撮其要讲下利的辨治，除干姜黄芩黄连人参汤条外，其余皆与厥阴病无关。

以下论呕与哕。

### 382. 呕家有痈脓者，不可治呕①，脓尽自愈②。

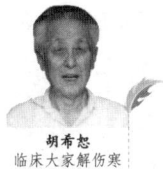

**【释】** 凡呕吐者，若所吐有脓，乃内有痈脓的病变，依法当排脓，慎不可治呕，脓排尽则呕自愈。

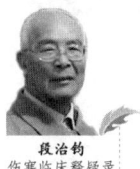

胡希恕
临床大家解伤寒

段治钧
伤寒临床释疑录

〈注〉① "呕家"，平素多呕之人。"有痈脓者"，即吐出物如有脓液，则内必有痈脓之变。邪秽在胸上者，机体为排脓而呕，其治当顺势排脓，"不可治呕"。若逆其病机止呕，则脓秽聚积体内，祸变可知。

② "脓尽自愈"，示人以排脓为法，应适证选排脓方剂治之。不是不予治疗呆等脓尽。

### 383. 呕而脉弱，小便复利，身有微热见厥者，难治①，四逆汤主之②。

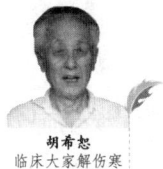

**【释】** 胃虚有饮，故呕而脉弱。上虚不能制下，故小便复利。身有微热见厥者，阴寒甚于里，虚阳怫郁于外也。故知难治，只宜四逆汤主之。

胡希恕
临床大家解伤寒

**【按】** 本条所述，乍看不似什么生死攸关的大证，其关键就在"身有微热见厥"六字上面。虚寒在里的阴证，厥，反有微热怫郁在外，多属残阳欲脱之候。以是可证呕而小便复利亦不可视为痰饮水气的一般证候，此为上越下泄的虚脱形势。唯有以四逆汤温中救里，振起一分胃气，便有一分生机，舍此更无别法。

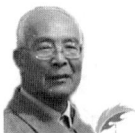

〈注〉① "呕而脉弱"，脉弱主虚。今呕而脉弱，可见此呕不是实证，这是里虚之呕，其虚在胃。

"小便复利"，则无停饮也，可见此呕也不是一般水饮在里的证候；此呕也不属热逆，因为若是热逆之呕当小便不利也。综观之，此呕乃胃虚中气沉衰，不能统上下的缘故。

"身有微热见厥者"，厥而发热者，须察寒热虚实，对照本篇厥的论述可知。热多厥少为顺候，厥多热少为逆候。热实的阳证多假寒而真热，其治较易。今虚寒在里、胃气沉衰，这样的厥证而身有微热，多为真寒而假热的阴证，或虚热之阳怫郁于外，或残阳欲脱，故"难治"。所谓难治，一是非一般止呕方所能治，二是需振胃复阳，较前者为难也。

② "四逆汤主之"，既谓难治，又以四逆汤主之，可见唯温中救里一策也。本条证治属厥阴病。

〈按〉此与 353 条互参，可见发热而厥辨虚实的重要性。

### 384. 干呕、吐涎沫，头痛者①，吴茱萸汤主之②。

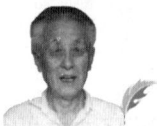

【释】干呕吐涎沫，胃虚有寒饮可知。头痛者，水气上冲侵及头脑所致，宜吴茱萸汤主之。

【按】头痛常见于太阳病，以邪在表，但也常见于太阴病，即里虚寒水饮上犯所致，常伴有头痛、眩冒、呕吐、干呕、恶心等。此类病证本方有奇效，读者试之。

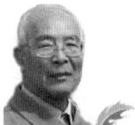

〈注〉① "干呕、吐涎沫，头痛者"，干呕，欲吐而无物吐出之谓。本条干呕且吐，但所吐不是食物，而是沫状痰涎，或干呕无物而口水多，此胃虚有寒饮可知也。"头痛者"，此为水气上冲头脑的证候，这种头痛有时很剧烈；有时表现为头晕，晕的也很厉害。

② "吴茱萸汤主之"，本方有人参，所以或有心下痞硬证。吴茱萸善治水气向上冲逆之证。此方健胃与治水气上冲并举，故得速效。可与249、314条互参。

**385. 呕而发热者，小柴胡汤主之。**

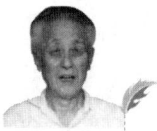

【释】呕与发热并见，属少阳小柴胡汤证，故小柴胡汤主之。

【按】以上论呕共4条，仅383条或与厥阴病有关，但亦为转属太阴病者。

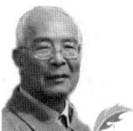

〈注〉小柴胡汤，少阳病方剂之一，用多涉广。第98条小柴胡汤证"心烦喜呕"，呕是主要的一症，因此"呕而发热者"以"小柴胡主之"，辄应手取效。

以上4条泛论呕的证治，以下论哕的证治。

**386. 伤寒，大吐大下之，极虚**①；**复极汗者，其人外气怫郁**②；**复与之水，以发其汗；因得哕**③。**所以然者，胃中虚冷故也**④。

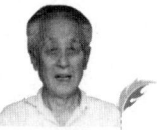

【释】伤寒经过大吐、大下的误治，胃已极虚，复极汗出者，其人外气怫郁。医不知为虚阳外浮，而复与之水以发其汗，因而得哕。所以然者，胃中本虚，又与水而更寒冷故也。

【按】哕即呃逆，为胃气极虚之证，与后世方书呕、吐、哕作一类者不同。

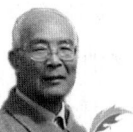

〈注〉① "伤寒，大吐大下之，极虚"，太阳伤寒，本不当吐下，即当吐当下者，亦须中病而止，不可大吐大下。大吐大下均属误治，致胃气极虚。

② "复极汗者，其人外气怫郁"，这个复极汗是因为上

辨厥阴病脉证并治

胡希恕
临床大家解伤寒

段治钧
伤寒临床释疑录

胡希恕
临床大家解伤寒

段治钧
伤寒临床释疑录

述的极虚，也就是说大吐下后又出虚汗，因致更伤津失热，于是虚寒阴凝于里。里虚寒反使虚阳怫郁于外，即外气怫郁，常有颜面潮红的外证。

③ "复与之水，以发其汗"，医不知上述虚阳外浮，乃是假热之象而不是真有表热，又让病人饮热水以复发其汗，因致胃极虚。水入不化"因得哕"。哕，就是打嗝、呃呃连声，俗谓呃逆，但有声而无物，为胃虚气逆之证。

④ "所以然者，胃中虚冷故也"，这是"因得哕"所以然的自注句，致哕就是因为误于大吐下、又发汗，导致胃中虚冷。

〈按〉如把阳气怫郁、面色反有热色，误认为是表不解的麻桂各半汤证（见 23 条），而用其小发汗法治之，可否？麻桂各半汤证里并不虚，正亦不衰，只是以不得小汗出，故身必痒，它和本条外气怫郁的病机是不同的。总之，本证开始就是误治已虚其胃，大吐大下之后更不可发汗再虚其胃。终至胃虚冷呃逆而哕。

398

### 387. 伤寒哕而腹满①，视其前后，知何部不利，利之则愈②。

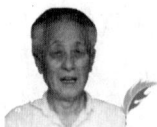

**【释】** 哕虽多虚，然亦有食水停蓄之实者。若哕而腹满，当审其前后二便，知何部不利，利之则腹满与哕即愈也。

胡希恕
临床大家解伤寒

**【按】** 以上两条论哕的证治。哕固然多虚，然亦有实证，不可不知。

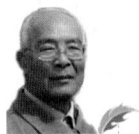

〈注〉① "伤寒哕而腹满"，广义的伤寒。若哕而腹满，乃属表里并病或合病。哕虽多属虚证，但也有因实满而作哕者，本条的哕而腹满即属之。上条为胃虚寒之哕，哕而不腹满，为中土败，正气虚；本条为胃实有热之哕，胃不通邪气

段治钧
伤寒临床释疑录

实则腹满，内有所阻，气不下泄反致上逆而作哕，故治法当遵实者泄之。

《伤寒论》中，呕与哕并非一类。呕即呕吐，哕即呃逆。两者都有气逆上冲、恶心、懊恼不可名状的难受感觉，但呕以有物可吐为主（不细分，常

混名曰呕吐），而哕则无物而有声为主。

② "视其前后，知何部不利，利之则愈"，视其前后者，即视其二便的情况。知何部不利，小便不利者，当利其水道，大便不利者，当利其谷道。利之则愈，仅限于以上两种内有所阻的情况，若有别的病理机制，恐怕并非仅利前后而能愈者也，当知。

# 总　结

厥阴病，即半表半里的阴证。如少阳病中所述，由于半表半里在广大胸腹腔间，为诸多脏器所在之地，故厥阴证亦复杂多变，若要如表里证一样做出概括性的提纲确不容易。篇首331条是对照少阳病的证候分析其寒热虚实，仅依此辨厥阴病是很不够的。

如上所述，则厥阴之辨岂不大难？其实不然，半表半里证固然复杂多变，但表里的为证则单纯易知。凡病既不属表，又不属里，当然就属半表半里。临床诊病，只若除外表里，其为阳证者即属少阳，为阴证者即属厥阴。《伤寒论》三阳篇和三阴篇均把半表半里置于最末，或是有意示人以此法辨六经之道。

至于厥、利、呕、哕诸条，阴阳、寒热、虚实均有，非专论厥阴病者甚明。

厥阴病的治则，法宜和以解之，但须配伍阳性亢奋药和温性有强壮作用的血分药，乌梅丸、当归四逆汤等均属之。

辨厥阴病脉证并治

# 辨霍乱病脉证并治

**388.** 问曰：病有霍乱者何？答曰：呕吐而利，此名霍乱。

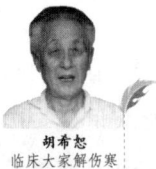

【释】此设问答以说明霍乱的为病。大意是说：呕吐下利同时发作者，即名之曰霍乱。霍乱为一种烈性传染病，以上吐下泄为主要证候，故首先提出以示其特征。

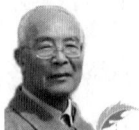

〈注〉此呕吐而利为暴发型，不但来得快，而且证情重。这个疾患因为证型较固定而且特征明显，故名之为"病"。本条仅明其主要特征为吐利，不够全面，下面还将详述其形似伤寒的为证。

胡希恕
临床大家解伤寒

段治钧
伤寒临床释疑录

**389.** 问曰：病发热头痛，身疼，恶寒，吐利者，此属何病？答曰：此名霍乱①。霍乱自吐下，又利止，复更发热也②。

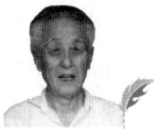

【释】病发热头痛、身痛恶寒，虽形似伤寒，但同时吐利者乃是霍乱。霍乱自吐下，又吐利止，复更发热者，则里表未和，言外可作伤寒处理也。

胡希恕
临床大家解伤寒

【按】由本条知，霍乱的发作当不外表里合病之属。霍乱重证则发热而吐利，轻证则吐利而不发热，若但吐而不利者，则尤轻也。

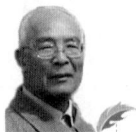

〈注〉①"问曰：病发热头痛，身疼，恶寒，吐利者，此属何病？答曰：此名霍乱"，发热恶寒、头痛身痛为病在表，吐利为病在里。此表里俱病，来势猛暴霍然而乱，故名曰霍乱。霍乱病以吐利为主证，但初起多并发表证，这也是

段治钧
伤寒临床释疑录

霍乱病的一个特征。本条当视为霍乱的正证。

②"霍乱自吐下,又利止,复更发热也",自吐下,即不因服药或误治等原因而上吐下泻,是霍乱病的特征。又利止,即吐利均止,有两种情况:一是胃气渐复,里和而利止;一是因吐下损伤津液,精气内竭到无物可利时则利止。外邪以发热为主,利止而邪未去,故复发热也,这是霍乱病的另一个特征。

〈按〉此承上条而详述霍乱为证。本条的第二句话,即下条所述"本是霍乱,今是伤寒"者。吐利伤津到利止的程度,其病有转属阳明和转属太阴两种趋势,将在下一条进一步予以阐述。

**390. 伤寒,其脉微涩者,本是霍乱,今是伤寒**①。**却四五日,至阴经上,转入阴必利,本呕下利者,不可治也**②。**欲似大便,而反矢气,仍不利者,此属阳明也,必便硬,十三日愈**③。**所以然者,经尽故也**④。

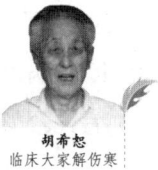

胡希恕
临床大家解伤寒

【释】霍乱吐利甚剧,伤人最烈,今伤寒而见微涩之脉,即由于前之吐利而致气血、津液虚衰的结果。这是吐利已止而表邪未解的阶段,故谓本是霍乱,今是伤寒。却于后四五日复转入太阴而下利,本由于霍乱呕吐下利,精气已虚衰,胃气还未恢复,再转入太阴而下利,便不可救治了。

假如四五日时其人似欲大便,而反矢气,仍不利下者,此已转属阳明实证,大便必硬。俟津液还,大便调,里和则外自解。十三日愈,不过约略之词。

【按】霍乱吐利止有二因:一者体液虚竭,无可吐利而止。若脉微涩而复下利,为虚脱死证。二者胃气渐复,病去而止。此常发为一时的津虚燥结证,但终由于胃气复兴,津液渐复而愈。四五日为此病的生死关头,十三日为病愈恢复期。

十三日愈,是约略之词,不是经脉相传的概念。章太炎先生认为《伤寒论》六经之含义不同于《内经》十二经脉(柯氏《论翼》谓"经为经界",

然仲景本未直接用经字，太阳等六篇并不加经字。六经传变是《伤寒论》中病证传变的一种形式……王叔和强引《内经》一日传一经之说，谬误也，仲景并无是言。"阳明篇"有云"阳明居中土也，无所复传"，可见阳明无再传三阴之理。更观"太阳篇"中，有云二三日，有云八九日，甚至有云过经十余日不解者，何尝日传一经也)，并赞柯氏"曾谓仲景六经各有提纲，非定以次相传"，其语甚确。至于病情传变之期限，章太炎先生则认为："欲作再经者，此以六七日为一经，犹女子月事以一月为经，乃自期其候言，非自其形质言矣。"附为参考。

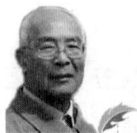

〈注〉① "伤寒，其脉微涩者，本是霍乱，今是伤寒"，伤寒当脉浮紧，而今微涩者，以本是霍乱，因吐泻津液大量亡失之故也。今是伤寒者，即上条（吐）利止，更复发热也。此发热属表、属里，抑或半表半里？均当依全书所论辨治伤寒病（广义）的方法辨治之。

② "却四五日"，却，在此作后退解，却四五日，即其后四五日的意思。"至阴经上，转入阴必利"，意即本是霍乱吐利之证，其间（吐）利止，而更发热，若其后四五日转入太阴，必复下利。"本呕下利者，不可治也"，病由阳转阴是病进的表现，而且是为重虚，故不可治也。即使治之，亦宜先救其里也。

③ "欲似大便，而反矢气，仍不利者，此属阳明也，必便硬，十三日愈，所以然者，经尽故也"，此仍承第一句"本是霍乱，今是伤寒"。若后四五日，未转太阴下利，其人似欲大便又不便（即"仍不利"），而反矢气者，是胃气渐复，转属阳明，但因津液不足，一时津虚燥结，故大便成硬，说明病在向好的方向发展，待其胃气振兴，津液恢复，则可自愈。十三日愈者，约略之语也。

④ "所以然者，经尽故也"，这是解释十三日愈所以然的自注句。谓为经尽故也，是说其之所以十三日愈，以六日三阴三阳传遍，后六日无以复传，此为传经尽故也。此循《内经》六经按日递传之说，临床上不是这么回事儿，不可信。

〈按〉针对本条第二句"本呕下利，不可治也"，在392条中出了治法，宜前后互参。

**391.** 下利后，当便硬，硬则能食者愈①。今反不能食，到后经中，颇能食，复过一经能食，过之一日当愈②；不愈者，不属阳明也③。

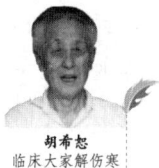

**【释】** 霍乱吐利后，由于津液大量亡失，大便当硬。若能食，则胃气已复，津液还，大便自调而外邪亦当自已，故病当愈。

若大便硬而反不能食，则胃气还未复，过六七日（即到后经中）其人颇能食，似胃气已复之象，但由于前之不能食，深恐除中之变，尚难确断为欲愈。若至十二日（又过六七日，复过一经）其人能食，是胃气真复，故当于十三日愈。

若大便硬，不能食，至十三日还不愈者，此已无关于胃气，为不属阳明，当于别经求治为是。

**【按】** 此承上条重申转属阳明为向愈之意也。能食者方为顺候，但便硬之初不能食，到后经颇能食，延至复过一经能食，亦为顺候，均当十三日愈。若当愈而不愈，能食利止则里已和，当随证于他经求治，而不属于阳明病了。

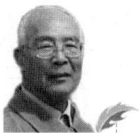

胡希恕
临床大家解伤寒

〈注〉① "下利后"，即吐利止后。"当便硬"，一是与吐利伤津有关；二是与上条第二句话转属阳明有关；意为既然转属阳明，那就可能大便硬。"硬则能食者愈"，这句话的意思不是说因为大便硬所以这个人就能吃，而是说这个人虽然大便硬但是他还能吃。这标志着胃气已复，故病当愈。

② "今反不能食"者，即上述的大便虽硬，但因胃气未全复，故而反不能食。"到后经中，颇能食"者，后经，即病的发展从这个阶段过渡到了后一个阶段的意思（约为六日），原来不能食，到这个阶段又特别能吃，这是不是除中的情况呢？因为顾虑这一点所以需要观察一下。"复过一经能食，

段治钧
伤寒临床释疑录

辨霍乱病脉证并治

过之一日当愈"，如果又过了六天仍能食，说明此能食不是除中，而是真的胃气已复。这种情况再过一日病当愈，符合上条"十三日愈"的论断。

③ "不愈者，不属阳明也"，此当指389条霍乱吐利止而更复发热和390条的"本是霍乱，今是伤寒"的外证未愈。这已不关乎胃气，当不属阳明了。言外之意，当针对形似伤寒随证治之。

〈按〉389、390、391三条是对霍乱的特征及发展演变进行前后联系，递进分析。389条主述霍乱是表里合病的特征。390条主述霍乱吐利伤津、精竭利止后病情发展的两个趋势：一转属太阴，预后不良；一转属阳明，有向愈之机。391条进一步主述转属阳明以能食为顺的道理，特别论述了病已转属阳明，但开始不能食，其后颇能食，是判断胃气已复的方法。开始读之，不好理解，但细细读之，则丝丝入扣。赵开美本，上两条并为一条。

以下各条示霍乱病的证治。

404

**392.恶寒，脉微而复利**①**，利止，亡血也**②**。四逆加人参汤主之**③**。**

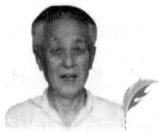

**【释】**恶寒，脉微而复利者，谓霍乱吐利止后，恶寒脉微而复下利也。利止，即霍乱的吐利止。亡血，谓霍乱吐利中体液耗泄过甚。吐利虽止，胃气未复，津血大虚也。以是则恶寒脉微，今又复利，宜四逆加人参汤主之。

胡希恕
临床大家解伤寒

**【按】**本条是述霍乱吐利之后恶寒，脉微不去，复又下利者，即前所谓本是霍乱，今是伤寒者是也。前云"本呕下利者，不可治也"，而此又谓四逆加人参汤主之，前后颇似矛盾。盖前脉微涩，而此只脉微而不涩，虽云亡血，但手足不厥逆，亦不下利清谷，当未至虚竭死候，正补充前文。霍乱吐利后复转太阴下利者，虽多不可治，但亦有四逆加人参汤证，不可不知。

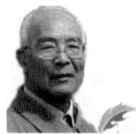

段治钧
伤寒临床释疑录

〈注〉① "恶寒，脉微而复利"，这是390条"本是霍乱，今是伤寒……转入阴必利"的简词，即霍乱吐利止后，转属太阴复又下利而恶寒脉微者，属病向坏的方面发展的趋势。

② "利止，亡血也"，利止，是先时的霍乱吐利已止的意思，不是说转属太阴复利其后利又止。亡血也，因霍乱吐利过甚而津血大虚的意思。

③ "四逆加人参汤主之"，霍乱利止，转属太阴而复利，证虽属凶险，但脉微而不涩（有别于390条的"脉微涩"），恶寒而不厥，复利而不下利清谷，尚未至虚竭不可治的死候，因此还有四逆加人参汤主之一法。恶寒、脉微、下利，本应用四逆汤，因津伤太过，故加人参补中，以加强胃的恢复。

---

**四逆加人参汤方**

甘草（炙）二两，附子（生，破八片）一枚，干姜一两半，人参一两。

上四味，以水三升，煮取一升二合，去滓，分温再服。

---

〈方解〉此于四逆汤加补中益气的人参，治四逆汤证心下痞硬而津血虚者。

〈按〉阳性病有白虎汤加人参以健胃复津，阴性病亦然，有四逆汤加人参者。

**393.** 霍乱，头痛，发热，身疼痛，热多欲饮水者，五苓散主之①；寒多不用水者，理中丸主之②。

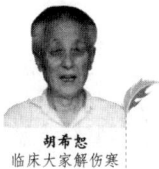

**【释】** 呕吐下利的霍乱病，形似伤寒而有头痛、发热、身疼痛等表证。若热多而渴欲饮水者，乃外邪里饮为患，宜五苓散解其表里。若寒多而不渴者，为脏寒，虽有表证，亦急当救里，理中丸主之。

胡希恕
临床大家解伤寒

**【按】** 吐利而渴者是水气在里，故以五苓散解其表里。吐利不渴者属太阴，以其脏虚寒，当先救里，故以理中丸温中以补虚。此霍乱的正治，但用丸不如用汤有捷效。

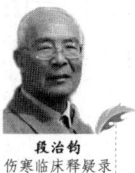

〈注〉① "霍乱，头痛，发热，身疼痛，热多欲饮水者，五苓散主之"，句首冠以"霍乱"，必有吐利之证。头痛、发热、身疼痛，示外有表证。因霍乱吐利重，可知有小便不利

段治钧
伤寒临床释疑录

也。虽言"热多欲饮水者",但未至里热甚、大烦渴的程度;欲饮水,即渴欲饮水;渴而小便不利,若饮水渴亦不解,则为水的代谢循环障碍,又有表不解,此五苓散证也,故主之。

② "寒多不用水者,理中丸主之",若上之"霍乱,头痛,发热,身疼痛",而寒多不用水者,指霍乱吐利而其人无渴、不思饮,正如282条"自利,不渴,属太阴,以其脏有寒故也"。虽有表证,亦急当救里,宜理中丸(汤)主之。

〈按〉治霍乱无定法,要在随证治之。此条分别以热多、寒多辨证施治也。

---

### 理中丸方

人参、干姜、甘草(炙)、白术各三两。

上四味,捣筛,蜜和为丸,如鸡子黄许大。以沸汤数合,和一丸,研碎,温服之,日三服,夜二服。腹中未热,益至三四丸,然不及汤。

汤法:以四物依两数切,用水八升,煮取三升,去滓,温服一升,日三服。

---

〈方解〉甘草、干姜温中缓急以止呕,人参、白术健胃利水而治利。本方治胃虚寒有饮,心下痞硬、呕吐、下利而急迫者。

**394.吐利止而身痛不休者①,当消息和解其外,宜桂枝汤小和之②。**

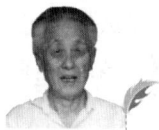

【释】吐利止,谓服理中丸后霍乱吐利即止,里已和。身痛不休者,为外未解也,故当和解其外。宜桂枝汤小和之,言外不可大量用而使汗出多也。

胡希恕
临床大家解伤寒

【按】吐利后津液大伤,虽身体痛,宜桂枝汤以解外,亦不可使大汗出,故嘱小和之,言外宜小量服也。

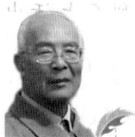

〈注〉① "吐利止而身痛不休者",吐利止,指服适证的方剂以后吐利即止,里已和也。身痛不休,指桂枝汤证的身痛未止,外未解也。

段治钧
伤寒临床释疑录

② "当消息和解其外,宜桂枝汤小和之",消息,是斟

酌的意思。当消息和解其外者，即斟酌和解其外也。虽有表证，但因前之吐利已失津液，故少少与桂枝汤小和之，不可大发汗再伤津液也。

〈按〉390条至本条，均为389条霍乱表里合病吐利止后，病情转属（或太阴，或阳明，或里和表未解）的辨证施治。

### 395. 吐利汗出，发热恶寒，四肢拘急，手足厥冷者，四逆汤主之。

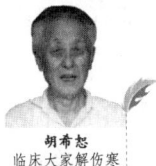
胡希恕
临床大家解伤寒

【释】既吐且利，又有汗出，津液亡失至速，以致组织枯燥，四肢拘急。血脉不充，以致手足厥冷。虽发热恶寒，亦宜舍表而救里，四逆汤主之。

【按】吐利汗出，津液欲竭，里虚寒者，必须四逆辈振兴胃气，吐利止而汗亦收，谷气充，津液自复也。

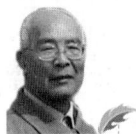
段治钧
伤寒临床释疑录

〈注〉"吐利"是霍乱。"发热恶寒"为表证。"汗出"（"吐利汗出"），既是表虚又是吐利的同时出虚汗，因而加速了病的传变。"四肢拘急，手足厥冷"，为四逆汤证。表里同病、外热里寒，病传厥阴，此时当舍表救里，故以"四逆汤主之"。本条予四逆汤，这跟热实于里的阳明病予承气汤，虽虚实有别，用药各异，但救津液必须复胃则一也。

本条吐利、发热、恶寒，与389条相比，虽证有差异，但均为表里同病。要注意，有汗出而仍发热非佳象也。

〈按〉从本条至397条主述吐利、汗出，病情更重的辨证施治。

### 396. 既吐且利，小便复利而大汗出，下利清谷，内寒外热，脉微欲绝者，四逆汤主之。

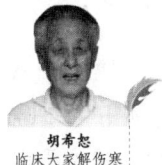
胡希恕
临床大家解伤寒

【释】既吐且利，小便当不利。今小便复利而大汗出者，则津液亡失于上下内外。胃虚多寒，故下利清谷。津耗血少，故脉微欲绝。内寒外热者，亦同上条，有发热恶寒的表证也。因脉微欲绝，虚脱已甚，虽有外邪，法当救

辨霍乱病脉证并治

里，四逆汤主之。

【按】本条和上条均论述霍乱吐利、津液虚脱的阴寒重证。乘其生机未至断灭，急以四逆辈温中逐寒，胃气振则吐利止，谷气布，津血生矣。本条属虚脱重证，用通脉四逆汤较四逆汤更为合宜，读者试探讨之。

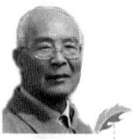

〈注〉本条和上条相比颇有相似之处，同为内寒外热、表里同病，但为证反应不尽相同，述证方式又相关互补。相同点：都是霍乱吐利（本条曰"既吐且利"），都有虚汗出（本条曰"大汗出"）。不同点：上条述里证为四肢拘急，手足厥冷，可归为厥阴；本条为"下利清谷""脉微欲绝"，可归属太阴。上条表证说的很明确为发热恶寒；本条则只说"内寒外热"、以外热隐言表证。且本条多一个"小便复利"，吐利汗出如此失津，本当小便不利，但反有"小便复利"，亡失津液更甚也。

上条之治，曰四逆汤主之；本条之治虽亦曰"四逆汤主之"，但吐、利、汗出、小便复利四者相合，津液亡失较上条更甚，尤其里虚寒已致下利清谷，失津亡血而至脉微欲绝，因此胡老【按】曰此更宜通脉四逆汤，可谓明理之言，当从。

〈按〉本条与322条互参，因无四肢厥逆，所以不用通脉四逆，而以四逆汤主之，亦似有理，供参考。

**397.** 吐已下断①，汗出而厥，四肢拘急不解，脉微欲绝者②，通脉四逆加猪胆汁汤主之③。

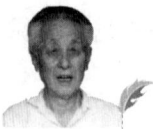

【释】此承前之395条"吐利汗出，发热恶寒，四肢拘急，手足厥冷者，四逆汤主之"而言。意思是说：服四逆汤后，虽吐利均止，但汗出而厥，四肢拘急不解，而且脉微欲绝，此虚脱益甚也，故以通脉四逆加猪胆汁汤主之。

【按】古文词句简练，论中凡谓不解，大多暗示依法服药后还不解。本条霍乱吐利猛剧，伤胃气，亡津液迅烈异常，服四逆汤后虽吐利得止，但仍汗出而厥，四肢拘急不解，由于更见脉微欲绝，虚衰恶化

段治钧
伤寒临床释疑录

胡希恕
临床大家解伤寒

甚明，故易以通脉四逆加猪胆汁汤治之。

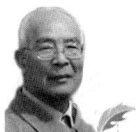

〈注〉①"吐已下断"，"已""断"，均是解除的意思。此承 395 条，服四逆汤后呕吐和下利均止。

②"汗出而厥，四肢拘急不解，脉微欲绝者"，证同 395 条，但本条为吐利止后（吐已下断），且增加了"脉微欲绝"。

段治钧
伤寒临床释疑录

脉微欲绝，乃汗出亡血心衰之象，因过伤津液所致。本条主证在汗出而厥，此汗出不是热证也不是阳复迹象，而是虚脱之势。里虚阴寒更重，证情不是好转而是进一步恶化，故以通脉四逆加猪胆汁汤主之。

③"通脉四逆加猪胆汁汤主之"，严重的里虚阴寒证，不用四逆汤而用通脉四逆汤，若仍嫌力不足，乃加猪胆汁。猪肝汁，属刺激性的兴奋药物。

〈按〉本条较 395 条多一个脉微欲绝，较上条多一个四肢拘急不解，三条为证表现互有异同，其选方也就有所区别，随着阴寒程度的加重，395 条用四逆汤；396 条宜用通脉四逆汤；本条则用通脉四逆加猪胆汁汤。这启发我们要多在比较中掌握辨证施治的规律，尤其在辨方剂的适应证上要多下功夫。

---

**通脉四逆加猪胆汁汤方**

甘草（炙）二两，干姜三两，附子（生，去皮，破八片）大者一枚，猪胆汁半合。

上四味，以水三升，煮取一升二合，去滓，内猪胆汁，分温再服，其脉即来。无猪胆，以羊胆代之。

---

〈方解〉此方即通脉四逆汤再加猪胆汁一小勺。猪胆为苦味亢奋药，而有止呕除烦作用，加于通脉四逆汤中，故治原方证呕而烦躁者。

**398.** 吐利、发汗（当是发热，应改），脉平①；小烦者，以新虚不胜谷气故也②。

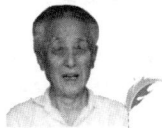

胡希恕
临床大家解伤寒

【释】发汗当是发热，否则便不可理解了。霍乱新愈，以不胜饮食，又吐利发热，但脉平而不微厥，知非传入太阴。只有小烦，则胃不和耳。其为新虚不胜谷气，乱用饮食所致，减食即愈，故不出方。

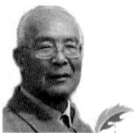

〈注〉① "吐利、发汗，脉平"，其中 "发汗" 当是 "发热"，因为无论是 "（吐）利止，更复发热"（参见389条〈注〉②），还是霍乱常见的并发证候，其 "发热" 都是霍乱病的一个特征；而 "发汗" 一词是个治疗用语，置此甚不合拍也难于理解，所以此句当改为 "吐利、发热，脉平" 为是。

虽吐利、发热，但无其他证候表现，而且脉象正常（或脉象平和），这说明邪已退而病正向愈，或指霍乱初愈的微候。

② "小烦者，以新虚不胜谷气故也"，接前意，病向好的方面发展，或霍乱初愈，忽又小烦者，因为吐利新差，胃虚弱尚不能消谷，若不知慎戒饮食，积食不化则小烦也，言外之意此小烦损谷则愈，不必再用药。

〈按〉本条示霍乱病初愈后，津虚胃弱，须慎饮食将养。

以上共十一条，就霍乱病的进退变化和证治做了示例。讲完三阳三阴病之后出此一章，就证明《伤寒论》六经八纲辨证施治的方法体系，不止用于治疗大病伤寒，对《金匮要略》治杂病亦赅于其中，乃概括万病之法也。

# 辨阴阳易差后劳复病脉证并治

**399.**伤寒阴阳易之为病<sup>①</sup>，其人身体重，少气，少腹里急，或引阴中拘挛，热上冲胸，头重不欲举，眼中生花，膝胫拘急者，烧裈散主之<sup>②</sup>。

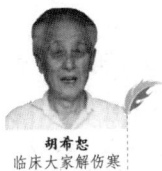

**【释】**伤寒病新愈，余毒未尽，若男女相交，则男病可传之于女，女病可传之于男，谓为阴阳易。其人身重为有湿，少气、少腹里急为有水。或引阴中拘挛、膝胫拘急者，水不滋于下也。热上冲胸者，水和热伴气上冲也。头重不举，眼中生花者，皆水热冲逆、眩冒之为候也。烧裈散主之。

**胡希恕**
临床大家解伤寒

**【按】**伤寒新愈，身犹带菌，男女相交或可传染。古代用烧裈散，事近怪诞，令人难以理解，姑存疑。

1973 年长沙出土的汉墓帛书也有记载，其科学性有待考证。

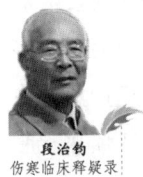

〈注〉①"伤寒阴阳易之为病"，阴阳易，指伤寒初愈，因房事传给对方的病。"易"就是交换的意思，男性病新差未复，因交而传染给女，叫阳易；女性病新差未复，因交而传染给男，叫阴易。这与后条所谓"劳复"者不同。

**段治钧**
伤寒临床释疑录

②"其人身体重，少气，少腹里急"，这是阴阳易后的主证。"身体重"为湿郁于表；"少气"为停饮，《金匮要略·痰饮咳嗽病脉证并治第十二》曰"水停心下，甚者则悸，微者短气"也；"少腹里急"也是水蓄在里的缘故。此指被感染一方初病时表现出来的微候。

"或引阴中拘挛，热上冲胸，头重不欲举，眼中生花，膝胫拘急者"，为阴阳易的或然证，其机理见胡老**【释】**。

这种病古人以"烧裈散主之"，裈，音［kūn］，即内裤。取近隐处者。

〈按〉大病之后人虚宜将养，因性欲过度不利生息。此即不善摄生而引起的水气虚热之病。

---

**烧裈散方**

取妇人中裈，近隐处，剪烧灰。

上一味，水服方寸匕，日三服，小便即利，阴头微肿，此为愈矣。妇人病取男子裈烧服。

---

**400.** 大病差后劳复者，枳实栀子豉汤主之①。若有宿食者，内大黄如博棋子大五六枚，服之愈②。

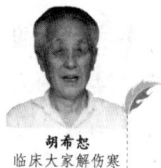

**【释】**凡大病新愈后，犹未完全恢复健康，由于不善摄生，或因劳累而病复发者，则为劳复。若由于饮食不节，其人心烦闷、腹胀满者，宜枳实栀子豉汤主之。若有宿食，大便不通者，宜加大黄以下之。

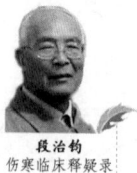

胡希恕
临床大家解伤寒

412

〈注〉①"大病差后劳复者"，劳复，指因劳累而病复。大病初愈，胃气衰弱，气血未复，谨宜清心素养，妄加劳作最易犯病。劳心、劳力、性事不节均可致疾病的复发，均属于劳复一类。上条阴阳易之为病，假如不是将病传染给对方，而是本人复发其病，也就属于劳复，亦有名之为女劳复者。劳复者，多发虚热证，宜注意。"枳实栀子豉汤主之"，本方所主者，单指大病初愈，胃气尚虚，因饮食不节而犯病，实际这是食复而不算是劳复。若其证烦热、胀满者，主以枳实栀子豉汤。

段治钧
伤寒临床释疑录

②"若有宿食者，内大黄如博棋子大五六枚，服之愈"，上述食复之证，有宿食者，即内有积滞，大便不通，故加大黄下之。

---

**枳实栀子豉汤方**

枳实（炙）三枚，栀子（擘）十四个，豉（绵裹）一升。

上三味，以清浆水七升，空煮取四升，内枳实、栀子，煮取二升，下豉，更煮五六沸，去滓，分温再服，覆令微似汗。

---

〈**方解**〉此于栀子豉汤中加消胀满的枳实，治栀子豉汤证而腹胀满者。清浆水，即浸米的水。

---

**枳实栀子豉加大黄汤**

栀子（擘）十四枚，大黄（如博棋子大）五六枚，枳实五枚，豉（绵裹）一升。

煎服法同上。

---

〈**方解**〉此于枳实栀子豉汤加通便的大黄，治枳实栀子豉汤证而大便不通者。

**401.伤寒差以后，更发热，小柴胡汤主之[①]。脉浮者，以汗解之；脉沉实者，以下解之[②]。**

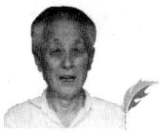

**【释】** 伤寒病新愈，由于调理不善而更发热者，宜小柴胡汤主之。若脉浮者为病在表，宜汗以解之。若脉沉实者为病在里，宜下以解之。

**胡希恕**
临床大家解伤寒

**【按】** 发热而无其他表里证，多属小柴胡汤证。脉浮宜汗，脉沉实宜下，均当辨证用药，自在言外。

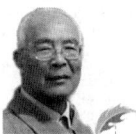

**段治钧**
伤寒临床释疑录

〈**注**〉① "伤寒差以后"，指广义大病伤寒初愈。"更发热"，大病初愈因不善调理而又发热。此指活动过力，劳累病复，是真正的劳复，乃病初愈余热未尽的缘故，无其他表里证，故小柴胡汤主之。胡老【按】中这一点属经验之谈也。亦可证明上条的枳实栀子豉汤证的所谓劳复，实际为食复。

② "脉浮者，以汗解之，脉沉实者，以下解之"，这句为省文，以脉表意也。脉浮者出现表证，当宜汗解；若脉沉实出现里证，多为伤于饮食，当适证选方下之。言外之意，均当辨证选适证方药治之，该书这种辨证施治的精神，不但一贯到底，而且为万病法也。

辨阴阳易差后劳复病脉证并治

**402.大病差后**①，**从腰以下有水气者，牡蛎泽泻散主之**②。

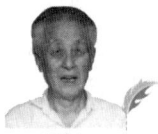

【释】《金匮要略》曰："诸水者，腰以下肿，当利小便。"用牡蛎泽泻散以利小便也。

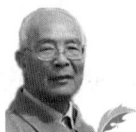

〈注〉① "大病差后"，亦指大病伤寒新愈。

② "从腰以下有水气者，牡蛎泽泻散主之"，大病虽愈，胃气还弱，极易病水。《金匮要略》水气病篇有谓 "胃气虚则水肿，脾气虚则鹜溏"。本条是大病差后，腰以下有水气，浮肿较重者，以牡蛎泽泻散主之。

〈按〉利小便是其治法，亦当视病情用药。腰以上肿可发汗。曾有病眼睑肿者，用越婢汤发之愈，可为其例。

414

---

**牡蛎泽泻散方**

牡蛎（熬）、泽泻、蜀漆（暖水洗，去腥）、葶苈子（熬）、商陆根（熬）、海藻（洗，去咸）、瓜蒌根各等份。

上七味，异捣，下筛为散，更于臼中治之。白饮和服方寸匕，日三服。小便利，止后服。

---

〈方解〉商陆根，辛平微寒，逐水利尿药。消肿满，通二便。治腹水胀满、疝瘕痹着。

牡蛎，咸平，收敛强壮剂，有镇静作用。软坚化痰散结。治伤寒寒热、温疟、惊恚怒气、精神不安、鼠瘘、带下、盗汗、遗精。

牡蛎、瓜蒌润燥止渴，余皆逐水利尿之品。本方治腰以下有水气，渴而小便不利者。

**403.大病差后，喜唾，久不了了**①，**胃上有寒，当以丸药温之，宜理中丸**②。

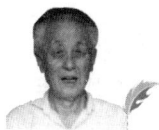

【释】大病差以后，喜唾，久不了了者，胃虚有寒饮也，当与理中丸温以逐饮。

〈注〉① "大病差后，喜唾，久不了了"，喜唾，即时时吐涎沫。久不了了，即久久如此。喜唾的原因，是因为胃寒。

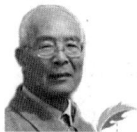

② "胃上有寒，当以丸药温之，宜理中丸"，胃寒有饮而喜唾者，当健胃逐饮，理中丸以甘草干姜汤为基础方，故宜之，可与393条互参。

〈按〉吾曾以此方改汤加减，治幼儿三四岁仍流口涎者，有效。吴茱萸汤证也有喜唾，但较此胃中寒饮更甚也。

### 404. 伤寒解后，虚羸少气，气逆欲吐，竹叶石膏汤主之。

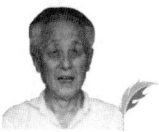

【释】伤寒病已解后，精气大伤，遗热未除，故虚羸少气。津液亡失太多，中虚停饮，故气逆欲吐。竹叶石膏汤主之。

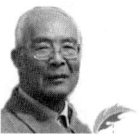

〈注〉"伤寒解后"，即伤寒病愈后的恢复期中。"虚羸少气"，因为伤寒为大病，虽愈而精气大伤，故身体虚羸，即虚弱而消瘦的意思。少气意类短气，即气不足以息，乃中虚停饮的证候。胃虚则虚热挟饮上犯，故"气逆欲吐"。此宜"竹叶石膏汤主之"。

---

**竹叶石膏汤方**

竹叶两把，石膏一斤，半夏（洗）半升，麦门冬（去心）一升，甘草（炙）二两，粳米半升，人参二两。

上七味，以水一斗。煮取六升，去滓，内粳米，煮米熟汤成，去米，温服一升，日三服。

---

〈方解〉此于麦门冬汤去甘壅之大枣，而加下气解热的竹叶、石膏。

麦冬，甘寒，清凉滋养药。清心润肺，养胃生津，止咳泻热除烦。主热性病口干烦渴、心下痞满、虚劳热咳等。

竹叶，甘淡微寒，清凉性解热药。清内热，去烦渴，利水。主身热口渴、五心烦热、小便不利。

人参、麦冬、粳米、甘草补胃气以滋津液，石膏除热而解烦渴，竹叶、半夏逐饮下气以止诸逆。本方治胃气虚弱，津液不足，火逆上气，或咳，或呕而烦渴者。

〈按〉后五味加大枣为麦门冬汤（《金匮要略》方），主火逆上气，咽喉不利者。

胃喜温恶寒，喜燥恶湿。胃温则可正常消化饮食而行津液，即后世谓少火生气者。胃热又可铄损津液，后世谓壮火食气者。胃气衰，无以消化水谷则易虚寒而停饮，因此在整个《伤寒论》辨证论治中，无处不贯穿顾护胃气这一要义。本条在大病差后，健胃保津亦不例外也。

临床胃虚有热、津液枯燥、吐逆上气者多用本方，糖尿病亦可用之。吾曾以本方为主治口臭效佳，亦曾以本方治老年人夜间口干综合征。

**405.病人脉已解**①，**而日暮微烦**②。**以病新差，人强与谷，脾胃气尚弱，不能消谷，故令微烦**③；**损谷则愈**④。

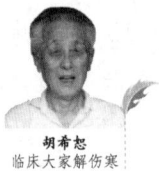

**【释】**病人脉已解者，谓病愈而脉和也，即无浮沉、迟数等病脉之意。脉平，病亦当解。其人于日暮微烦者，乃大病新愈，胃气尚弱，不能消谷。家人不善护理，强与之食，故令微烦，节其饮食则自愈。

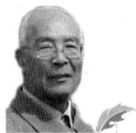

胡希恕
临床大家解伤寒

〈注〉①"病人脉已解"，伤寒大病差，而脉已和也。这句话以脉代证，谓脉和证解。

②"而日暮微烦"，即太阳将落时而有微烦之证。日暮微烦，属阳明，乃谷停于胃中，蕴热而烦也，知伤于食。不是大烦，故其证

段治钧
伤寒临床释疑录

微不足虑。

③ "以病新差，人强与谷，脾胃气尚弱，不能消谷，故令微烦"，这是解释"日暮微烦"所以然的自注句。明示病新差脾胃气弱，护理上不能强与之食，不然的话就会因胃弱不能消谷而有微烦之证。诫人病差后要重视护理，以复胃气为要旨。

④ "损谷则愈"，上证减食则可自愈的意思。

〈**按**〉论中差不多各篇之后都有一条关于胃的条文，本条亦以此意照顾全书。

谚云："饿不死的伤寒，撑不死的痢疾。"伤寒病后期，病的进退全在胃气能否逐渐恢复，治疗应着重于此，护理亦如是，不可暴饮暴食。这和痢疾以能食为佳、噤口为恶，均强调以胃气为本的思想。

辨阴阳易差后劳复病脉证并治

# 后 记

　　我与经方大师胡希恕的缘分要追溯到"文革"时期。那时，我在"靠边站"，有亲属张舒君问：现何所事？答：亦无所做。建言曰：我的老师胡希恕刚开始在宣武中医院讲学，去听听吧。于是前往，初亦无刻意目的。因胡老讲课厚积薄发，深入浅出，不但能听懂，且朴素实用，渐引渐深，所得甚多。每听老师剥茧抽丝的讲授，娓娓入理，竟兴味盎然，一发不可止。如此从学不到一年，每以不能亲晤为憾。一日在理发馆和老师不期而遇，赧颜向前，略述欲拜访求教之意，老师竟爽然而诺，不禁欣喜若狂。如约至家，乃雍和宫后一窄巷中，两间平房昏暗潮湿，屋矮几举手可触其顶，心颇诧愕，而师总炯炯奕奕，不减风采。自此每周一次至师家，胡老单独给我讲授《伤寒论》《金匮要略》和《方剂学》达两年之久。其后各方面恢复秩序，胡老也迁入中医研究院宿舍。在上班业诊之余，胡老仍用假日在家给研究生和留学生讲课，我又有幸随听两期。然后利用多种机会，侍诊抄方，一年有奇，自觉豁然开悟，进步有加，终身受益，享用不尽矣。

　　从师期间，师母刘敬坤、师妹胡跃待我如家人，每临无不热情相待，关爱备至。今二老作古，师妹远在国外，拳拳之忱，刻志于心，谨以此书作为对恩师永久的纪念！

段治钧

# 方剂索引

胡希恕

越辨越明释

伤寒

## 十一画

## 十二画

方剂索引

## 十四画

胡希恕

越辨越明释

伤寒